# 琼脂天香

## 海南沉香

张丹阳/著

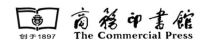
商务印书馆
创于1897
The Commercial Press

2015年·北京

**图书在版编目(CIP)数据**

琼脂天香：海南沉香/张丹阳著.—北京：商务
印书馆，2012（2015.重印）
　ISBN 978－7－100－09311－8

Ⅰ.①琼… Ⅱ.①张… Ⅲ.①沉香－文集
Ⅳ.① R282.71-53

中国版本图书馆CIP数据核字(2012)第162037号

# 琼脂天香
## 海南沉香

张丹阳/著

商 务 印 书 馆 出 版
（北京王府井大街36号　　邮政编码 100710）
商 务 印 书 馆 发 行
北京雅昌艺术印刷有限公司印刷
ISBN 978－7－100－09311－8

2012年11月第1版　　　开本 787×1092 1/8
2015年4月北京第2次印刷　　印张 31
定价：660.00元

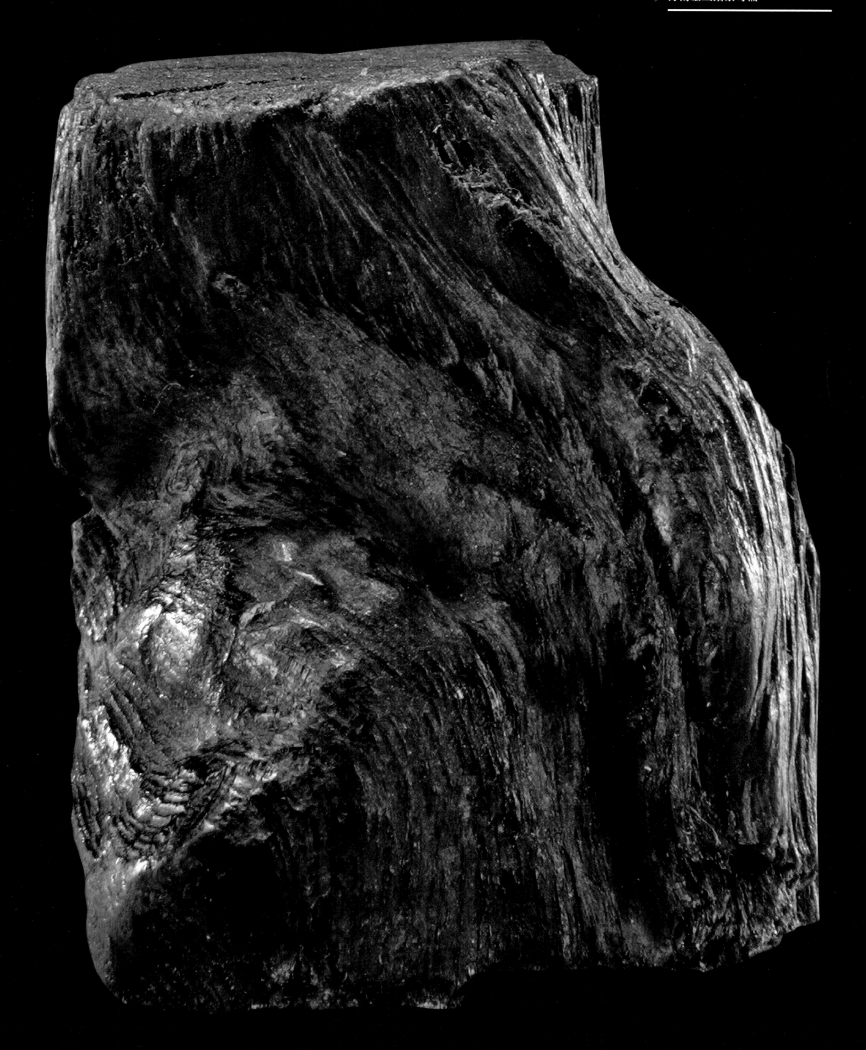

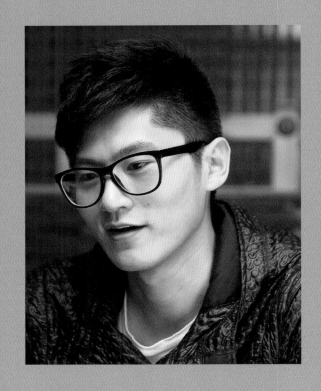

张丹阳

　　男，20世纪80年代出生于北京，毕业于加拿大新布伦瑞克大学（University of New Brunswick）工商管理专业。自幼喜爱历史，醉心于中国传统文化。近几年，更受其父收藏沉香的影响，对大自然的造化之神奇——沉香，潜心研究，以传统的境界深化，以西方的眼光衡量，形成自己对沉香独到的剖析、见解和感悟，字里行间透着特有的细腻、典雅、精致、洒脱，不愧为沉香收藏与传播界的一名新秀。现为北京闻兮悟宇香学会馆主人。

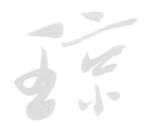

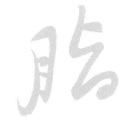

| 海南金丝结紫奇楠 | （明）奇楠香木笔筒 | 海南糖结奇楠香 | 海南沉香山子 | 海南牛角沉 | 海南沉水香、奇楠香 |

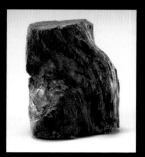 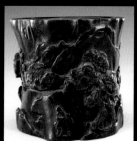 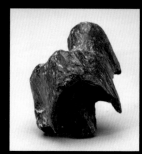 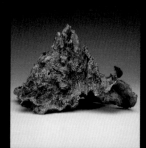 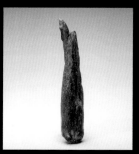 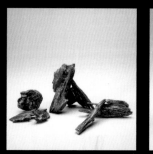

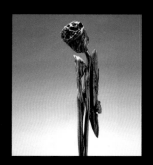 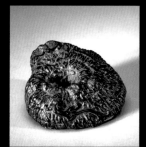 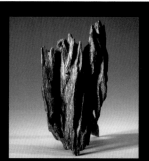 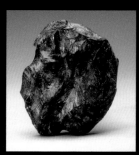 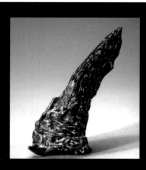 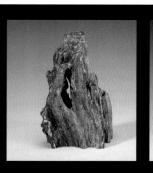

| 红土雕刻荷塘三友 | 琼脂雕刻 | 越南芽庄软丝奇楠 | 海南糖结奇楠香 | 海南牛角沉香 | 越南芽庄软丝奇楠 |

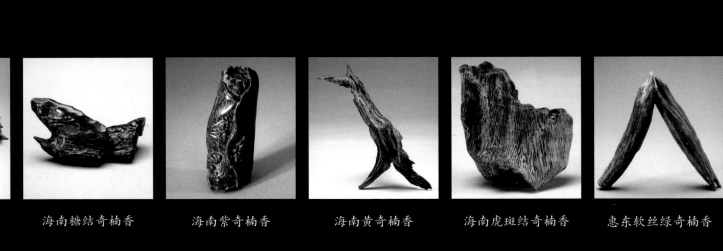

星洲印尼贾布拉沉水香　星洲西马来沉香　海南金丝结奇楠香　海南沉水香　海南沉水香　海南沉水香

海南沉水香　海南糖结奇楠香　海南紫奇楠香　海南黄奇楠香　海南虎斑结奇楠香　惠东软丝绿奇楠香

越南芽庄奇肉　　　　海南糖结紫奇　　　　星洲文莱沉香　　　　海南包头沉香　　海南沉水香雕刻一叶蝉鸣　海南沉水香雕刻一叶蝉鸣

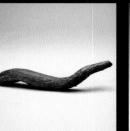 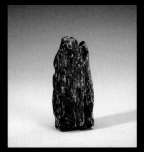 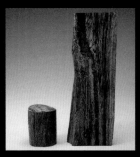 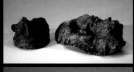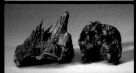 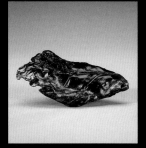 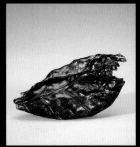

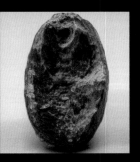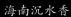 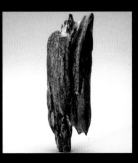 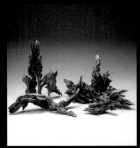 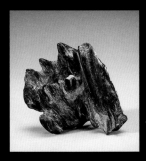 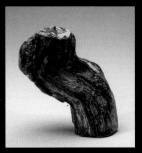 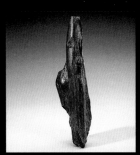

海南沉水香　　海南金丝结紫奇楠香　　海南大蚁穴奇楠香　　　香港土熟黄奇　　海南金丝结奇楠香　　海南金丝结紫奇楠

天 香

| 海南沉水香 | 海南黑奇楠香 | 黑奇楠香 | 黑奇楠香 | 海南糖结黄奇 | 香港土熟黄奇楠 |

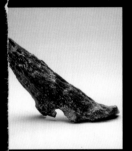 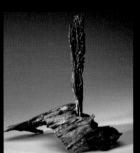 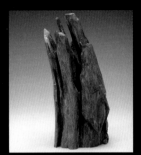 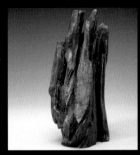 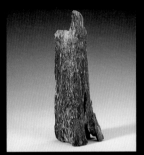 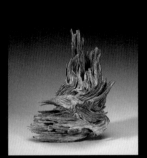

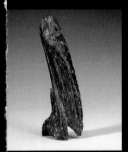 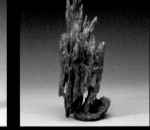 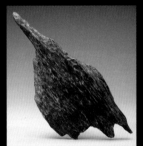 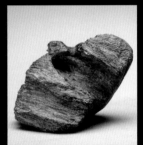 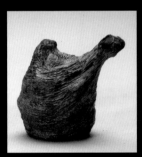 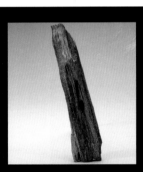

| 海南糖结奇楠 | 越南芽庄奇楠香 | 越南芽庄奇楠香 | 越南富森红土沉香 | 越南富森红土沉香 | 越南芽庄红土 |

海南沉水香与奇楠香　　　糖结奇楠香　　（明）沉香木雕刻送子观音　（清）沉香木雕刻和合二仙　海南土奇楠香　　　　海南糖结奇楠香

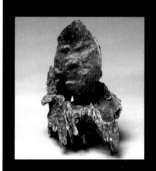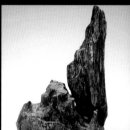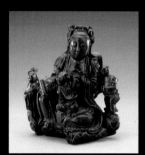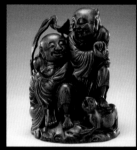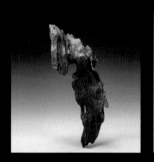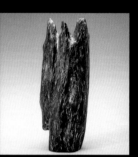

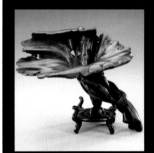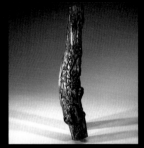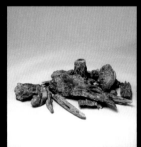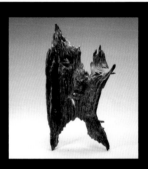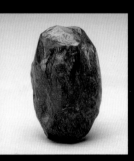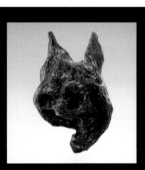

（清）沉香木雕刻残荷　　　奇楠香雕刻梅桩　　　海南奇楠香　　　海南霸王岭黑奇楠香　　　海南奇楠香　　　海南糖结奇楠香

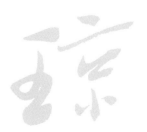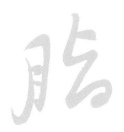

海南虎斑结奇楠香　　海南金丝结黄奇楠香　　海南黄奇楠　　海南黑奇楠香　　海南沉水香　　海南金丝结奇楠香

奇楠香雕刻松鼠葡萄　海南沉香包头鹧鸪斑　沉香木雕刻捆竹镇纸　海南尖峰岭白奇楠香　（清）奇楠香雕刻　　（清）沉香木雕刻
　　　　　　　　　　　　　　　　　　　　　　　　　　　　　　　　　　　　　　　鹭鸶荷叶　　　　　云海听松图

海南糖结奇楠香　　海南尖峰岭黑奇楠香　　海南金丝结紫奇楠　　海南糖结奇楠香　　（清）奇楠香扳指　　海南糖结黄奇楠香

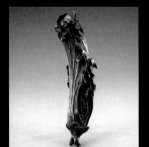　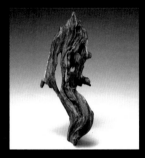　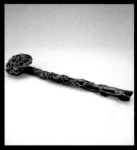　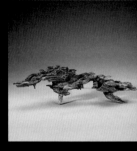　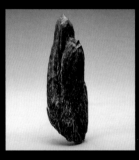　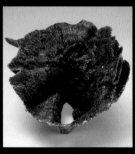

（清）沉香木雕刻白菜　　海南土奇楠香　　（清）沉香木雕刻如意
喜上眉梢　　海南大蚁穴奇楠　　海南软丝奇楠香　　海南黑奇楠香　　（清

海南金丝结黑奇楠香　　　海南琼脂扳指　　　（清）沉香山子　　（清）沉香木雕刻瘦骨罗汉　海南软丝绿奇楠香　　　海南糖结奇楠香

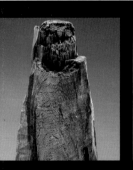 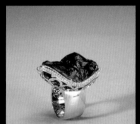 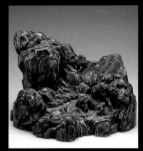 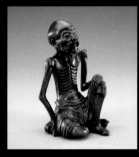 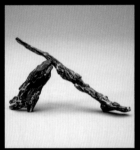 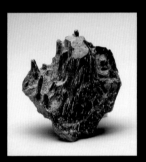

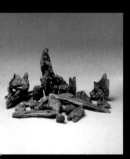 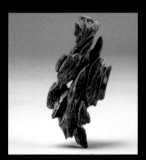 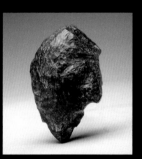 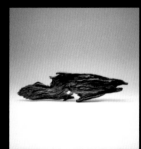 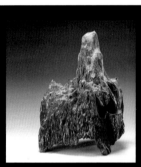 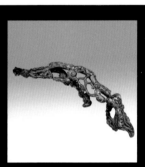

海南沉水香、奇楠香　　　海南大蚁穴奇楠香　　　海南糖结奇楠香　　　海南霸王岭黑奇楠香　　海南兰花结紫奇楠香　　沉水香雕刻灵芝猴如意

 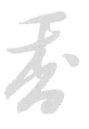

# 目　录

天地灵秀生妙香
奇楠传奇颂千古

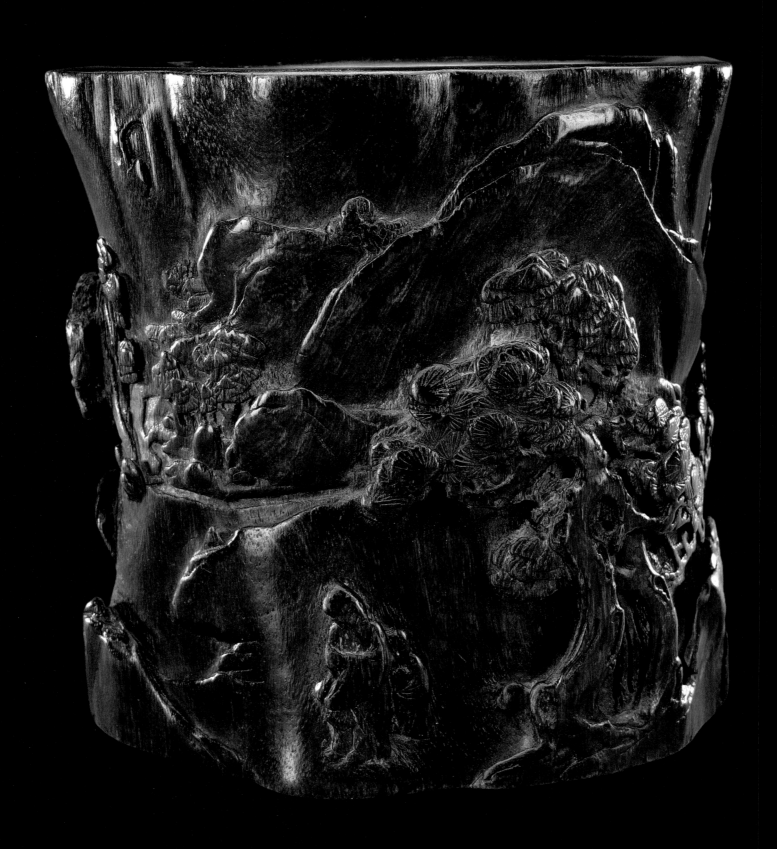

"沉檀龙麝"，四大名香由来已久，虽然香界纷纭，门派林立，但各个门派始终把沉香放在四大名香的首位，从古至今，倍加推崇。沉香在民间，最初多用于驱虫疗毒；沉香在宫廷，多用于盛大庆典；沉香在宗教，多用于供奉神明。

沉香树藏身于莽莽丛林、葳蕤草木之中。山间狂风怒号，暴雨倾盆，沉香树遭受电击雷劈，风摧雨淋，伤创处裸露在外，被虫吸蚁附，兽啃鼠咬，香树忍受摧折与苦难，分泌香汁以自疗其伤。如此反反复复，经过了数十百年，形成结晶状的物质，仿佛树结美玉，这就是沉香了。

沉香并非独产自中华，据古籍所载，海外的占城、真腊、暹罗、交趾，即当今的越南、柬埔寨、泰国、菲律宾等地亦产沉香，但论及香品，一直是中国海南所产的沉香一枝独秀，艳压群芳。

海南四周环海，孤岛独秀，岛内山势嵯峨，奇峰耸峙，峰峦叠嶂，云雾缭绕，密林蔽日，奇树交柯，草木繁茂，游丝缠藤，鸟兽出没，万类竞跃，自然气候千变万化，一日之内四季交替，正是海南岛上独有的地理环境，造就了沉香生成的特殊的自然条件。

论等级，沉香有栈香、黄熟之别；论香品，沉香有熟结、生结、虫漏之分；论产地，沉香有本土、外番之论。海南各地所产沉香，因海南属本土，亦称土香，又因海南古称崖州，亦称崖香。崖香的品质、气味俱佳，为香中上品。自古人们认为，只有崖香才能称为大雅、大气，只有崖香才是正宗、正统的沉香，只有崖香才称得起"冠绝天下"。史传一千多年前，隋炀帝穷奢极欲，在除夕之夜堆垒焚香，香飘百里之外，海南崖香颇多被焚，不能再生，殊为可惜。

沉香是香中的瑰宝，品香是人生中难得的享受。当人独处雅室，正襟端坐，屏息静气，焚香一缕，但见青烟环绕，袅袅升腾，人在其中，魂游方外。或邀亲朋好友数人，对香品茗，交流人生志趣，恣情于琴棋书画、诗词歌赋之间，怡情养性，笑对人生……凡此种种，是为香道。

香道之兴，肇始于汉魏六朝，隋唐以降，渐臻佳境，延至两宋，到达鼎盛时期。今又逢盛世，香道复兴，人们对于沉香，无论是闻香品香，还是观摩收藏，以至寻常药用，都是趋之若鹜，造就需求大增。然木秀于林，风必摧之。采集者涸泽而渔，市场中鱼目混珠，一时间泥沙俱下。求香者往往不识真假，不辨香品高下，穷其一生所有，出手不下万金，却常常上当受骗，真是令人扼腕长叹！

我虽是香界的后生晚辈，然受家父藏香影响颇深，见贤思齐，爱慕香学，醉心于香文化。今草成此书，意在探究香道文化的源流，探寻香道文化的本质，研究沉香的识别与鉴赏。志虽然不敢不存高远，但唯恐年少识浅，学力不足，故诚惶诚恐，不揣冒昧，以求抛砖引玉，就正于业界前贤、专家学者和同道中人，祈不吝赐教，以期为复兴光大香道事业尽上自己的一份绵薄之力。

愿沉香常在，奇楠永驻，普世康欣。

张丹阳

2011 年冬月记于京闻兮悟宇香学会馆

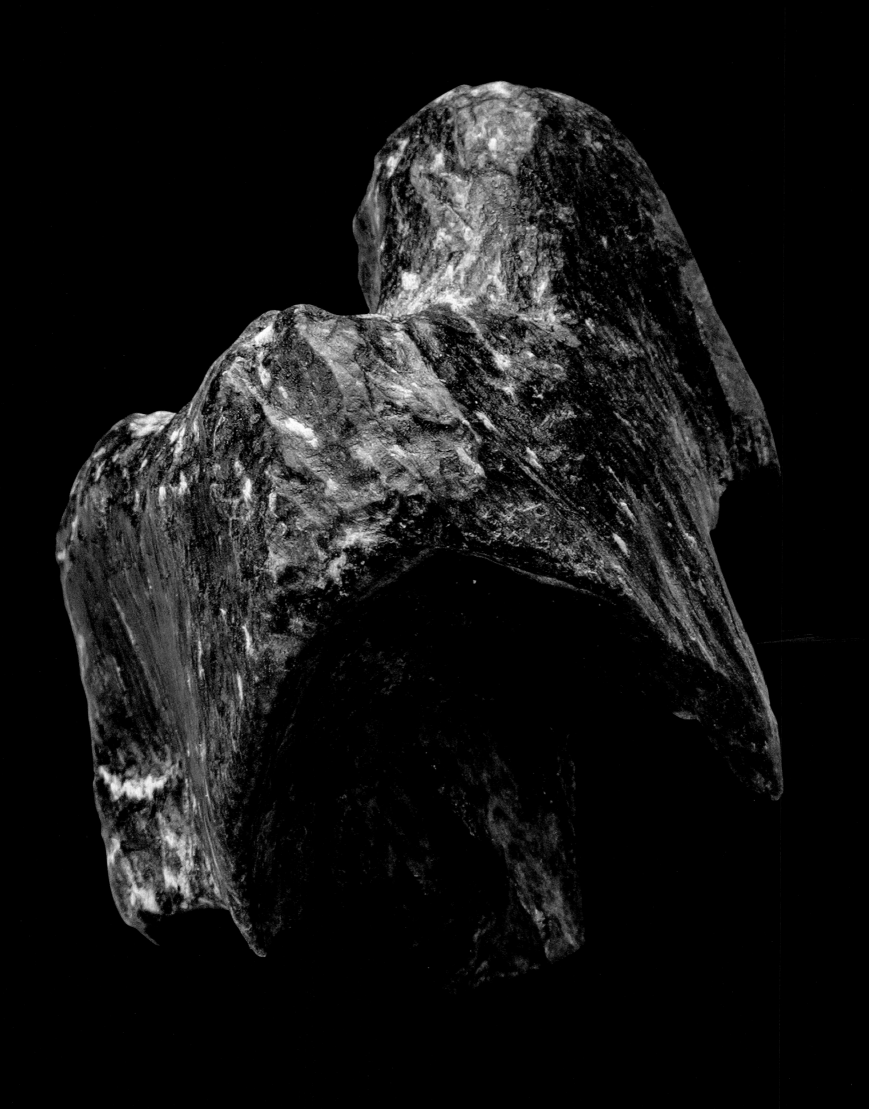

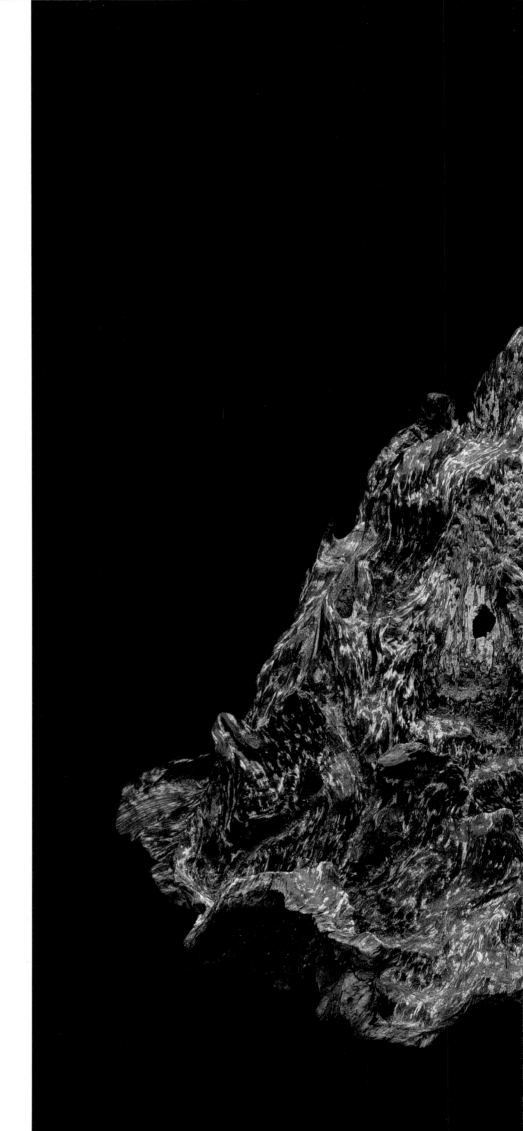

第一章

# 天生奇香熏红尘

璧立孤峰倚砚长，共疑沉水得顽苍。
欲随楚客纫兰佩，谁信吴儿是木肠。
山下曾逢化松石，玉中还有辟邪香。
早知百和俱灰烬，未信人言弱胜强。
——苏轼《沉香石》

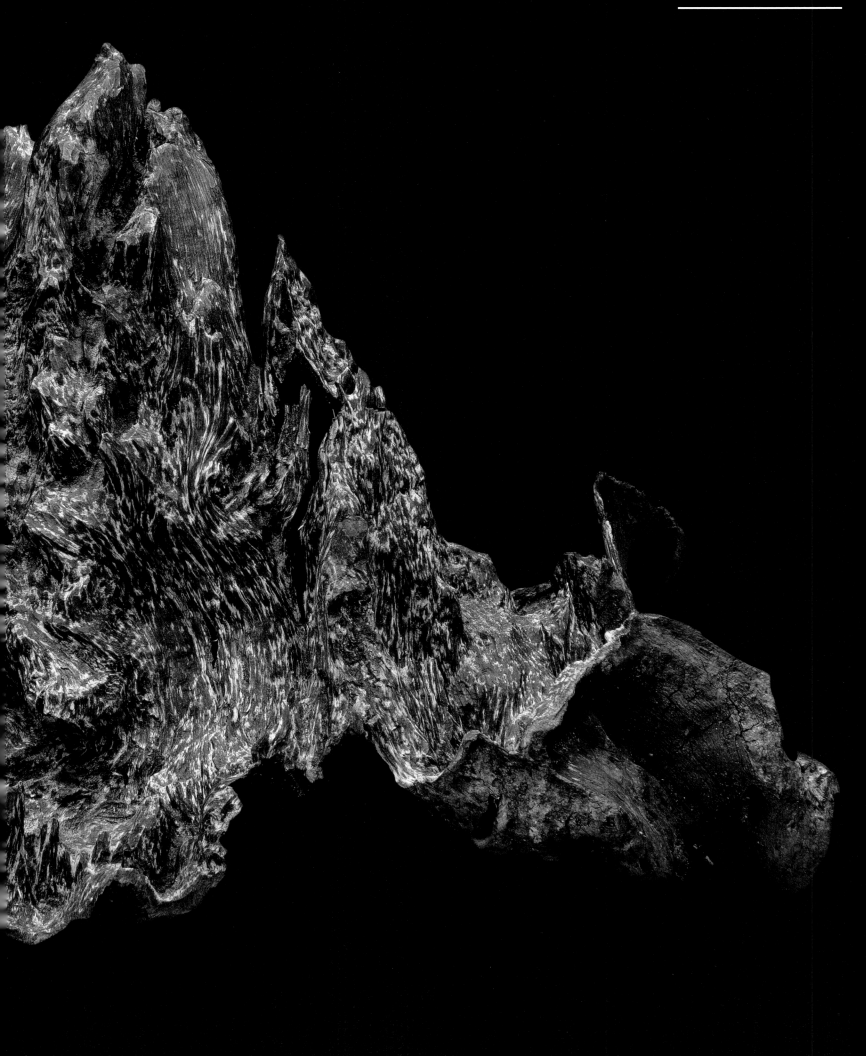

海南沉香山子

沉香，人们常美称为植物钻石、琼脂天香、神木舍利、木中美玉……它集天地之灵秀，聚日月之精华，妙香蕴藉，养目怡神。沉香为天赐灵物，即使在化学科技高度发达的今天，沉香所蕴奇妙之香依然无法人工合成。

香业之中，一提名香妙品，必称所谓"沉檀龙麝"。"沉檀龙麝"系指四种极品香，前两种属于植物范畴。其中檀香为木质，沉香则虽然属于木类，但又从木中脱颖而出。后两种龙涎香、麝香均为动物体内所蕴蓄之香。沉香居四大名香之首，可见其地位尊崇及香品之高。沉香，通常又称沉水香、水沉香。古汉语"沈"、"沉"通假，在中国古籍中常写作"沈香"。

那么，如此奇妙而神秘的沉香，究竟为何物呢？

有一个地方，古时候以香命名，名曰"香洲"；而位于祖国南方的宝岛海南，更被名之曰"香岛"。香洲与香岛，常年沐浴明丽阳光，"草经冬而不零，花非春而亦放"，风调雨顺，物产富饶。香洲尤以各种奇物异珍闻名，这些奇花异树大都蕴香涵芳，宋代《香谱·香事三》尝谓："香洲在朱崖郡，洲中出诸异香。"这种异香或得益于得天独厚的海洋气候，或根植于沃土厚壤的培养哺育，或可能兼而有之。这些异香之中，有一种尤其出色，它有"瑰奇之状"，"馥乎其芬馨"，令人沉迷陶醉。这种奇香不仅吸引了黎民百姓世代珍视，还惊动朝廷皇室，成为上佳的贡品。它，就是沉香。

具体来说，沉香首先是一种珍贵香料，它是大自然天然生成的奇珍；因其功效神奇，它又是传统名贵中药；从其稀有、贵重、易藏特征看，它在当今社会又堪称是一种硬通货。

这就是沉香，一个古雅而温厚的名字，一种与人类相伴相随两千多年的天赐珍宝，它造就无数神奇而风雅的故事。

## 天地氤氲生奇香

生长沉香的，通常认为是白木香树；但也有人认为，凡瑞香科沉香属树木，如马来沉香树、莞香树、印度沉香树等，都可以生成沉香，从现代沉香采集实践看，此说应可成立。结沉香的树木，确实并不止于单一树种，目前国际上公认结沉香树是瑞香科沉香属白木香树种，共16种之多。

沉香树属于常绿乔木，树高在6至20米之间，树身直径最阔处达50至90厘米，树表皮平滑，内皮白色，纤维发达，树叶呈椭圆形或卵形。它们的花也很芳香，可提取浸膏用于配制香精。对于沉香树的形状和性状，唐代陈藏器《本草拾遗》说："沉香枝叶并似椿。云如橘者，恐未是也。其枝节不朽，沉水者为沉香。其肌理有黑脉浮者为煎香。鸡骨、马蹄，皆是煎香。"《琼州府志·物产》则称："沉香似冬青树，形崇竦，皮朽烂，内心乃香。"

沉香的生成过程，极富审美意味，也充满变故、磨难和艰辛。与檀香不同，沉香树的木质本身并无特殊的香味，而且木质较为松软，其所产之沉香，乃是多种因素综合作用而成，但都属于物理结香。奇楠乃为沉香中之极品，满油者又为其中之最上选。奇楠坚如石，润如

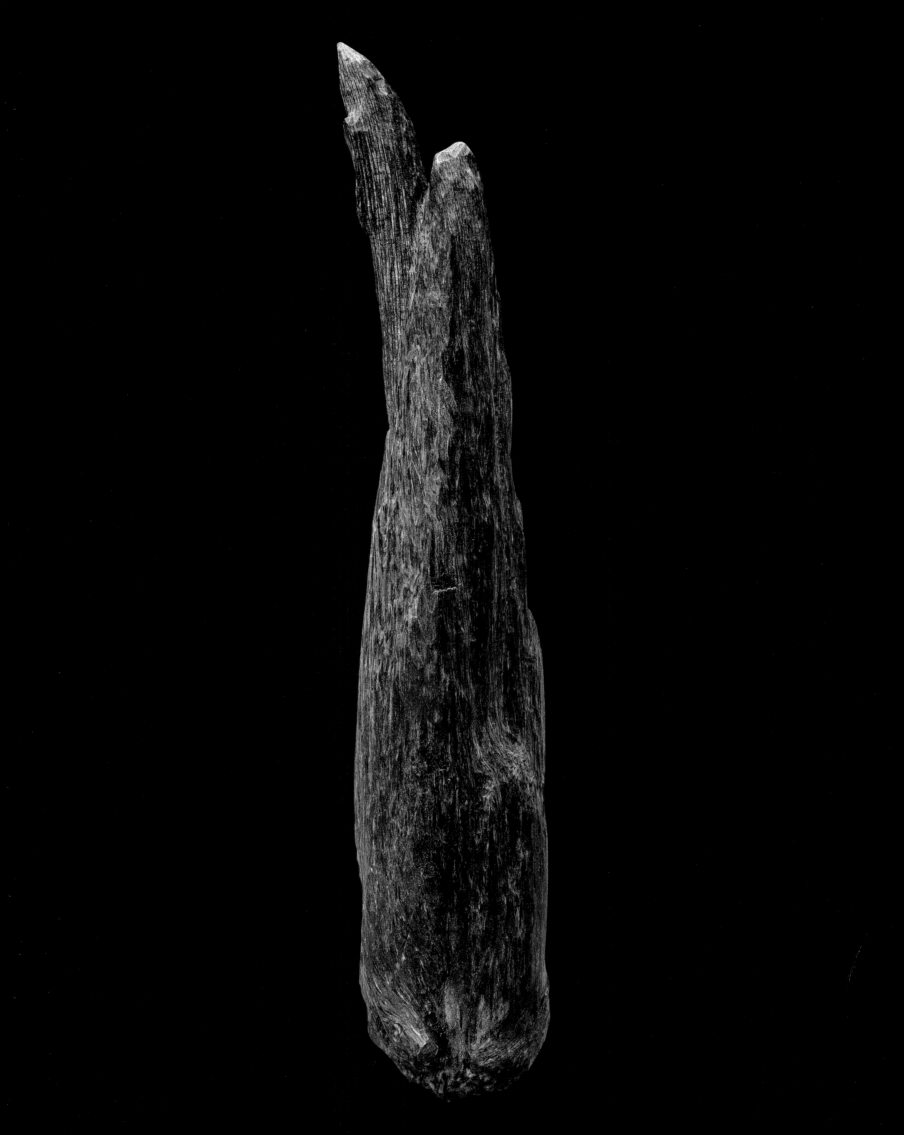

玉，自然生香，历千年而香不变，其所蕴蓄之油为活油，乃似有生命之灵物。奇楠结香与普通沉香之物理结香殊有区别，其香尤难结成，指头大小芯材要生长成百上千年，比黄花梨、坡垒等硬木更为神奇，纯系岁月变迁和时空流转的结晶。体悟深切的古代雅士，至有以蜂蜜养蓄奇楠者，其法以锡盒盛蜂蜜少许，上格置放奇楠珠，传其香氛长年如新，持久不灭，一至如斯。

奇楠，全称是奇楠沉香，或者沉香奇楠，一般人称奇楠沉，或直呼奇楠。简单地说，奇楠是沉香中的一个特殊的品类，通常写作奇楠香。但在古代，也写作伽蓝、伽南、棋楠、伽楠，等等，奇楠的名字最初是从佛经中音译过来的。

恰如蚌病成珠，更似凤凰涅槃，沉香也正是树伤结香。

《淮南子·说林训》曰："明月之珠，蚌之病而我之利。"所谓"蚌病成珠"，乃因伴随潮汐扬起，小虫、沙砾等异物掉进蚌壳，致使蚌肉受伤发炎，蚌痛苦不堪，就分泌出珍珠质，把异物层层包裹起来。病好伤愈之后，旧伤处就出现了一颗晶莹的珍珠。价值连城的珍珠，正是珠母蚌饱经痛苦之后的产物。

据印度史诗《罗摩衍那》载，凤凰垂死之时，保护神毗湿奴点燃熊熊烈焰，凤凰投身火中，燃为灰烬，在饱经肉体剧痛和精神轮回之后，她从灰烬中重生，成为美丽辉煌永生的火凤凰。凤凰历经苦痛，在火中重生并得到永生——这就是凤凰涅槃。

《太平广记·草木》记述了一件有关沉香的趣事，唐太宗问高州首领冯盎云："卿宅去沉香远近？"对曰："宅左右即出香树，然其生者无香，唯朽者始香矣。"冯盎对太宗皇帝的趣答，简洁地点明了沉香的特征，那就是，香木枯折之后，外皮朽烂，内部乃会结香。"山虽有此树，而非香所出。新会高凉土人斫之，经年，肉烂尽心，则为沉香。"

宋代寇宗奭撰写的《本草衍义》，就沉香的结香原理写道：

> 小者拱抱，大者数围。体如白杨，叶如橘柚，花如蓲穗，实如小槟。未经斧斤者，虽百岁之本，亦不孕香。若半老之木，其斜枝曲干，斫凿成坎，雨露浸渍，斯膏脉凝聚，渐积成香。

他非常肯定地说，没有经过斧斤者，不可能孕育香结。所谓斧斤，就是外力所加的伤害。半老的沉香树，最有结香的条件。在受伤处，有虫液，有真菌，也有树脂，兽虫啮咬，外加大自然清新的雨露浸润……如此一来，形成寇宗奭所说的膏脂的脉腺网络，于是开始了长久的结香过程。

沉香生于木，但沉香本身已经不是木，而是香树因外力病变生成的结晶，混合了油脂、树脂、虫液和木质成分的固态凝聚物。其形成之关键，唯有当沉香树体遭受雷击、风折、虫害或动物损伤后，开放性伤口会被真菌侵入寄生，菌体诸种酶类交相作用，使木薄壁细胞贮存的淀粉，产生一系列变化，形成香脂，以保护受伤部位。当累积的树脂达到一定的浓度时，沉香便开始形成。感染真菌的受伤部位难以短时间完成伤体愈合，因此开启了为治疗创伤持久的、奇妙的沉香制造与累积的过程。沉香树所特有的树脂分泌、浸润、沉积于木质中，历经几十年甚至数百年漫长岁月的天然造化结聚才能生成沉香，才能诞生珍稀的沉香。沉香生成年代越久，品质越佳。

天然香树一般要到十年或数十年以上才有比较发达的树脂腺，才有可能形成香结条件，结香部位多在树干的表皮处或在根部、枝干处。然而，这只是一个胚胎类型的东西，香结之后还要经过漫长的岁月才能真正成熟。有的香树寿命长达几百岁乃至上千岁，至倒伏后留存的沉香往往也有几百岁以上的寿命，所以古人认为沉香集千百年天地之灵气。

说到沉香结成的时间，动辄几十年，甚至成百上千年。多少岁月，时光流转，人事代谢，沧海桑田，而沉香方才结成。我们今天所见的顶级沉香，原来却是在与明清的大自然气息交流，甚至可能与远在宋元时代的自然天籁交流，它们饱含古昔的天地信息。难怪其为无价之宝，让人神驰心往。

现今也有不少人工栽培的香树。即使是人工栽培，一般也要十年以上的香树才能结香。人们在成熟香树的树干上刻意割出一些伤口，或是人为铺设一些真菌，一年或几年之后就会在伤口附近结出沉香。有经验者，会在沉香树干近土1米处，挖孔洞约6厘米深，口杯那么大，随即封之以土，经数年后打开，取其积存凝结之沉香；此乃古法所谓开香门以取沉香。但该方法虽时而有效，但往往效果不彰。不过，无论采用何法，如与野生沉香相比，人工沉香的质量简直判若霄壤。

沉香生成过程漫长艰难如此，其性状又如何呢？当它作为一种成品从树身或根部取出时，沉香形状多为不规则的木块和木片。表面黑褐色、棕褐色至黄褐色，含树脂多的部分呈现黑色或黑褐色。木纹粗糙，常见加工时除去腐朽部分所形成的沟槽或孔洞，有的留有未除净的朽木和刀痕。

沉香树脂的特征为质地坚硬、沉重，气香，燃烧时香气更浓，其味辛、苦。树脂极为易燃，燃烧时可见到油脂在沸腾。颜色依等级顺序而分为绿色、深绿色、微黄色、黄色、黑色。随树脂颜色的不同，

焚燃时所释放出来的香味有明显差异。

若就香味而言，沉香神秘而奇异的香味集结着千百年天地之灵气，或馥郁，或幽婉，或温醇，或清扬；至于顶级沉香，有的香味雄奇如金戈铁马，有的悠远如深谷幽兰，有的绵长如沥沥细雨，有的高妙如证心菩提……

大多数沉香木在常态下几乎闻不到香味，而在熏烧时则香气浓郁，能覆盖其他气味，而且留香时间甚长，是制造香精油和天然香水的高档香料。在一些阿拉伯国家，重要的典礼和聚会上，至今也还常常直接熏烧沉香。

沉香的密度对其质量影响颇为关键，密度越大，则凝聚的菌类和树脂越多，当然质量就居上乘，反之则品级较低。

## 前贤古宿话沉香

有关沉香的文字记载，至少可追溯到千年以前。其中既涉及对沉香的泛泛描述，也包括对沉香的细致分类。如早在1500多年前，南朝宋沈怀远所撰《南越志》就曾记载："交州人称为蜜香，谓其气如蜜脾也。梵书名阿迦嚧香。"

因时代久远，古人涉及沉香的论述较为拉杂，说法和命名也常有错综。如宋人周去非在《岭外代答》中，将海南土沉香分为蓬莱香、鹧鸪斑香、栈香等；明代《本草纲目》则称曰水沉香、栈香和黄熟香。一般他们以能否沉水来区分沉香不同之品级：入水则沉者，名为沉水香；次之，半浮半沉者，名为栈香（栈，是竹木所编之物）；再次，稍稍入水而漂于水面者，名为黄熟香。

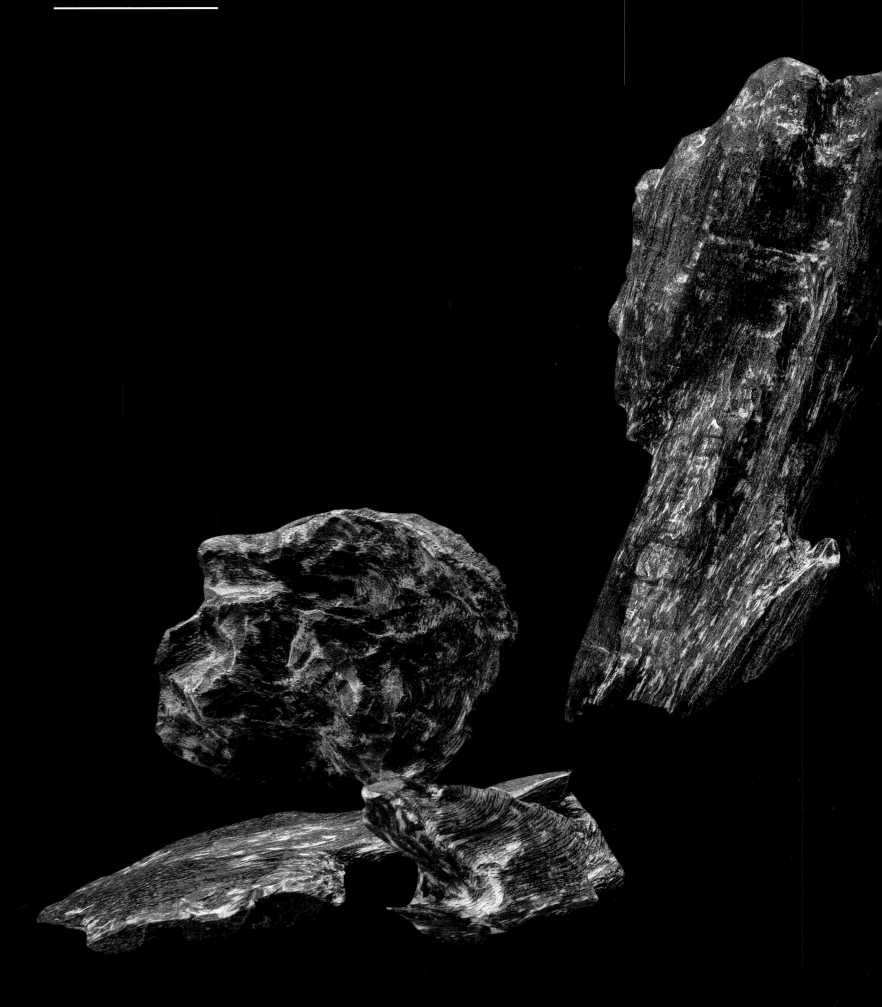

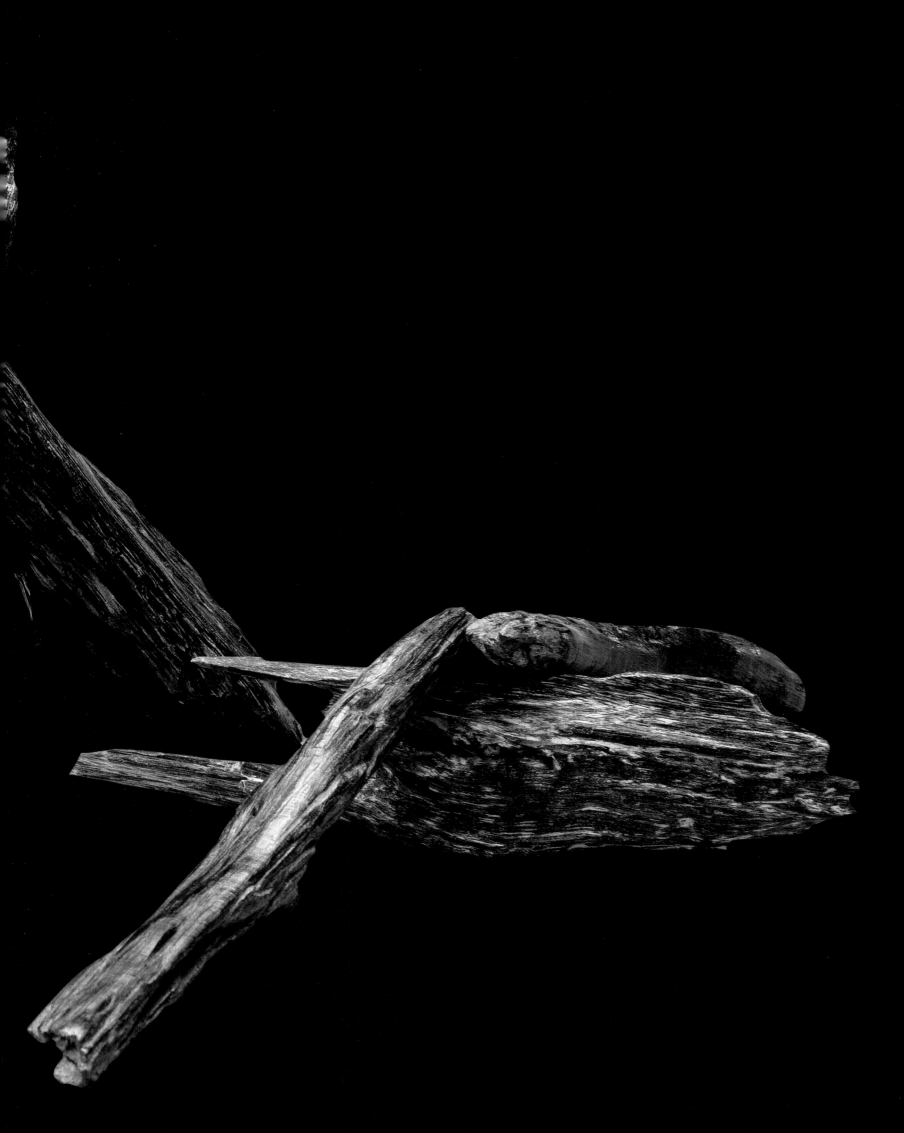

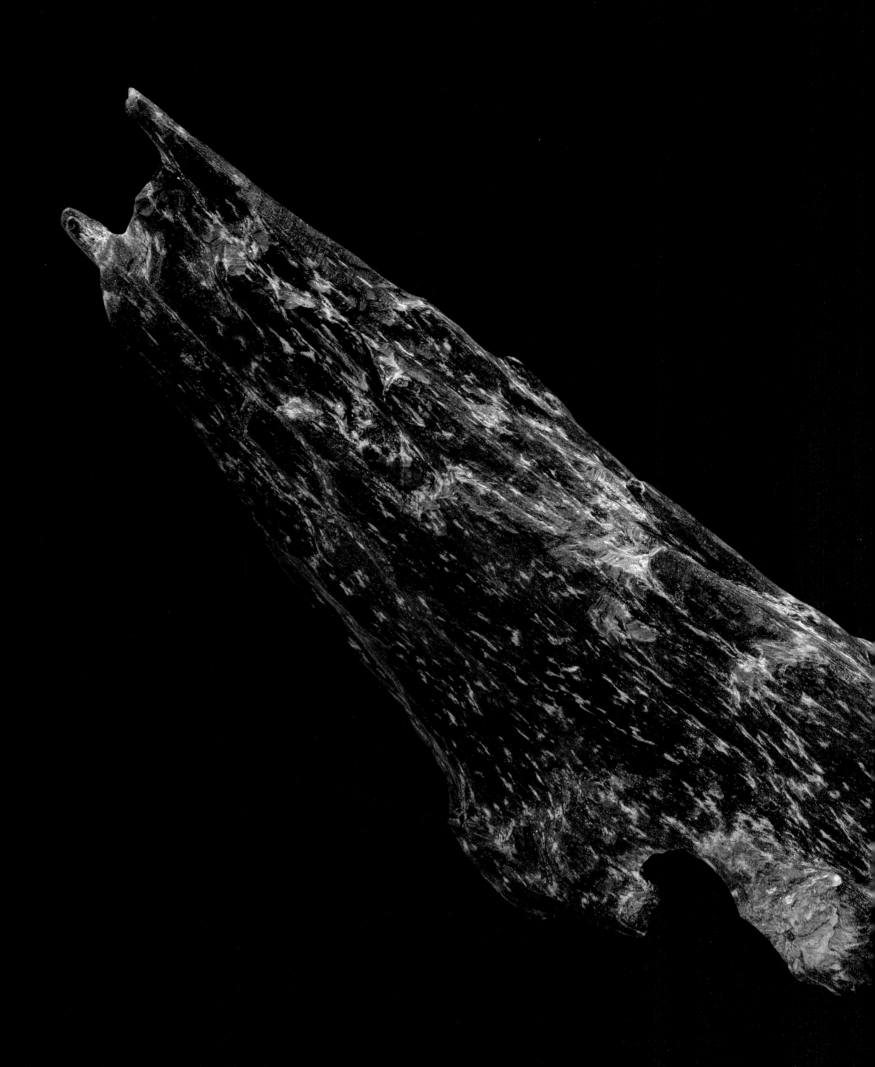

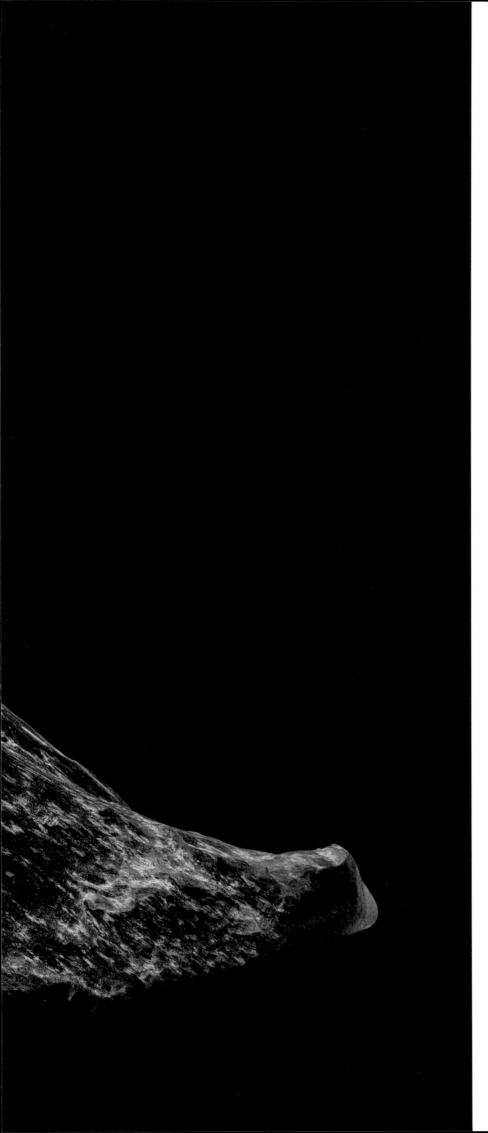

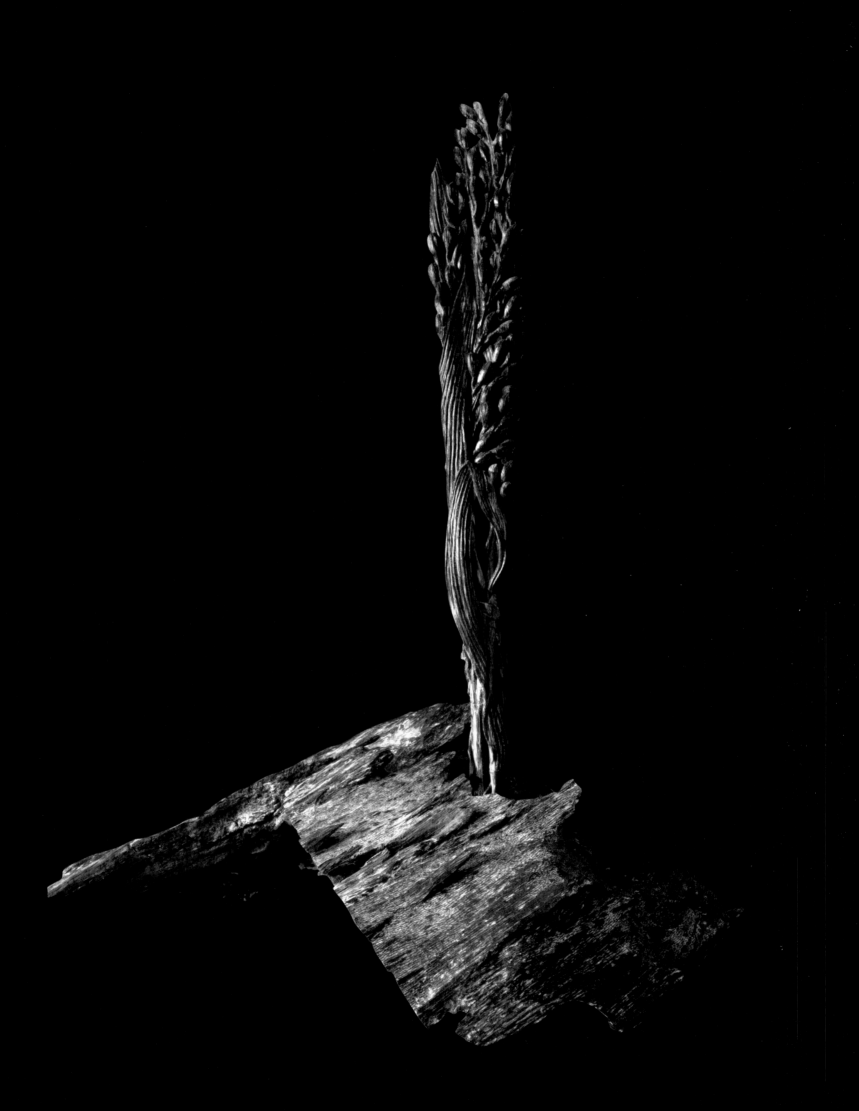

晋代嵇含所撰《南方草木状》，是最早将沉香分类的著作。嵇含（字君道，自号毫丘子，是"竹林七贤"之一嵇康的侄孙。好学能文，曾任广州刺史）根据沉香的生成方式决定其大小、形状差异之悬殊，在《南方草木状》中提出八种名目的沉香，并认为它们都是出于同一种树：

> 蜜香，沉香，鸡骨香，黄熟香，栈香，青桂香，马蹄香，鸡舌香，案此八物，同出于一树也。交趾有蜜香树，干似柜柳，其花白而繁，其叶如橘。欲取香，伐之经年，其根干枝节，各有别色也。木心与节坚黑，沉水者，为沉香；与水面平者，为鸡骨香；其根，为黄熟香；其干，为栈香；细枝紧实未烂者，为青桂香；其根节轻而大者，为马蹄香；其花不香，成实乃香，为鸡舌香。珍异之木也。

唐代杜佑所撰《通典》，是中国第一部典章制度的百科全书，其中也说到沉香名称的繁杂：

> 林邑出沉香，土人破断其木，积以岁年，朽烂而心节独在，置水中则沉，故名沉香。沉香所出非一，形多异而名亦不一：有如犀角者，谓之犀角沉；如燕口者，谓之燕口沉；如附子者，谓之附子沉；如梭者，谓之梭沉；纹坚而理致者，谓之横隔沉。今其材可为亭子，则条段又非诸沉比矣。

宋代药物学家寇宗奭所撰《本草衍义》，在对沉香进行分类时，采用了不同于其他古书的名称：

> 盖山民入山，见香木之曲干斜枝，必以刀斫成坎，经年得雨水所渍，遂结香。复以锯取之，刮去白木，其香结为斑点，遂名鹧鸪斑，燔之极清烈。沉之良者，惟在琼崖等州，俗谓之角沉。黄沉乃枯木中得者，宜入药用。依木皮而结者，谓之青桂，气尤清。在土中岁久，不待邢别而成者，谓之龙鳞。亦有削之自卷，咀之柔韧者，谓之黄蜡沉，尤难得也。

而宋代另一位药物学家苏颂撰写的《本草图经》卷十"沉香"条，从取香谈到不同的沉香类型：

> 欲取之，先断其积年老木根，经年其外皮干俱朽烂，其木心与枝节不坏者，即香也；细枝紧实未烂者，为青桂；坚黑而沉水为沉香；半浮半沉与水面平者，为鸡骨；最粗者为栈香；又云栈香中形如鸡骨者为鸡骨香，形如马蹄者为马蹄香。然今人有得沉香奇好者，往往亦作鸡骨形，不必独是栈香也；其又粗不堪药用者，为生结黄熟香；其实一种，有精粗之异耳。

这又是一套完全不同的沉香名称系统。

光绪《崖州志》对沉香的品级和分类也有如下描述：

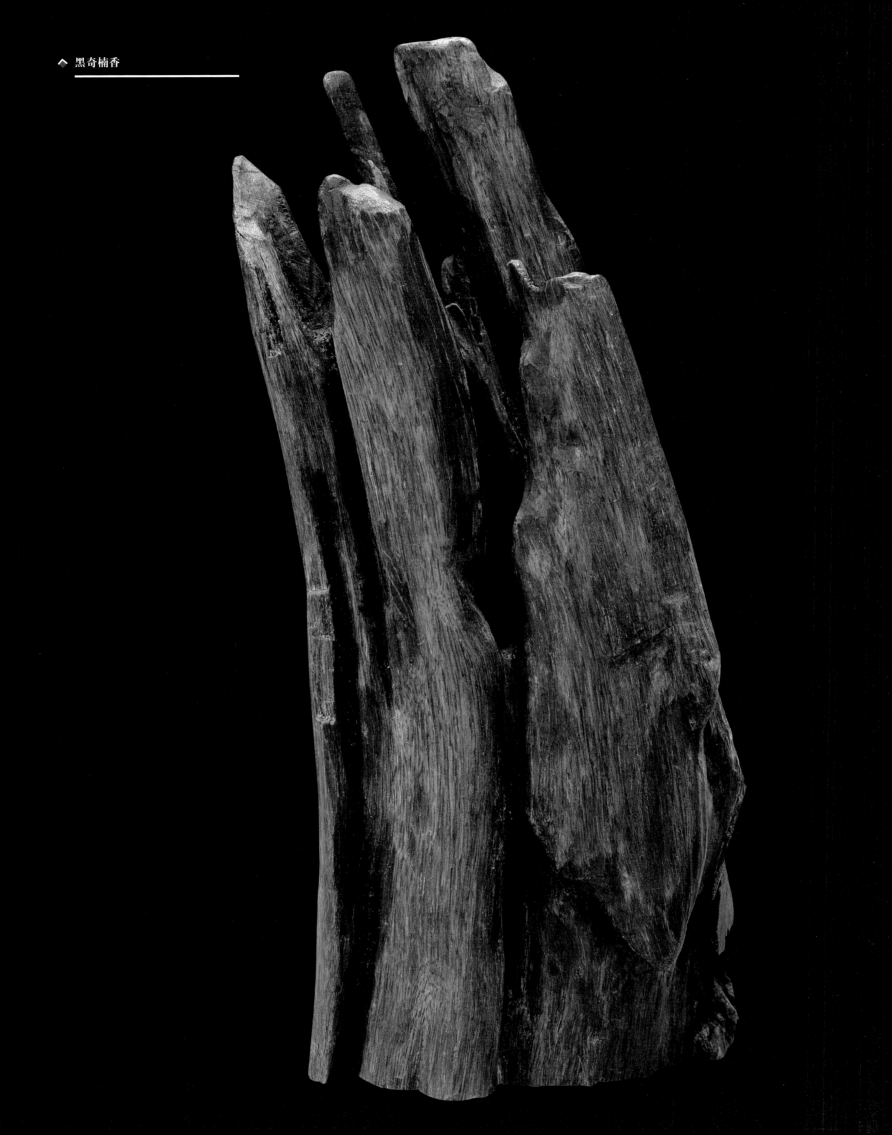

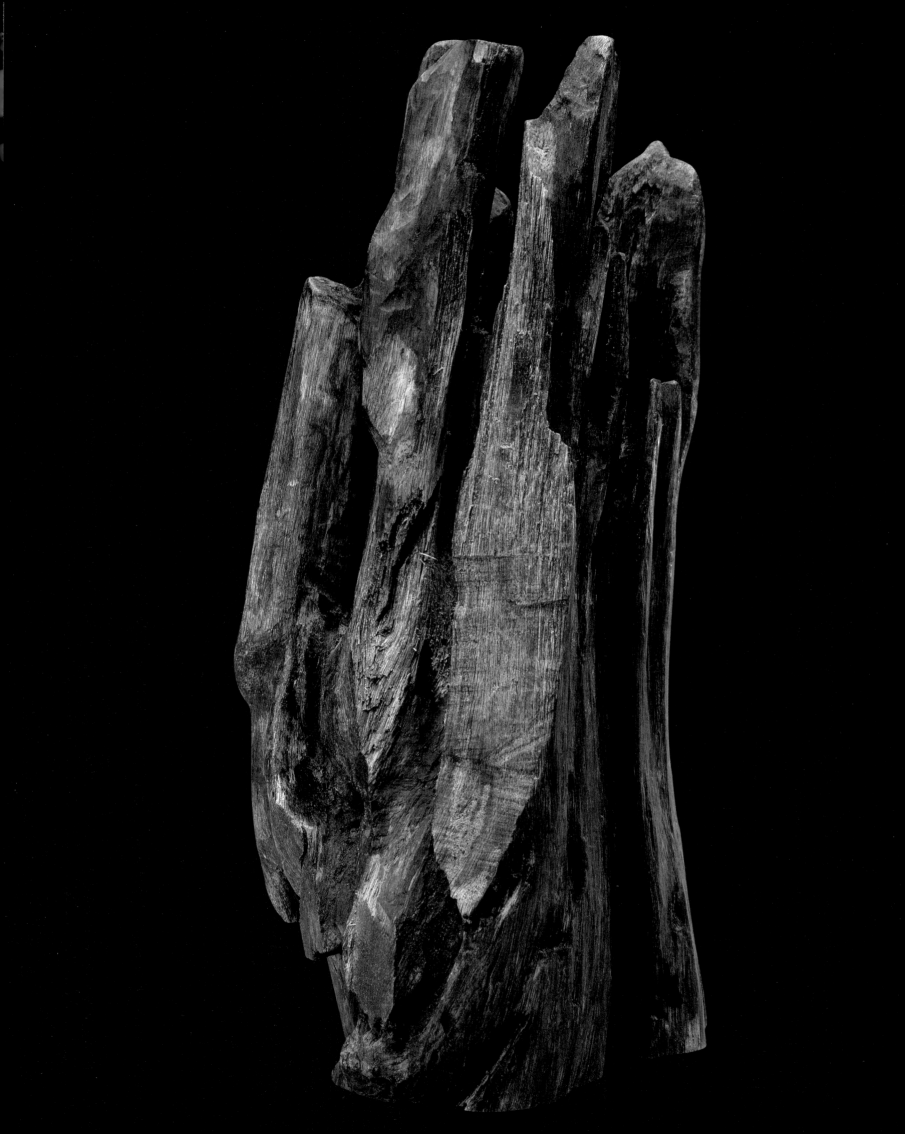

匠人以鸡刺木、鸡骨香及速香、云头香之属，车为素珠，泽以伽楠之液，磋其屑末，酝酿锡函中，每能给人。油速者，质不沉，而香特异，藏之篋笥，香满一室。速香者，凝结仅数十年，取之太早，故曰速香。其上四六者，香六而木四，下四六者，木六而香四也。飞香者，树已结香，为大风所折，飞山谷中，其质枯而轻，气味亦甜。铁皮香者，皮肤渐渍雨露，将次成香，而内皆白木，土人烙红铁而烁之。虫漏者，虫蛀之孔，结香不多，内尽粉土，是名虫口粉。肚花划者，以色黑为贵。去其白木且沉水，然十中一二耳。黄色者质嫩，多白木也。云头香者，或内或外，结香一线，错综如云，素珠多此物为之。最下则黄速、马牙，如今之油下香。以上诸香，赝者极多，即佳者亦埋于地窖，震以湿沙，卖时取起。半沉者试水亦沉，如大块沉香，须试于江。江水流动，非真沉香不沉。若置缸缶中，水少自然沉底，不可不察也。然此等尚可识之，惟夹板沉难识，以水浸一宿，即涣散矣。

沉香有十五种，其一，黄沉，亦曰铁骨沉、乌角沉。从土中取出，带泥而黑，心实而沉水，其价三换最上。其二，生结沉。其树尚有青叶未死，香在树腹，如松脂液，有白木间之，是曰生香，亦沉水。其三，四六沉香。四分沉水，六分不沉水，其不沉水者，亦乃沉香，非速。其四，中四六沉香。其五，下四六沉香。其六，油速，一名土伽楠。其七，磨料沉速。其八，烧料沉速。其九，

红蒙花铲。蒙者，背香而腹泥；红者，泥色红也；花者，木与香相杂不纯，铲木而存香也。其十，黄蒙花铲。其十一，血蒙花铲。其十二，新山花铲。其十三，铁皮速，外油黑而内白木。其树甚大，香结在皮不在肉，故曰铁皮。此则速香之族。又有野猪箭，亦曰香箭，有香角、香片、香影。香影者，锯开如影木然，有鸳鸯背、半沉、半速、锦包麻、麻包锦。其曰将军兜、菱壳、雨淋头、鲫鱼片、夹木含泥等，是皆香之病也。其十四，老山牙香。其十五，柔佛巴鲁牙香。香大块，剖开如马牙，斯为最下。然海南香虽最下，皆气味清甜，别有酝藉。若渤泥、暹罗、真腊、占城、日本所产，试水俱沉，而色黄味酸，烟尾焦烈。至若鸡骨香，乃杂树之坚节，形色似香，纯是木气。《本草纲目》以为沉香之中品，误矣。

综上，可以看到古人对沉香命名，或从性理，或从形状，或从时间，标准相当不一。但每种命名，均来自不同的观察角度和层面，各有各的道理。

古人从植物性理对沉香的分类，涉及一些模棱两可的称谓。譬如，栈香，仅看字面，实在难以猜度它是何种香型，实际上，这涉及沉水与否的问题。密度凝聚的树脂越多，质地便显得优越，所以入水即沉。那么，半浮半沉者，就称为栈香（亦称筏香，也有人甚至写作煎香，只是同音罢了，字面没有意义）。至于黄熟香，偶尔沉水，多数浮在水面。牙香则是状如马的牙齿，是那种较为次等的香。叶子香，像树叶一般的薄片。鸡骨香里面有大小不等的空隙，好似鸡骨一

样。光香，它是外表如瘦透的山石。速暂香，是沉香尚未完全成熟之前所采获的。周去非《岭外代答》明确提到，"广东舶上生熟速结等香，当在海南笺香之下"。

就对沉香的定义和分类而言，明代医药学家李时珍的定义很简洁、传神。在他撰著的《本草纲目·木部》中，载有对沉香的详细记述。在沉香释名项下，列有"沉水香"、"蜜香"两个名字，其解释为："木之心节，置水则沉，故名沉水，亦曰水沉。半沉者为栈香，不沉者为黄熟香。"对沉香，《本草纲目》一语中的："其积年老木根，经年其外皮干俱朽烂，木心与枝节不坏，坚黑沉水者，即沉香也。"

## 当代香业鉴沉香

不同的沉香树种，在不同的产地，因环境和成因不同，所产生的沉香香味也随之不同。各种类型等级的沉香，因各地语言、认知的差异，被冠以不同的名称。从香业对沉香的认知看，活沉、生结、死沉、熟结是一种基本分类。

简要说，生结就是活沉；生者，活也。也就是树木尚在存活之际形成的香结。刀斧斫砍、蛇虫动物啮蚀等外力引起较深的伤口后，香树会渗出树脂以做自我防护，从而在伤口附近结香，结香后树木本身还是活的，附着了部分木质，因而它的油量低于熟结。

熟结，是与活沉相反的，熟结就是死沉，死沉是结香树本体自然死亡后又经过在自然界漫长的醇化，方才形成，大范畴内，倒架、脱落也算死沉。死沉如在水里或沼泽地里的，称为水沉；如在土里或在

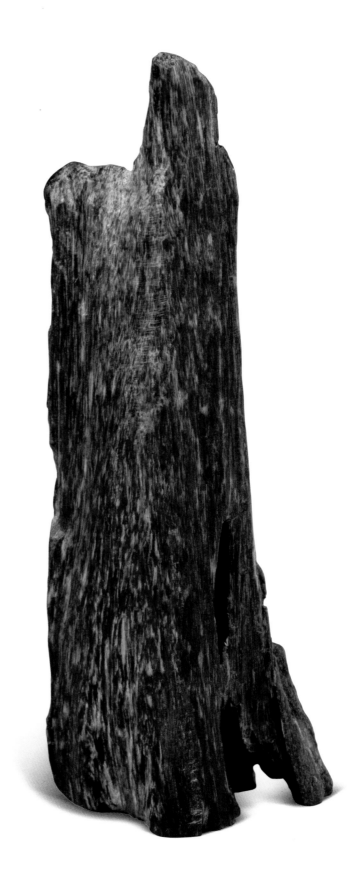

沙地的，就叫作土沉。死沉其油脂含量丰富，香味臻于淳厚。因它经过长时间的凝结醇化，所以相对于生结也就更加名贵。

《诸蕃志》卷下载：

> 生香出占城、真腊，海南诸处皆有之。其值下于乌香，乃是斫倒香株之未老者。若香已生在木内，则谓之生香，结皮三分为暂香，五分为速香，七八分为笺香，十分即为沉香也。

光绪《崖州志》对沉香的虫结曾做过尤为精到的叙述和肯定：

> 沉香有生结，尤有虫结。生结者，生树从心结出。虫结者，因虫食而结。其色皆黑，如墨。性硬。而味较奇楠微燥。掷水可沉。藏之，历久而色不变，药肆用之，取其重可降气。又一种云半缸沉，以香掷缸水中，仅半沉。色如沉香，而品较逊。

蚁虫咬噬所形成的是典型的"虫漏"。倘若母体树木尚在存活期，部分结香处已发育成熟自动脱离母体，则可称为脱落结。它与倒架类沉香外观差异较大。脱落结沉香都有着完整的外部形态，或多或少地都带着较清晰的枝杈、芽点等树木的原生结构外形。同时都有脱离母体所留下清晰完整的脱落断面。生结、死结的香味区别是，生结通常呈现时有时无的香气，或多或少带有生木气味，而死沉的香气确凿、淳厚无木气。

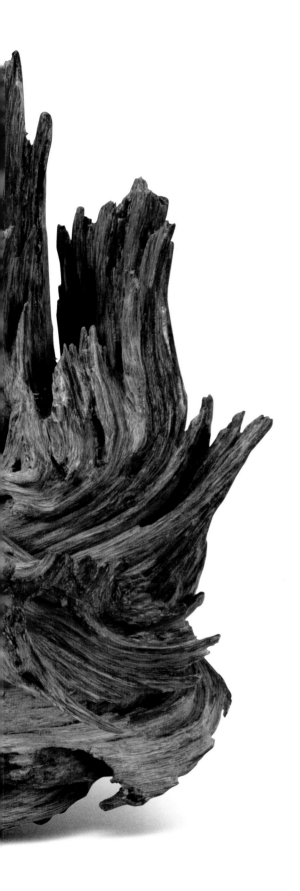

当代台湾沉香从业者，按沉香生成时的不同情况，将沉香分六种：

1. 倒架。沉香木因年代及自然因素，倒伏经风吹雨淋后，剩余不朽之材，称为倒架。

2. 土沉。沉香木倒后埋进土中，受微生物分解腐朽，剩余未朽部分，称为土沉。

3. 水沉。沉香木倒伏后陷埋于沼泽，经生物分解，再从沼泽区捞起者，称为水沉。

4. 蚁沉。为活体树经人工砍伐，置地后经白蚁蛀食，所剩余部分，称为蚁沉，也就是虫漏。

5. 活沉。活树砍伐直接取得沉香者，称为活沉。

6. 白木。树龄十年以下，已稍具香气者，称为白木。

这种分类方式不是从颜色、性状来分别，而是从生成原因来定义，有一定的科学性，易于辨识。这六种不同沉香香味悬殊，倒架味清醇，土沉味厚醇，水沉温和，蚁沉清扬，活沉高亢，白木清香。需要说明的是，倒架、土沉、水沉，都算在死沉的范畴；而虫漏、活沉、白木则属于生沉。

因不同成因，沉香颜色也分黑色、黑黄、黄色等，同时又有以其颜色和质地来区分优劣者，名称计有角沉、黄沉、蜡沉和革沉。坚硬并呈黑色的角沉为上品，质地温润。黄沉呈黄色，蜡沉比较柔韧，革沉特征为纹理纵横。《本草纲目》中李时珍如此区分其颜色高下：

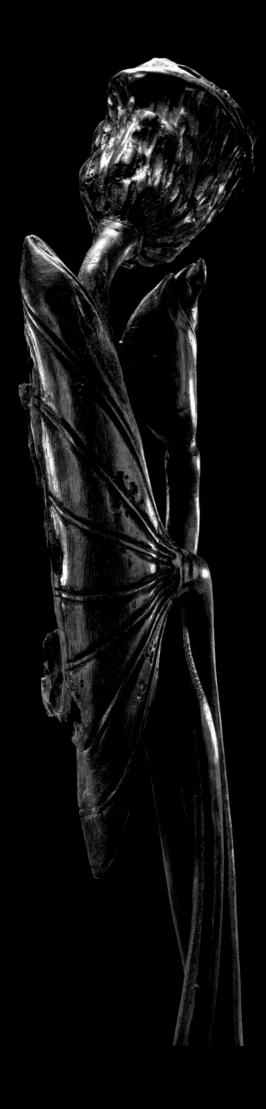

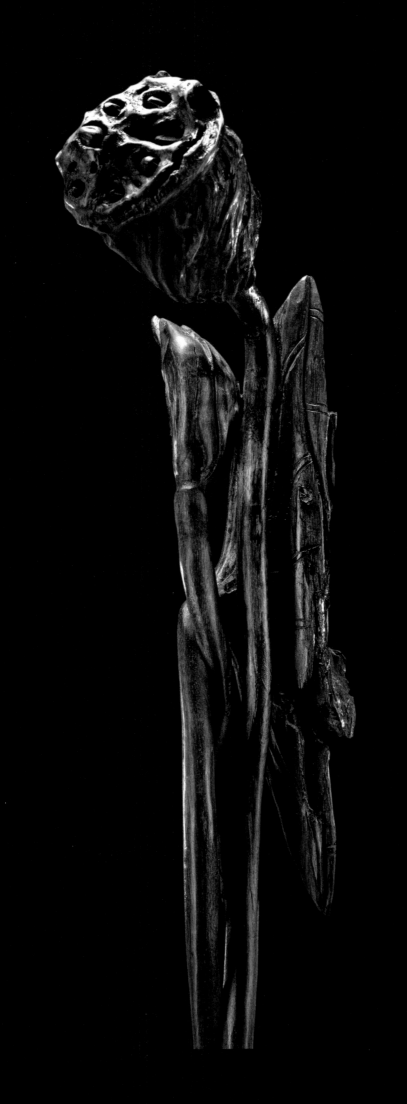

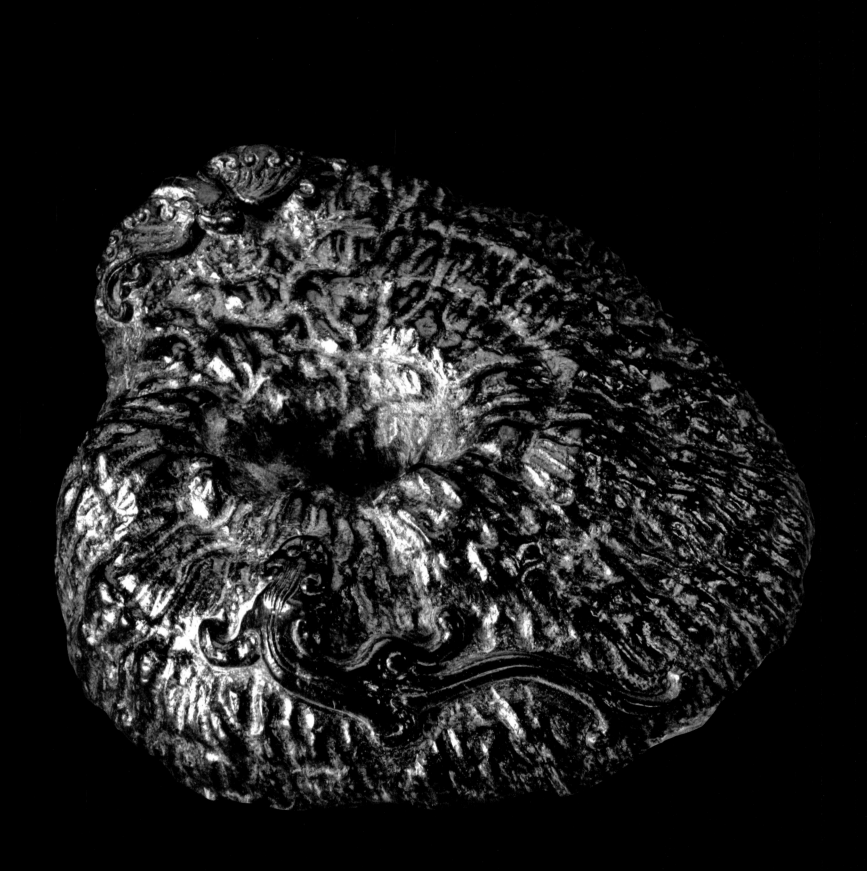

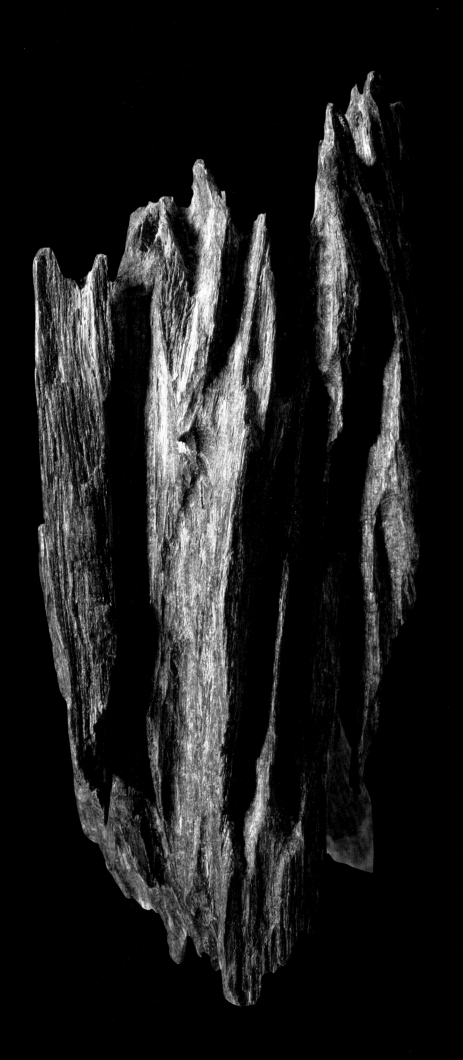

坚黑为上，黄色次之。角沉黑润，黄沉黄润，蜡沉柔韧，革（隔）沉纹横，皆上品也。

## 妙香出自灵秀地

古时候我国的云南、贵州、广西、广东（含海南），邻近的泰国、柬埔寨、老挝、越南、缅甸、印度、印度尼西亚、马来西亚均有大量沉香出产。

宋代苏颂的《本草图经》记载："沉香、青桂等香，出海南诸国及交广崖州。"这里的海南，是大海之南，犹如说今之东南亚，而交广崖州，则是说越南北部、广西、广东、海南。

就地理学而言，沉香分布区位于北回归线附近及其以南，主要在亚洲东南部。这些地区属高温多雨、湿润的热带和南亚热带季风气候，沉香树生长所需气温，年平均在19至25摄氏度。所需土壤条件，为土层厚、腐殖质多的湿松红壤或山地黄壤。在山地雨林或常绿季雨林中，沉香常与托盘青冈、黄桐、橄榄、水石梓等树种混生。为弱阳性树种，幼时尚耐庇荫，生长较慢，10年后生长逐渐增快，沉香树在春末夏初开花，果实在中秋之际成熟。

沉香树属于典型的瑞香科植物，生长于东南亚的热带雨林中，因地区的不同，而分属不同的三个亚种，从北至南有：

中国广东、广西、贵州、云南、海南岛的莞香树；

老挝、柬埔寨、越南的蜜香树；

还有就是产于马来西亚半岛和印度尼西亚的鹰木香树。

沉香在我国的分布，与其生长习性及对环境条件的要求有关，主要产于广东、广西、海南以及云南的景洪。瑞香科树种通常生长在海拔400米以下，但在海南很特殊，沉香树生长的最高海拔可达1000米。

若从古代民族居住地区而言，在百越所居之地，就多有沉香。百越之名，最早出现于战国时期。百越包括许多支系，因而号称百越。《汉书·地理志》说，百越的分布"自交趾至会稽七八千里，百越杂处，各有种姓"。交趾郡在今越南北部，会稽郡在今江苏南部和浙江西部、北部。由此可以断定，从江苏南部沿着东南沿海的浙江、福建、广东、海南、广西、越南北部这一长达七八千里的半月圈内，是百越民族最集中的分布地区。

从香山、香港、香岛之称谓也约略可见沉香产地分布。广东香山与沉香有不解之缘。中山古称"香山"（香山县是孙中山先生的家乡，其出生地就在香山县翠亨村。1925年，为纪念刚刚逝世的孙中山先生，香山易名为中山，现为中山市），地处珠江三角洲南部，这里群山环抱，绿树成荫，风景秀逸。香山名称的由来，据说就是因为该地周围山峦中盛产沉香。北宋《太平寰宇记》称："地多神仙花卉，故曰香山。"

香港的名称由来也跟沉香有关。土沉香，又名牙香树、白木香，树脂带有香气。香港早期曾广植土沉香，进而制成香料，行销中国多个省份及东南亚，甚至远销阿拉伯等地。此地以运香贩香而闻名，因此有香港之称，意为运送香料的港口。

东莞，就是因莞香而得名，并曾因沉香贸易而名闻天下。

## 奇香灵药救黎民

自古以来，高居众香之首的沉香，是自然的恩赐，前人早已把它用于日常生活并发现了其药用价值，甚至在古代先民看来，它堪称与神圣同在。因沉香品性奇异优良，其辟秽去瘴、抗菌消炎、增强免疫力，效力极强，为他物所难及。沉香不仅宜于熏燃，也可以研成粉末内服（外用还可治疗外伤并有镇痛作用），或以沉香片、沉香粉冲泡饮用，此皆为传统的养生妙方。沉香还用于制作面脂、口脂、香粉、澡豆、生发膏等洗涤美容用品。在治疗毒肿恶疮、眼病、肺痨、热病等疾患上也有奇效。

古人认为沉香可独用，抑或与他药配伍。中医也有其他香药应用，如木香、丁香、檀香，都能辛香温通，调中止痛。但沉香专纳真气，偏治肾脾虚寒之疾，实具通关开窍、畅遂气脉、养生健体等有益于人的良好功效，在药用方面，是诸香上品。最早在梁代陶弘景《名医别录》中，沉香就被誉为"上品"。古来医学典籍详细称道沉香药效者，所在多多，不及备述，兹摘引数则：

《医林纂要》："坚肾，补命门，温中，燥脾湿，泻心，降逆气，凡一切不调之气皆能调之。并治噤口毒痢及邪恶冷风寒痹。"

《别录》："疗风水毒肿，去恶气。"

《日华子本草》："调中，补五脏，益精壮阳，暖腰膝，去邪气。止转筋、吐泻、冷气、破症癖，（治）冷风麻痹，骨节不任，湿风皮肤痒，心腹痛，气痢。"

《本草备要》："沉香性温，诸木皆浮，而沉香独沉，故能下气而堕痰涎。能降亦能升，怒则气上，能平则下气。气香入脾，故能理诸气而调中。其色黑，体阳，故入右肾命门，暖精助阳。行气不伤气，温中不助火。"

《本草乘雅半偈》称其为"至贵"，"奇楠香原属沉香同类。等分黄、栈，品成四结，世称至贵"。

《大明本草》谓之"调中，补五脏，益精壮阳，暖腰膝，止转筋、吐泻、冷气"。

《本草纲目》："沉香，气味辛，微温无毒。"谓之能"主治：风水毒肿，去恶气；主心腹痛，霍乱中恶，邪鬼疰气，清人神；调中，补五脏，益精壮阳，暖腰膝，止转筋吐泻冷气，破症癖，冷风麻痹，骨节不任，风湿皮肤瘙痒，气痢；补脾胃，益气和神。治气逆喘急，大肠虚闭，小便气淋，男子精冷"，可谓对其关注备至了。

唐宋时期，中原地区与西域的交流非常发达，对香药推广自然也起了积极的作用。宋代下诏对海外香药放行的有近40种，诸如丁香、木香、龙脑香、乳香、草豆蔻、沉香、檀香、龙涎香、苏合香油等。由于大量香药的引进，大大丰富了中医方药及治疗方法。《回回药方》（此书可谓一部罕见的奇书，既是西域文明的结晶，也是伊斯兰医药知识的百科全书）就在这样的基础上取得辉煌成就，其间也恰切地道及沉香的医用价值。譬如其中一个治疗胃病的方子就涉及沉香：养胃散寒，缓急止痛，健胃消胀止疼——其处方组成：乳香、荜拨、高良姜、肉蔻、丁香、沉香、砂仁；将其混合研成细粉，再用黑白糖搅

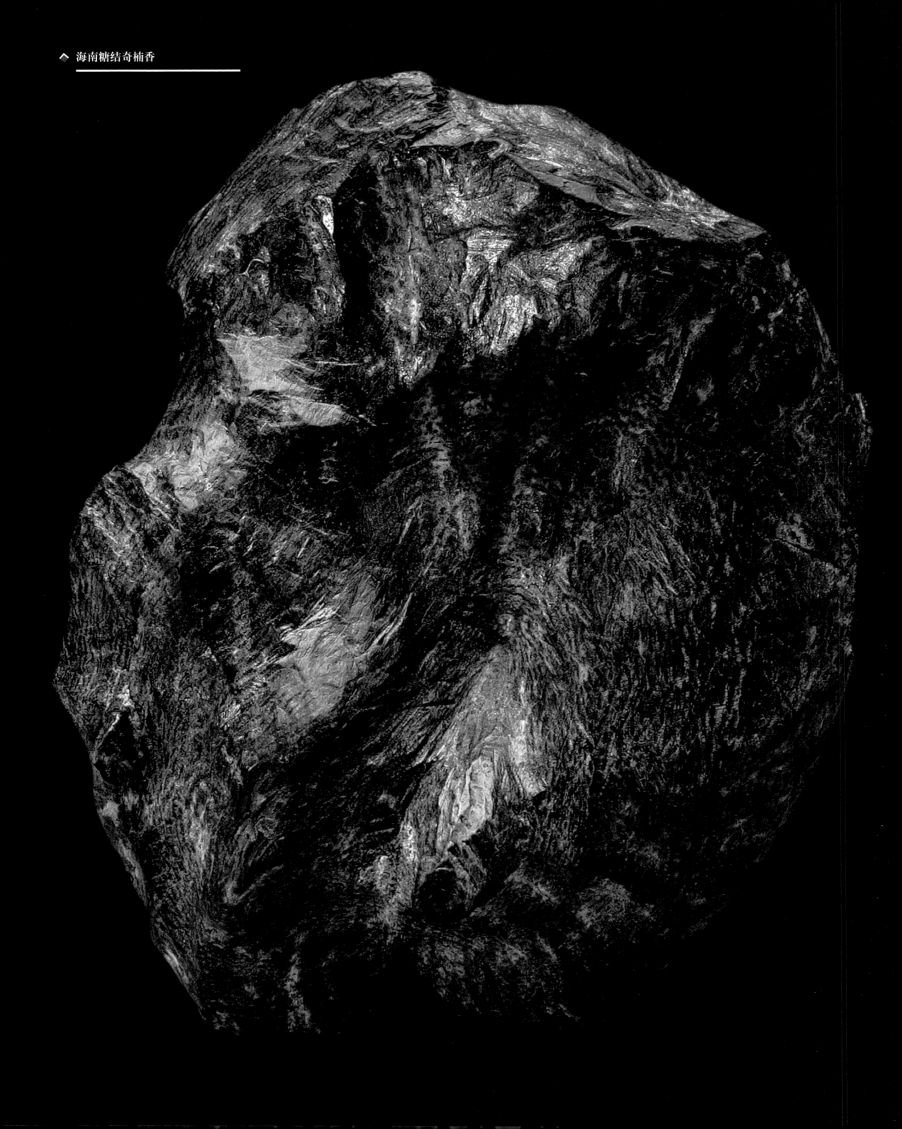

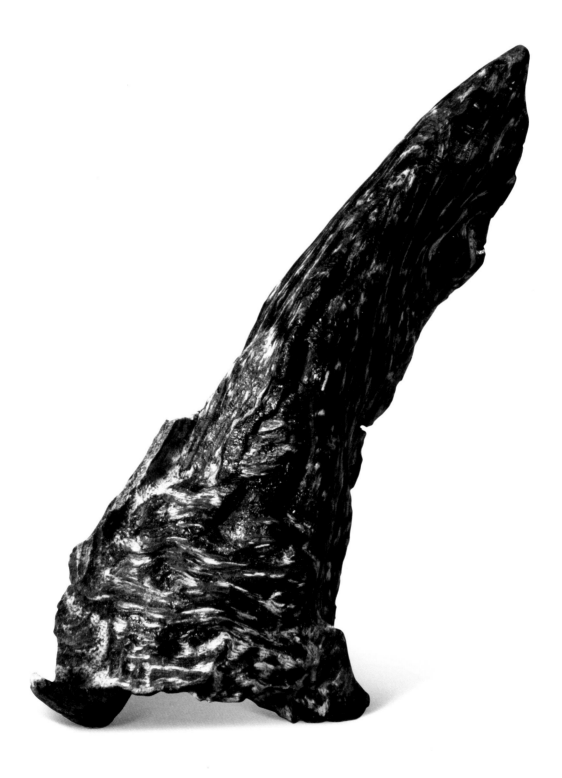

拌，一日两次，早晚服用，效果甚佳。又譬如，治疗肾阳虚、阳痿早泄的香茸汤，其处方组成就是：沉香、鹿茸、枸杞、山芋肉；服用方法是用开水煎服。

沉香等香药在社会生活中的入药妙用，在文学作品中也有生动反映。

《红楼梦》第97回《林黛玉焚稿断痴情　薛宝钗出闺成大礼》讲到，宝玉在婚礼上揭开新娘的盖头，发现竟然不是他朝思暮想的林妹妹，顿时旧病复发，昏晕过去。家人"满屋里点起安息香来，定住他的魂魄"。这里提到的安息香，即来自波斯的沉香，有开窍避秽、行气活血的功用，常用来治猝然昏迷、心腹疼痛等病症。

近代著名小说《孽海花》中也提到沉香的应用，沉香能去邪气，通血脉，但这里沉香不是单独运用，而是和龙脑香交替使用，使得昏厥的人在短时间内苏醒过来，其描述相当真切：

> 话说皇后听了那宫娥的一番话……一时又气、又怒、又恨、又羞、又怨，不知不觉地闷倒了。大家慌做一团，七手八脚地捶拍叫唤，全不中用。皇后梳头房太监小德张在外头得了消息，飞也似奔来，忙喊道："你们快去皇后的百宝架里，取那瓶龙脑香来。"一面喊，一面就在龙床前的一张朱红雕漆抽屉桌上，捧出一个嵌宝五彩镂花景泰香炉，先焚着了些水沉香，然后把宫娥们拿来的龙脑香末儿撒些在上面。一霎时，在袅袅的青烟里，扬起一股红色的烟缕，顿时满房氤氲地布散了一种说不出的奇香。小德张两手抖抖地捧着那香炉，移到皇后坐的那

张大椅旁边一个矮凳上，再看皇后时，直视的眼光慢慢放下来，脸上也微微泛红晕了……

当代中医医药图书，在承传古代中医传统的基础上，对沉香的药用也有所记述。

譬如，安徽科学技术出版社1981年出版的《唐·新修本草》称："沉香、熏陆香……悉疗风水毒肿，去恶气。"

人民卫生出版社1994年出版的《中国基本中成药》中列明使用沉香的中成药达47种，如：时疫救急丹、大活络丹、回天再造丸、沉香化滞丸、理气舒心丸、小儿奇应丸、十香返生丹、清心滚痰丸、妇宁丸、妇科通经丸、洁白丸等。综合各书记载，如今以沉香组方配伍的中成药尚有160多种，如：沉香化滞丸、沉香养胃丸、沉香化气丸、八味沉香片等。据说民间应用的验方则多达数百种。除了应用极广的临床医疗之外，民间还曾广泛采用芳香疗法和燃香法。

人民卫生出版社1997年出版的《海药本草》则说："主心腹痛，霍乱中恶，邪鬼疰气，清人神，并宜酒煮服之。诸疮肿，宜入膏用。"

当今，沉香的应用正处在清末断档后的恢复期，人们对此认识不断加深，需求和产品也在逐渐增多，除了药用，沉香的余料多用来制作沉香保健品、日用品。诸如：沉香茶、沉香空气清新剂、沉香防晒霜、沉香牙膏、香皂及洗发精等。在台湾地区，沉香还被用来增加酒类的香气。

清初学者张璐在所著《本经逢原》卷三"香木部"之"沉香"一节中，对沉香药用之关键点描述得十分清楚：

沉水香性温，秉南方纯阳之性，专于化气，诸气郁结不伸者宜之。温而不燥，行而不泄，扶脾达肾，摄火归源。主大肠虚秘，小便气淋及痰涎，血出于脾者，为之要药。凡心腹卒痛、霍乱中恶、气逆喘急者并宜。酒磨服之，补命门三焦，男子精冷，宜入丸剂。同广霍香、香附治诸虚寒热。

　　"沉水香性温，秉南方纯阳之性"，这正是沉香药用价值的关键。现代实验科学研究表明，沉香成分主要为两大类，即倍伴萜和色原酮，其中的色原酮类化合物是自然界中具有多种生物活性的物质，这类化合物具有抗炎、抗菌、抗病毒等多种功效。现代医学对沉香研用之方向，趋于治疗和预防心脑血管、肿瘤、骨质疏松、腹泻等疾病，此类药物多从色原酮类化合物中提取合成的，所以沉香具有较强的养生功效。

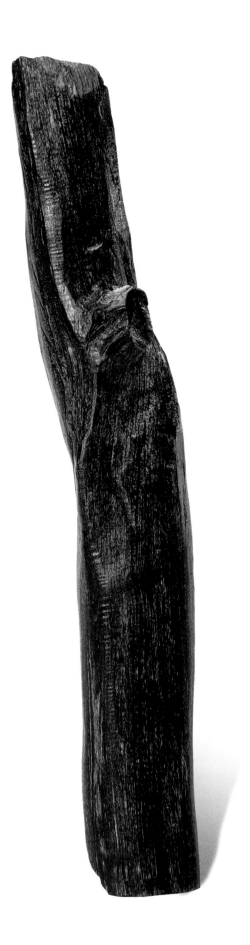

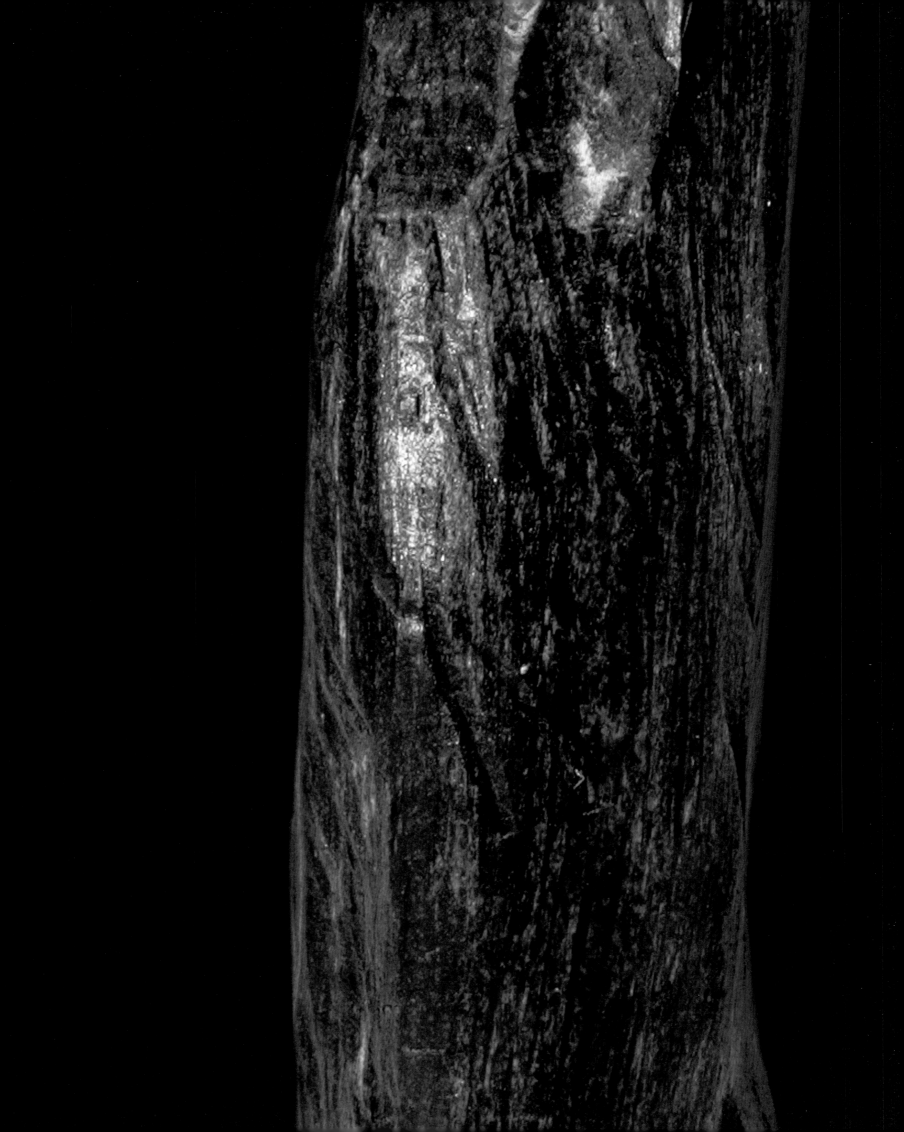

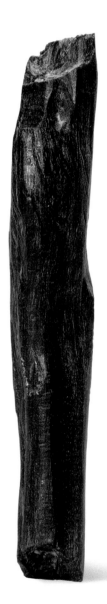

海南糖结奇楠香

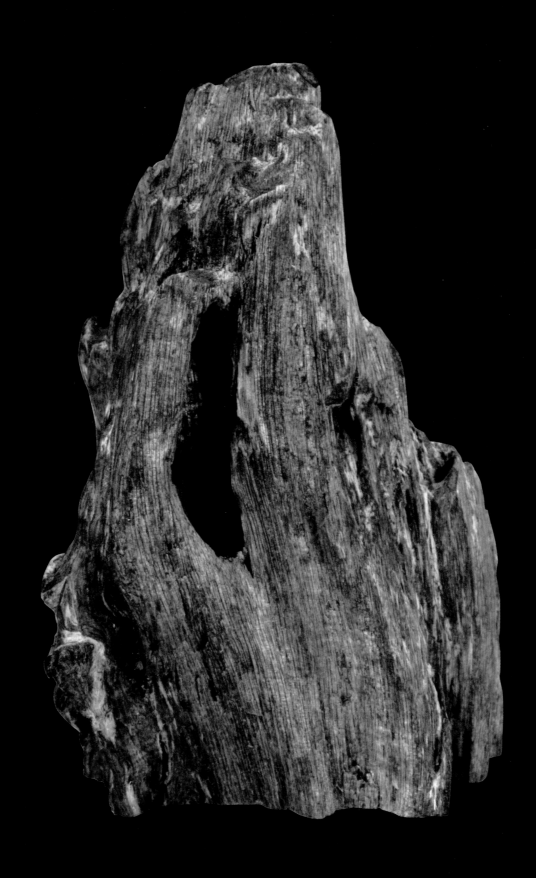

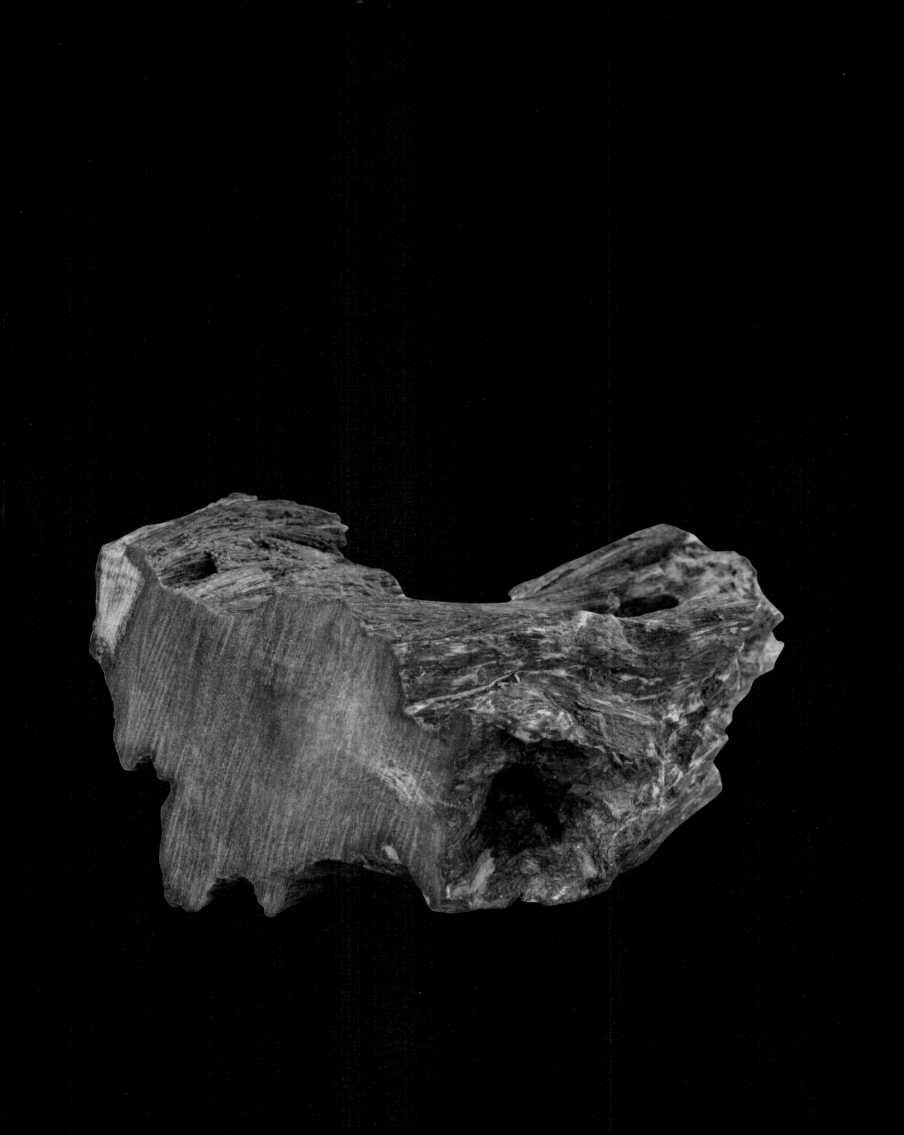

# 第二章

# 域外沉香竞风骚

沉香来自诸蕃国者，真腊为上，占城次之。真腊种类固多，以登流眉所产香，气味馨郁，胜于诸蕃。若三佛齐等国所产，则为下岸香矣，以婆罗蛮香为差胜。下岸香味皆腥烈，不甚贵重。沉水者，但可入药饵。交趾与占城邻境，凡交趾沉香至钦，皆占城也。

——周去非《岭外代答》

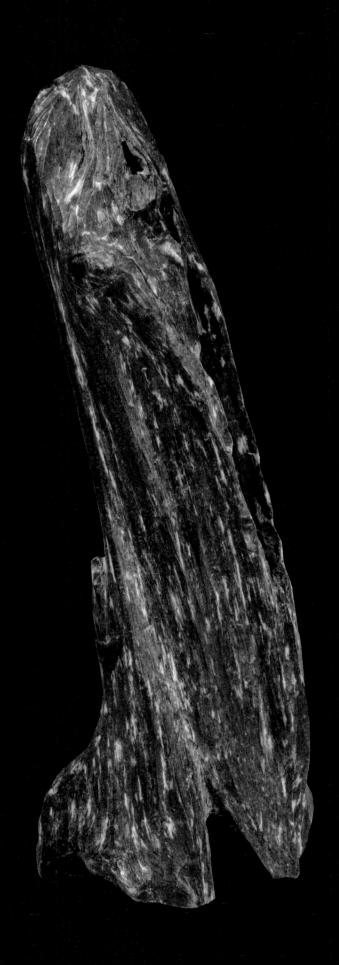

在中国古代历史上，东南亚各国的沉香，也曾各领风骚，盛极一时。

沉香的主要产地是印尼、马来西亚、越南、泰国、老挝、中国的海南岛等地。在历史上，印度、缅甸等地也曾多产沉香，但由于大量采伐，至今产量已很低微，不过它们仍然是沉香的加工中心。

目前老挝、柬埔寨、越南尚产较多的沉香，其产品八成转销中东市场。那里的沉香都是瑞香科的蜜香树所生成，其中老挝、柬埔寨的沉香树，为蜜香树和鹰木香树不同程度的混种。

这些地方的沉香树脂相当重，初闻和观赏尚显不错，但多数不能入品，愈能沉水者，其遇热挥发时的气味愈浓烈，不能产生优雅的品位。

此外，这些国家在沉香加工时，多有不能入品的沉香余料，诸如黑木头以及其他下等香料，就用来提炼沉香油。由于沉香油的市场需求量大，其售价倒也往往不菲。在沙漠地带和高原干燥地区，普通香水挥发太快，施香除味作用甚微，而沉香具有强大的消除异味之功效，浓烈且渗透力强的沉香油，完全弥补了普通香水的缺陷，颇受那里民众的欢迎。尤其在中东地区，在颈后或耳下擦一点沉香油，是见客时的一种高尚礼节。

# 披沙沥金觅香痕

## 《岭外代答》话番香

南宋地理学家周去非是浙江温州人，曾两任广西钦州教授。在广西为官六年后东归，任绍兴府通判。他把在广西任上的见闻资料整理出来，作为亲友询问岭南物事的回答，故名曰《岭外代答》。书中将古代各国所产沉香之高下品质，讲述得淋漓尽致，对沉香产地、真假辨识、各国香料、沉香交易和消费、交叉辨识并辩证匡正等多有论述。

（安南国）所献方物甚盛，表章皆金字。……贡沉香一千斤，翠羽五十只，深黄盘龙段子八百五十匹……

（真腊国）最产名香，登流眉所产为绝奇，诸蕃国香所不及也。其国僧道咒法灵甚。

三佛齐国，在南海之中，诸蕃水道之要冲也。东自阇婆诸国，西自大食、故临诸国，无不由其境而入中国者。国无所产，而人习战攻，服药在身，刃不能伤。地亦产香，气味腥烈，较之下岸诸国，此为差胜。

阇婆国，又名莆家龙，在海东南，势下，故曰下岸。广州自十一月、十二月发舶，顺风连昏旦，一月可到。土产胡椒、檀香、丁香、白豆蔻、肉豆蔻、沉香。国人尚气，好斗战。

《岭外代答》还记载了钦州博易场沉香贸易的情况。"博易场"，犹今之边贸市场，其中一宗主要交易货物就是沉香：

凡交趾生生之具，悉仰于钦，舟楫往来不绝也。博易场在城外江东驿。其国遣使来钦，因以博易……所贵乃金银、铜钱、沉香、光香、熟香、生香、真珠、象齿、犀角。……迩年永安州人狡特甚，吾商之诈彼也，率以生药之伪，彼则以金银杂以铜，至不可辨，香则渍以盐，使之能沉水，或铸铅于香窍以沉之，商人率堕其术中矣。

另一位南宋地理学家赵汝适撰写的《诸蕃志》中关于香的记载，可以印证周去非的观点。其中记述的香料就有：乳香、没药、血碣、金颜香、笃耨香、苏合香油、安息香、栀子花、蔷薇水、沉香、笺香、速暂香、黄熟香、生香、檀香、丁香、肉豆蔻、降真香、麝香木、苏木、木香、白豆蔻，等等，真是琳琅满目，蔚为大观。

## 《星槎胜览》赞奇楠

费信在永乐宣德间（1403—1435），随正使太监郑和等出使海外诸番国，前后20余年，历览异域风土人物之宜，采辑图写成帙，名曰《星槎胜览》。书中写到占城国的沉香与奇楠：

> 奇楠香一山所产，酋长差人看守采取，民下不可得，如有私偷卖者，露犯则断其手。乌木、降香，民下樵而为薪。气候常热如夏，不见霜雪，草木长春，随开随谢。

显然，在古代越南，奇楠乃是极其贵重之天赐宝物，几欲和生命等值。当时奇楠被偷窃、私卖的情况相当严重，酋长差人看守。至于乌木、降香，却被老百姓砍下来当柴火烧。

宾童龙国为越南属地，其地亦产奇楠，"其国隶与占城……人物、风土、草木、气候，与占城大同小异……地产棋楠香、象牙"。

泰国产香料："暹罗国……地产罗斛香，焚极清远，亚于沉香。次有苏木、犀角、象牙、翠毛、黄蜡、大风子油。"

旧港，古名三佛齐国，"地产黄熟香、速香、降香、沉香、黄蜡并鹤顶之类"。

九洲山，位于今天的马来西亚霹雳河口外，"产沉香、黄熟香，水木丛生，枝叶茂翠。永乐七年，正使太监郑和等，差官兵入山采香，得径有八九尺，长有八九丈者六株，香清味远，黑花细纹，其实罕哉！番人张目吐舌，悉皆称赞天兵赑屃之神，蛟龙走，兔虎奔也"。

真腊国，"其国地产黄蜡、犀、象、孔雀、沉香、苏木、大风子油、翠毛"。

龙涎屿，在今印度尼西亚苏门答腊北部亚齐附近海域，虽然不产沉香，但其龙涎香也非同小可，且看《星槎胜览》中的描述：

> 其龙涎初若脂胶，黑黄色，颇有鱼腥之气，久则成就大泥。或大鱼腹中剖出，若斗大圆珠，亦觉鱼腥，间焚之，其发清香可爱。诗曰：一片平方石，群龙任往还。身腾霄汉上，交戏海波间。吐珠人争取，擎舟路险难。边夷曾见贡，欢笑动天颜。

龙牙犀角，即狼牙修，也是古代南洋的小国，在今马来半岛东岸，"其地内平而外尖，下民蚁附而居之。气候常热，田禾时熟。俗

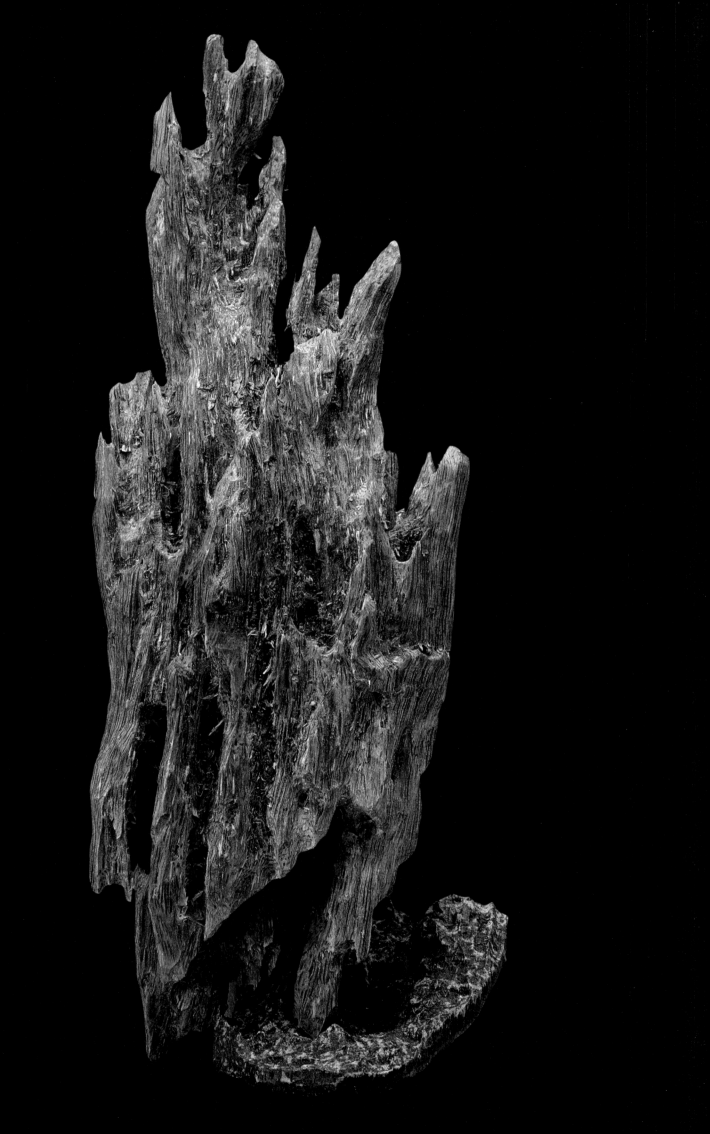

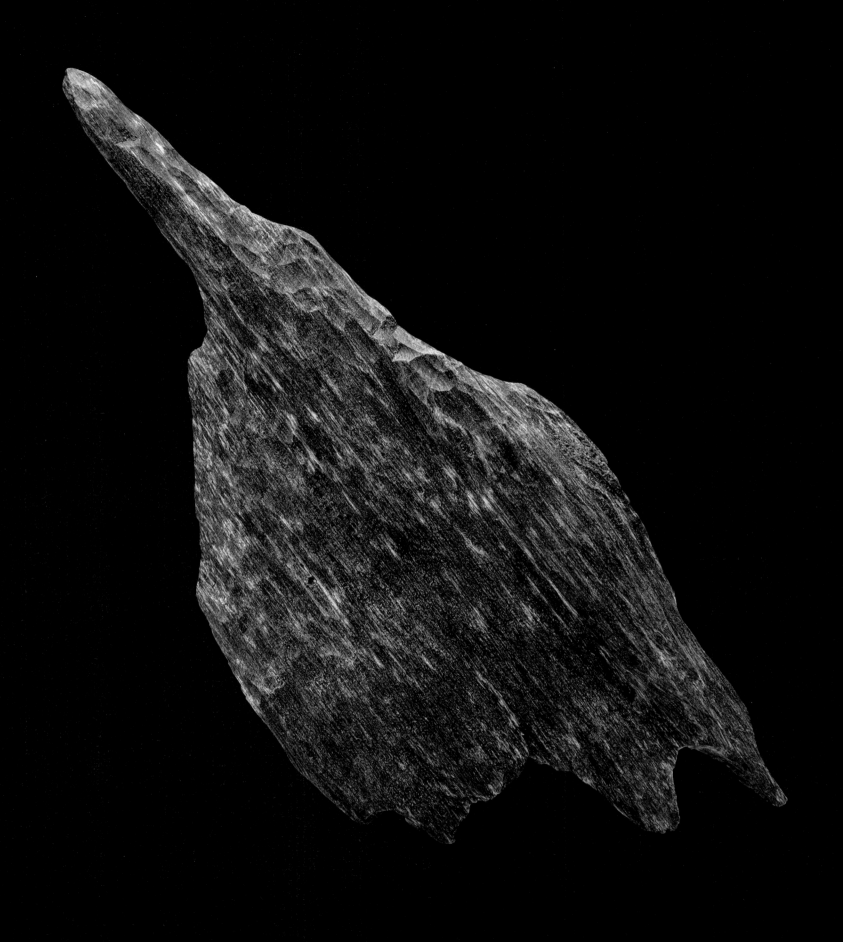

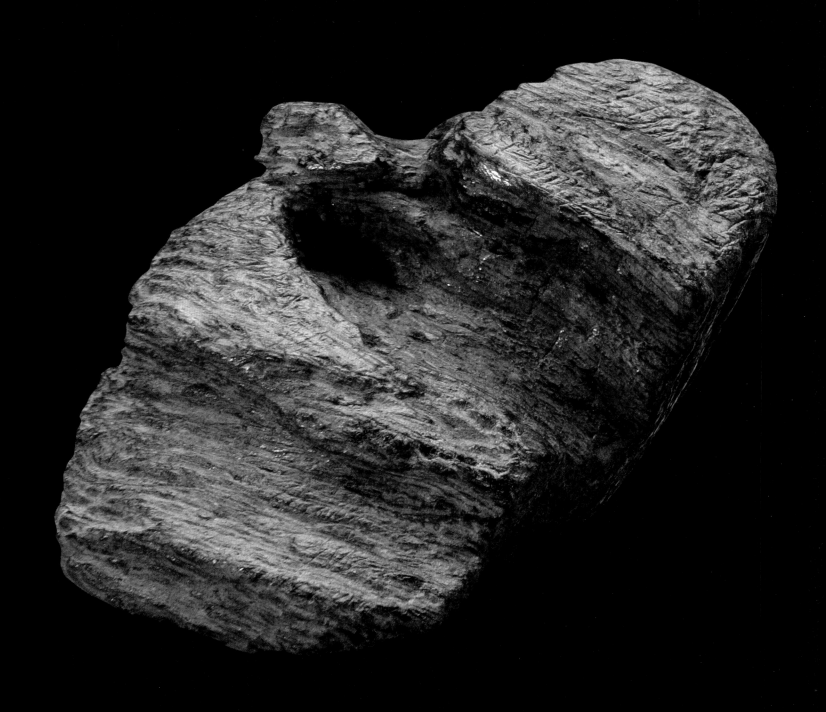

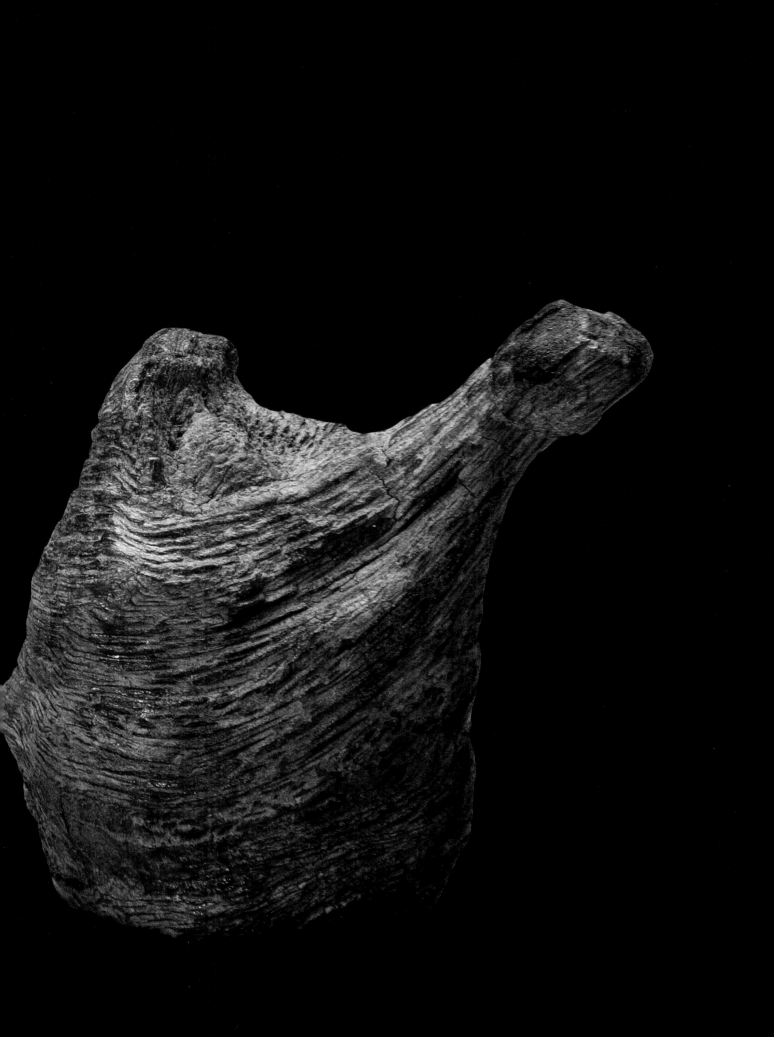

尚淳厚。男女椎髻，围麻逸布，穿短衫。以亲戚尊长为重，一日不见，则携酒持肴而问安。煮海为盐，酿秫为酒。地产沉、速、降真、黄熟香、鹤顶、蜂蜜、砂糖"。

南洋诸国，所来朝贡者，贡品中必有沉香和其他香料。

清代作家李调元《粤东笔记》中关于沉香的记载，可与《岭外代答》及《星槎胜览》等书相印证。《粤东笔记》中提到：

安南（越南）本为汉代交趾故地。"洪武初朝贡，其物有金银器皿、熏衣香、降真香、沉香、速香、木香、黑线香、白绢、犀角、象牙、纸扇。"

暹罗在占城以南。"洪武四年，其王参烈昭毗牙遣使来朝贡，进金叶表，其物有……紫檀香、速香、安息香、黄熟香、降真香、罗斛香、乳香、树香、木香、乌香、丁香、没药、乌爹泥、肉豆蔻、胡椒……"

"真腊本扶南属国。洪武六年，其王忽儿那遣使来贡，其物有胡椒、黄蜡、乌木、黄花木、土降香、宝石……数十种。"

苏门答腊。"永乐三年，其王锁丹罕难阿必镇遣使阿里来朝贡。其物有马、犀牛、龙涎、撒哈剌梭眼、木香、丁香、降真香、沉速香、胡椒、苏木、锡、水晶、玛瑙、宝石、番刀、弓……"

## 《瀛涯胜览》诸沉香

马欢少年时代就喜读有关海外地理的图书，尤其对于人物之妍媸，物类之出产，悉心研究。他作为翻译，随扈正使太监郑和，统领宝船往西洋诸番开读赏赐，据他说："余以通译番书，亦被使末，随其所至，鲸波浩渺，不知其几千万里，历涉诸邦，其天时气候、地理人物，目击而身履之。"他的《瀛涯胜览》就以其亲历见闻记载了南洋诸国所产沉香或树脂香。

占城国，"在广东海南大海之南……气候暖热，无霜雪，常如四五月之时，草木常青，山产乌木、伽蓝香、观音竹、降真香。乌木甚润黑，绝胜他国出者。伽蓝香惟此国一大山出产，天下再无出处，其价甚贵，以银对换"。

可见马欢对越南的奇楠甚为推崇，并认为当地奇楠质量之佳，在于气候。也许是由于推崇过甚，他甚至认为只有越南才产奇楠，别处再无出产。他还说到，这里常将犀角、象牙、奇楠香等物进贡给中国。

马欢也详细描述了当时爪哇国所辖的三佛齐国的沉香之属。"产鹤顶鸟、黄速香、降真香、沉香、金银香、黄蜡之类。金银香中国与他国皆不出，其香如银匠钑银器黑胶相似，中有一块似白蜡一般在内，好者白多黑少，低者黑多白少。烧其香，气味甚烈，为触人鼻，西番并锁俚人甚爱此香。"

暹罗国，"自占城向西南，船行七昼夜，顺风至新门台海口入港，才至其国。国周千里，外山崎岖，内地潮湿，土瘠少堪耕种。其国产黄速香、罗褐速香、降真香、沉香、花梨木、白豆蔻、大风子、血竭、藤结、苏木、花锡、象牙、翠毛等物"。

满剌加国，"自占城向正南，好风船行八日到龙牙门。……此地属暹罗所辖。其国东南是大海，西北是老岸连山。皆沙卤之地，气候朝热暮寒，田瘦谷薄，人少耕种。土产黄速香、乌木、打麻儿香、花锡之类。打麻儿香本是一等树脂，流出入土，掘出如松香、沥青之样，火烧即着。番人皆以此物点照当灯。番船造完，则用此物熔涂于

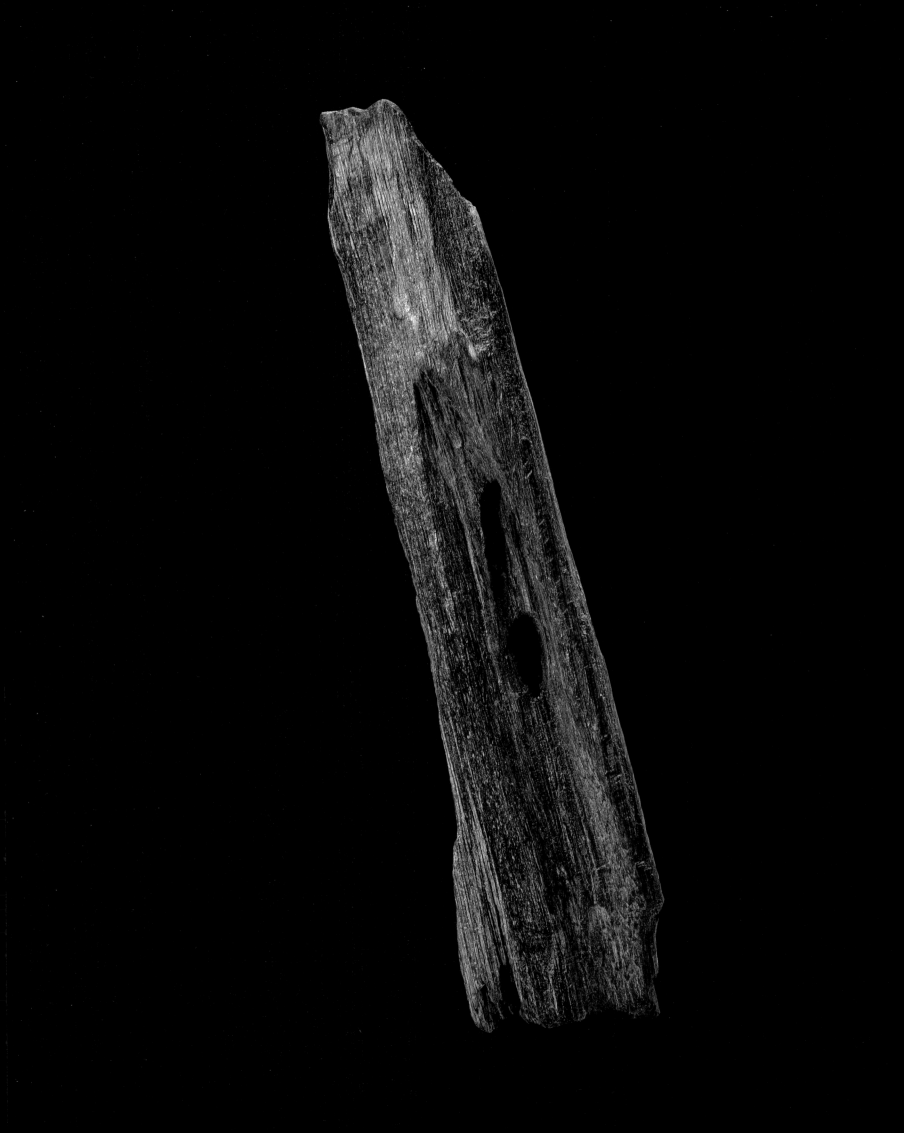

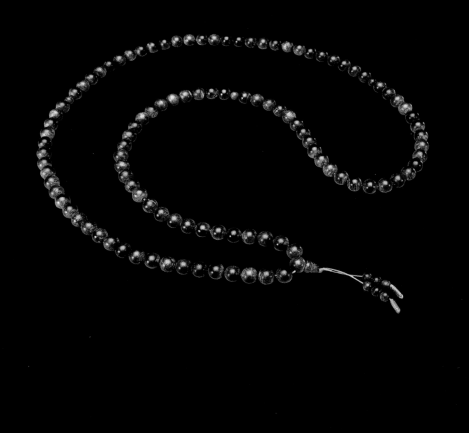

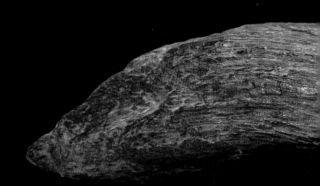

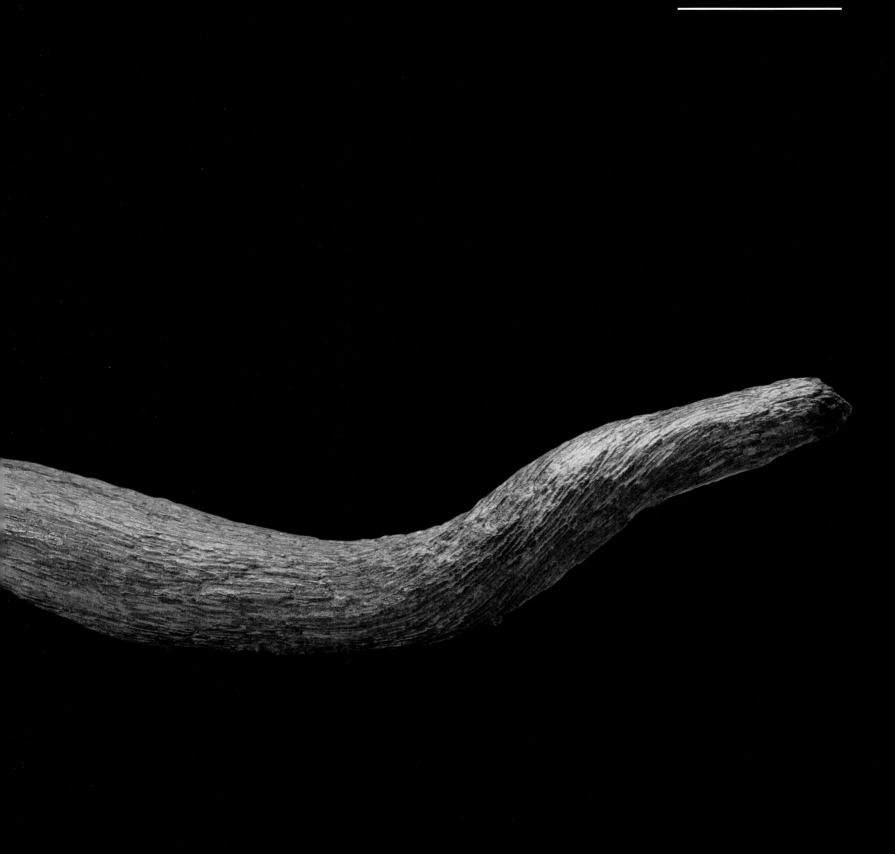

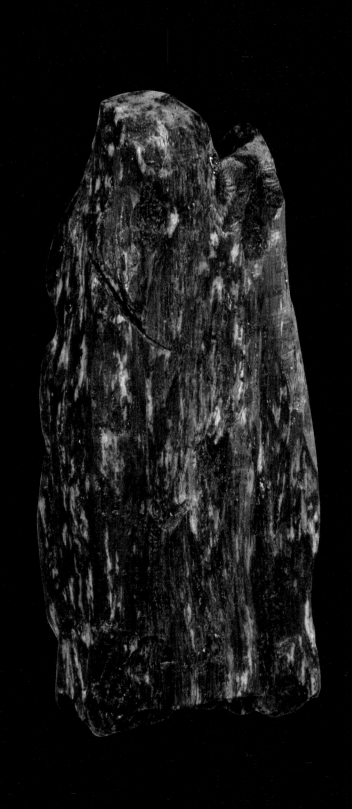

缝，水莫能入，甚好。彼地之人多采取此物，以转卖他国。内有明净好者，却似金珀一样，名损都卢斯。番人做成帽珠而卖，今水珀即此物也"。

祖法儿国，"自古里国开船投西北，好风行十昼夜可到。其国边海倚山，无城郭，东南大海，西北重山。人体长大，貌丰伟，语言朴实……土产乳香，其香乃树脂也。其树似榆，而叶尖长。彼人每斫树取香而卖。中国宝船到彼，开读赏赐毕，其王差头目遍谕国人，皆将乳香、血竭、芦荟、没药、安息香、苏合油、木别子之类，来换易纻丝、瓷器等物。此处气候，常如八九月，不冷。米、麦、豆、粟、黍、稷、麻、谷，及诸般蔬菜、瓜、茄、牛、羊、马、驴、猫、犬、鸡、鸭之类，亦皆不缺"。

祖法儿国，在今阿曼一带，位于阿拉伯半岛东南海岸，自古便是著名的商埠。

# 域外沉香竞风骚

海外沉香的质材、香味，与其产地很有关系。当代人按照地理特征，把海外沉香分为惠安系和星洲系。如像越南、老挝、柬埔寨、缅甸、泰国就属于惠安系。如像马来西亚，以至东帝汶、文莱、印尼等地的沉香则属于星洲系。越南富森红土香型清凉甘芳，香味穿透力持续时间长，香味也相对醇厚，其中约略夹杂奶香味；芽庄一般是指越南芽庄地区所产沉香、奇楠香，香型偏甘醇，有着百花之香的美妙，甘甜如蜜，香氛带有丝丝凉意，气味高雅。

## 越南沉香

我国古书上说的占城沉香，也就是越南香。占城在古代亦称林邑国，地处今越南的中南部，其地出产宝物甚多，诸如金山，石皆赤色，其中生金；又出玳瑁、贝齿、吉贝、沉木香。

越南沉香，在古代，土人砍斫下来，积以岁年，朽烂而芯节独在，置水中则沉，故名曰沉香。次不沉不浮者，曰栈香。越南的沉香，其味清香，含少许似花非花之香味，并有淡淡的天然凉味，在目前国际上评价属上等。

越南沉香和紫奇楠结于其当地的蜜香树。蜜香树木质很松软，它的皮脂腺散发着淡淡的甜香味，采香人剔小片树皮闻之，即可辨别是否为蜜香树。

蜜香树因其甜味及松软质地，容易招来虫蚁的啃咬及菌类侵袭，所以沉香产量很多。越南香常常见诸古代文人笔下，有的甚至写得神乎其神。越南沉香中有一种黑油奇楠种，又称越南海沉，宜于远闻，不宜近赏，有人形容它带有一点海水的咸味，熏燃之际，它的香味醇厚，接近奇楠沉香，这是它备受推崇的缘故。越南沉香虫漏，所做的工艺品大山子，即沉香假山，出于天然，系将沉香之虫漏挖掘出来后放置一段时间，使虫蚁继续蛀食，最后以工具修其形而成器。由于其品质接近奇楠，因而在工艺品中身价倍高。

越南沉香也分为熟香和生香。其中黄熟香，一般以出产于越南的黄土沉、红土沉和黑土沉品质最佳。最高级的黄土沉，又称为越南黄油，不但油脂多，甜味也好，密度也高。黄土沉最差的一级为黄土片，就是古人所称的黄熟香或速香。红土沉则出于红土区山林中，香材为红褐色。香气浓烈，甜中带点辛辣，又有些杏仁气味，嗅感堪称

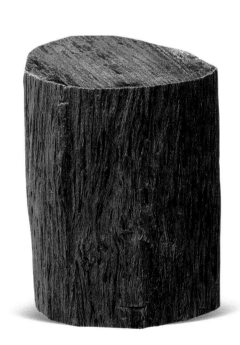

多样。越南沉香中，红土沉的价格最贵。若能品到真正的上品红土沉香，就算是很难得了。

越南除了上述三种熟沉香外，紫奇楠也是特产之一。越南奇楠肉质红褐色，口感则麻涩有苦味。

## 印尼沉香

印度尼西亚广大地区都产沉香，品类名称众多，诸如加里曼丹、达拉干、伊利安、加雅布拉等。

从植物的生长性状上看，印尼沉香的植物导管也比其他地区的沉香植物导管粗一些。节油颜色或棕或赤，颜色较深。而越南、柬埔寨等地的沉香植物导管较细，节油颜色偏向墨绿，油线如丝状。

从香味上来说，印尼一带的沉香比较甜美，又带有一丝凉意，或者是辛辣的、水果的、药材的香味，总之，与崖香比较，更显得粗放一些。由于它们的香型和崖香很不一样，如果闻香者比较挑剔，或对香型有所偏好，在选择时就要充分注意。

印尼沉香，其味含腥味，不适合单独使用，也不适合做纯香品（不掺其他中药）；但若与马来沉香掺和，可做中药沉香，它也是现今市场上做中药沉香之主要原料。

因印尼沉香密度偏大，当代很多人以它来做雕件或手串等工艺品。

## 缅泰沉香

缅甸沉香，据说很受中东、印度的富贵人家喜爱。古代文献中缅甸沉香几无明确记载。缅甸沉香和越南沉香在某些品质上近似，譬如虫漏。根据采香者的介绍，在采虫漏沉香时必须找到特定树木，再找特别的沉香虫，虫死沉木中化为木丝，其油脂会凝结于木丝虫的周围，化为特殊香味，毫无腥臭之气，也无虫的痕迹。

　　缅甸属于典型的佛教国家，佛塔、佛寺、佛像所在多有，人们沐浴在佛风之中，因而，沉香在该国也用于佛事，用以表达对佛的最高敬意。

　　缅甸沉香，其味浓但不腥，清香持久，一度在国际上深得好评。如今，市场上尚有少量缅甸特级银丝绿奇楠沉香隔片传世，但数量已是微乎其微。

　　泰国旧称暹罗，古代常常向中国朝廷进贡，贡品中就有大量沉香。文献也曾记载其沉香品质良好。不过当代一般认为泰国所产沉香，多系用以榨取香油，其沉香多大块，纹脉粗放，熏燃后香味辛辣而熏人，故不太适合制作香品，目前市场上甚少流通泰国沉香。

　　虽然如此，泰国黑斑沉，也颇受人推崇。它虽不适宜于闻香，但是当其配上老玛瑙做成蜜蜡佛珠手串时，黄底黑斑，花色可观，油脂甚多，则为工艺品增加了不凡的元素。

### 高棉沉香

　　高棉沉香，又称柬埔寨沉香，在阿拉伯市场上备受重视。如上引古籍的记载评述，可知其品质不凡，《香学会典》说："柬埔寨沉香，在外观上和印尼的鹰木香有点像，它也像老鹰翅羽一样，表面有棕黑色丝状细纹。但它和鹰木不同的是，切开的横剖面，看得出蜜香树的质地来，而南洋鹰木则里外纹路一样。"切开的横剖面内部，高棉沉香

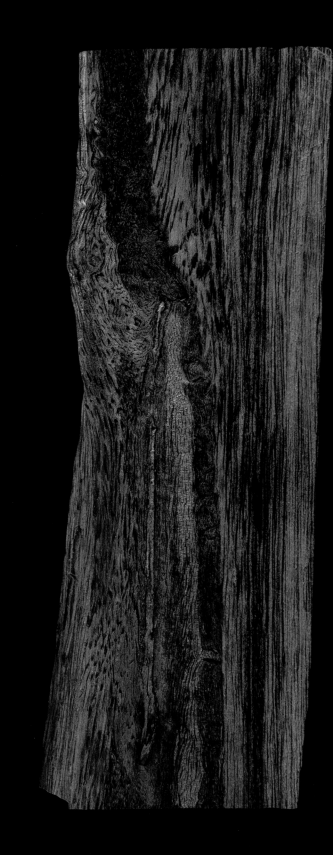

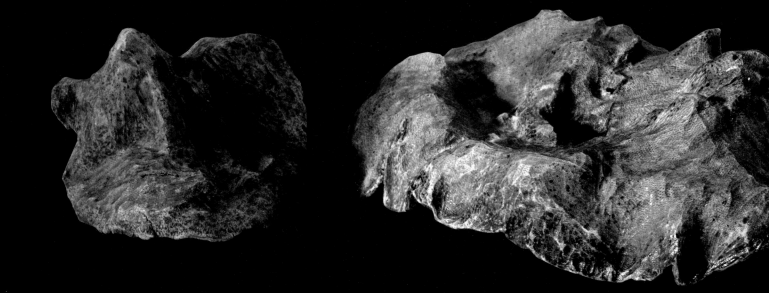

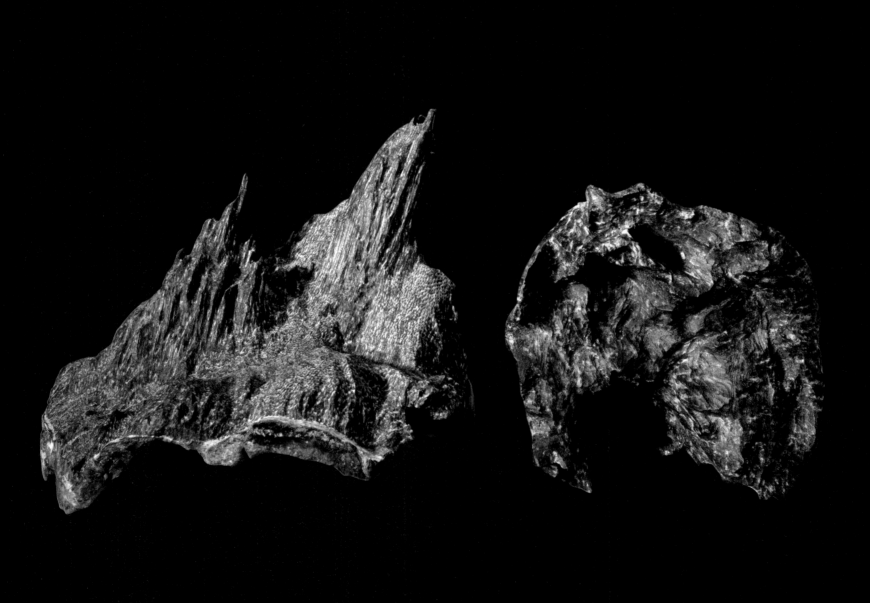

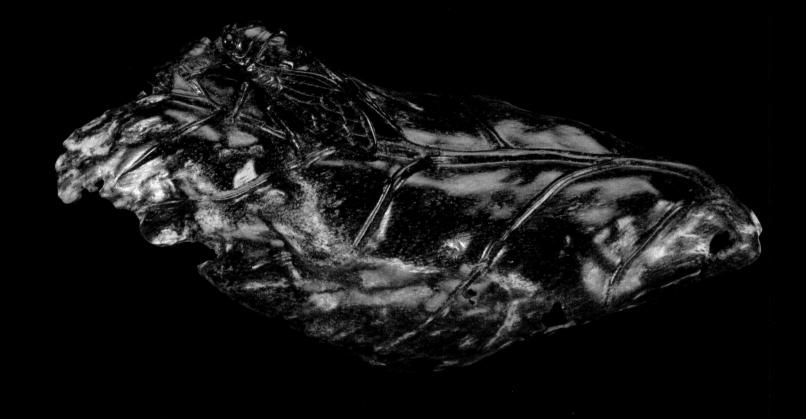

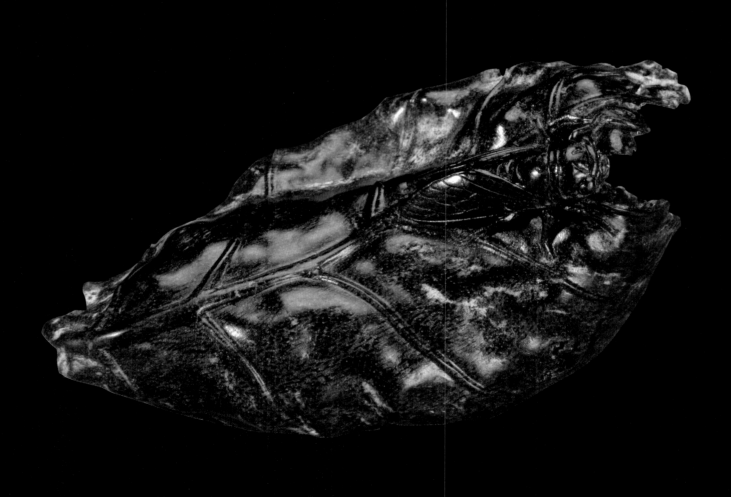

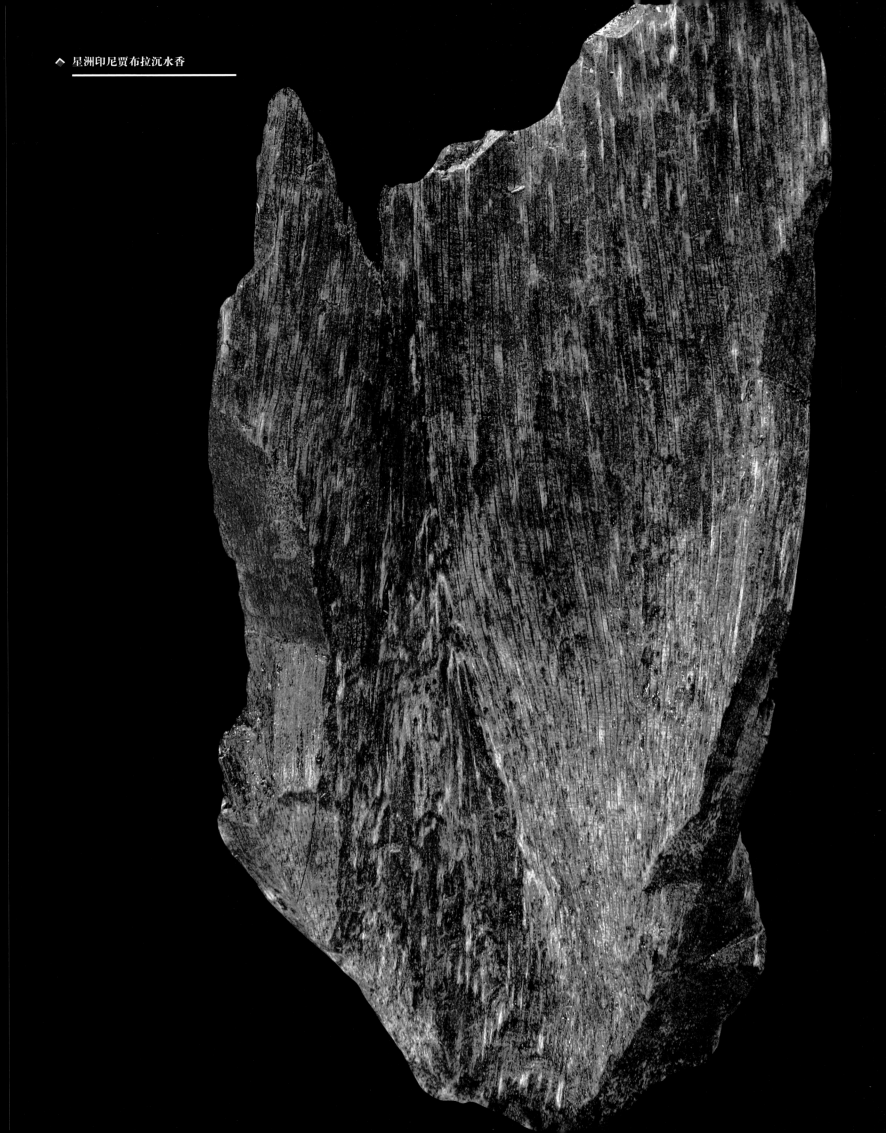

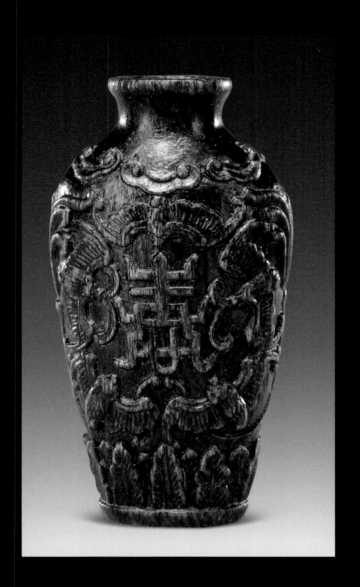

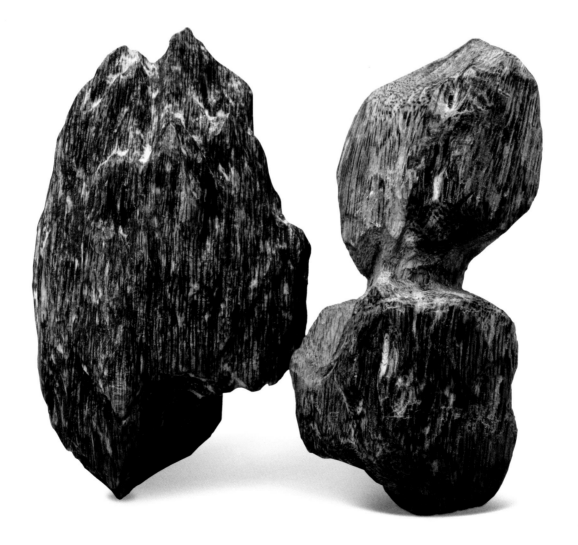

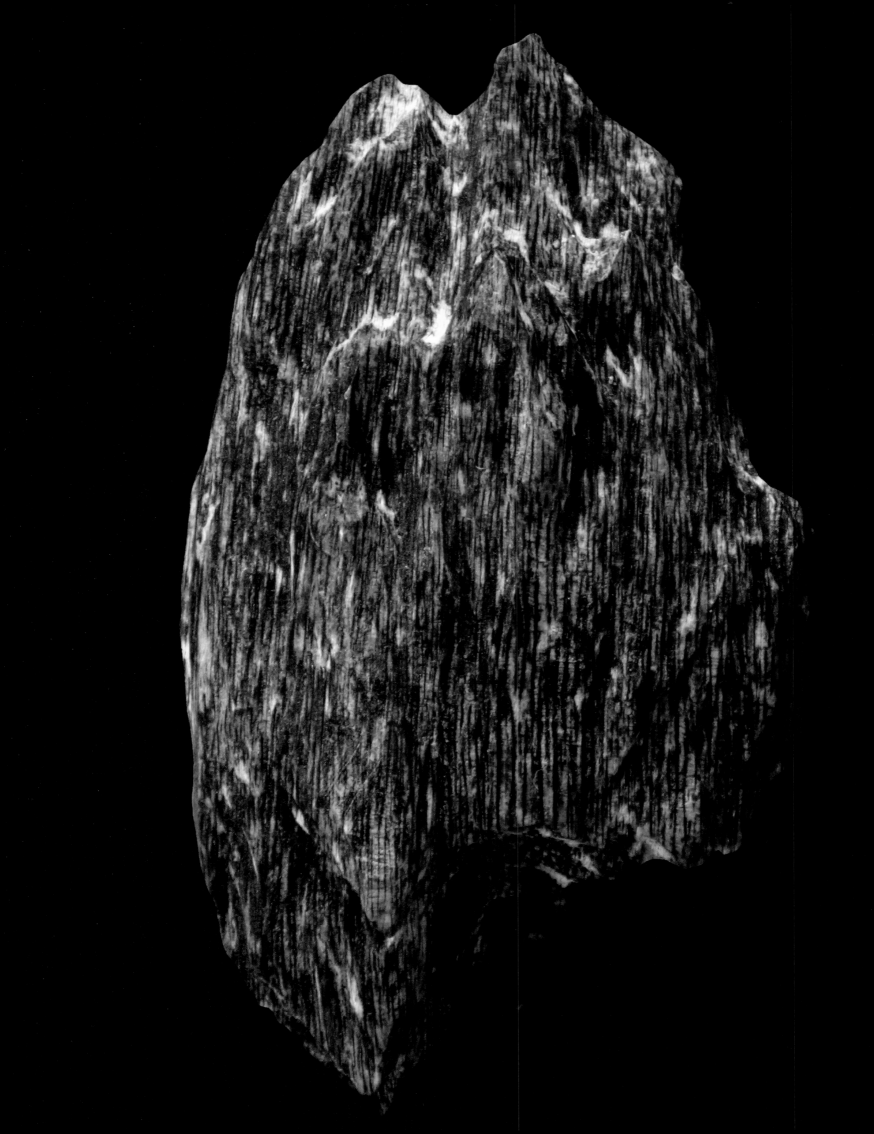

是黄白色的，归根结底还是蜜香树的质地。柬埔寨沉香多系香树遭雷劈造成，因此找香者多在原始雨林中找寻。当代的柬埔寨青年把上等沉香削下的小粒，称作纯天然口香糖，试一嚼之，满口余芳。

在中东，高棉沉香最受欢迎，然后才是老挝、印尼和马来沉香。

高棉沉香的生结最有名。上等生结香味十分浓郁，甜中带一点花香气，油脂多而沉水，是各地生结中品质优良者。

高棉的熟结滋味浓郁，在醇厚中带有玫瑰香气，最受中东人的欢迎。其沉香余料所提炼的沉香油，也是一种重要的香品。

《环球时报》某记者，曾到金边南面70公里实居省的一家沉香油提炼现场参观，那里种植了大片的沉香树。大概因为野生沉香供不应求，所以只好用钉钉子的人为办法，来使树木流脂结香。这些人工促生的新香，多用来炼油。记者对现场描述道："沉香木被粉碎后，要放到大缸里发酵8天，然后再放到蒸锅中进行蒸馏。8天到10天后，蒸馏出来的沉香油脂就被分离出来，质量一般的沉香油会浮在上面，好的会下沉。沉香油提炼现场有两大排共20多口蒸锅，日夜不停地蒸馏，一个月提炼出来的成品也只有1000毫升。一小瓶指甲油大小的沉香油可以卖到100多美元。热情的场主，给我手背上轻轻点了一滴沉香油，想不到，它特有的高雅香味从上午一直持续到黄昏都没有散去。"

## 老挝沉香

老挝沉香现在已极度稀少，但在古代，由于沉香吸收了大地的精华，具有超常的灵气、磁场，自古便被老挝人视为驱邪达洁的上乘圣物。那时古人对沉香予以神秘化，或时常在皇宫、寺庙、宅第的香炉中点燃沉香以助清修静养，或制成辟邪除秽的神器、饰品随身佩戴，以保平安。

老挝沉香品质较平均，一般板沉较多，早年曾出产盔壳板沉佳品，盔壳状沉香属于生香，具有木质的结构和纹理，但横截面没有年轮。其沉香树系蜜香树和南洋鹰木香树混种。最高级的，两端外表看来似麻雀的背一样，在棕黄色底子上，有黑咖啡色雨点状斑纹（黄底黑斑）；生香中的第二级，表面也带花斑。它们都要经过较高的熏烤，才能产生香味。不过有人认为它熏烤焚烧时有种酸闷味，不易接受。

老挝的熟香，又分三级，都很高贵：一是蜜奇楠，切开的纵断面上，可以清楚看到沉香脂的点状闪亮结晶。本香浓烈，尾香可以出烟，气甚冷冽，凉意十足。二是糖结奇楠，断枝老蜂巢蛀洞窝底腐朽化成，窝洞内有时可见遗蜜结块，气味稍有沉浊，不若蜜奇楠清越醇厚。三是呈条片状出土，湿气泥味甚重，大块黑、黄相杂的有时俗称虎斑香，小点相杂的也称为雀斑香。

市场上一般认为老挝沉香油脂特多，呈结晶状，在药典上称伽罗（奇楠），特别为中东国家所喜爱，其沉香木所制的沉香油，有天然凉味，尤为中东各王亲贵族或富贵人家所钟情，国际等级为上等。

老挝一般的香木，主要用来生产沉香油外销中东市场。

## 日本沉香

日本香道，和书道、茶道、花道一样，是日本人的心灵美学。日本沉香收藏也因香道发达而受宠。

香道所用的香木大多以沉香为主，而沉香的种类繁多，据说室町时代，足利尊氏的亲信佐佐木道誉是香木搜集大家，他生前共搜集了178 种名香。

日本使用沉香也堪称历史久远，6 世纪晚期即有大规模的进献和使用，时间相当于中国的隋朝。据说日本最早是从海上捞获大块沉香，也有一说，沉香系由一位前来中国学习的和尚从中国带回日本去的，遂由无意识的偶然获得而一变为有意识的收集。

6 世纪左右，日本的香文化从寺院走入王公贵族之家，乃至民间，于是香文化渗透到生活细密之处，成为日本传统文化的要件之一。日本从前宴请宾客时，必须要插花、焚香、茶点三样俱足，才算是合乎待客的礼节。

日本嗜好奇楠，则在相当于中国明朝晚期的时代，江户幕府的创建人德川家康首倡之，专向东南亚诸国国王修书以求交换，一般都能获得对方的回应，因此收到一些上乘奇楠。

日本沉香以兰奢待最为名贵，在日本它号称"天下第一名香"，被视为日本的国宝，奠定并象征着日本沉香文化的极致。

日本国所收藏的沉香国宝何以名为"兰奢待"？原来这是褒扬美善之意，《朱子语类》载，"东晋王导尝谓胡僧曰兰奢，即胡语之褒誉。或谓兰奢，即兰若，梵语为空静、闲寂之意；待，即候待之意。

兰奢待在圣武天皇天平年间收藏在正仓院内（正仓院乃是皇家藏宝库）。兰奢待一直被记录为黄熟香，它的体积很大，为世间罕有。重量为 11.6 公斤，据说最早有 13 公斤之重，因曾多次少量割取，赏赐下臣，因而慢慢减轻。该硕大沉香形状呈锥形，长 156 厘米，最大直径 43 厘米，1200 余年间始终保有奇香。

兰奢待被日本人视为天上之香，该沉香的穿透力特别强大，虽然只是黄熟香，但香气醇厚，香甜温细。

《人民日报》记者孙东民先生曾在日本专访香道。松崎雨香家元（家元即宗师之意）介绍说，日本的香文化是由中国唐代的鉴真大师传到日本的。香道与茶道、花道一起构成日本传统的雅道，高人韵士从香烟缭绕升腾而又消失的过程中，感悟世事的无常，通过闻香创造各自心中的景象，以求得精神的安宁。

## 第三章
## 琼岛灵境结崖香

翅儋崖之异产，实超然而不群。既金坚而玉润，亦鹤骨而龙筋。惟膏液之内足，故把握而兼斤。

——苏东坡《沉香山子赋》

占城不若真腊，真腊不若海南黎峒。黎峒又以万安黎母山东峒者，冠绝天下，谓之海南沉，一片万钱。

——李时珍《本草纲目》

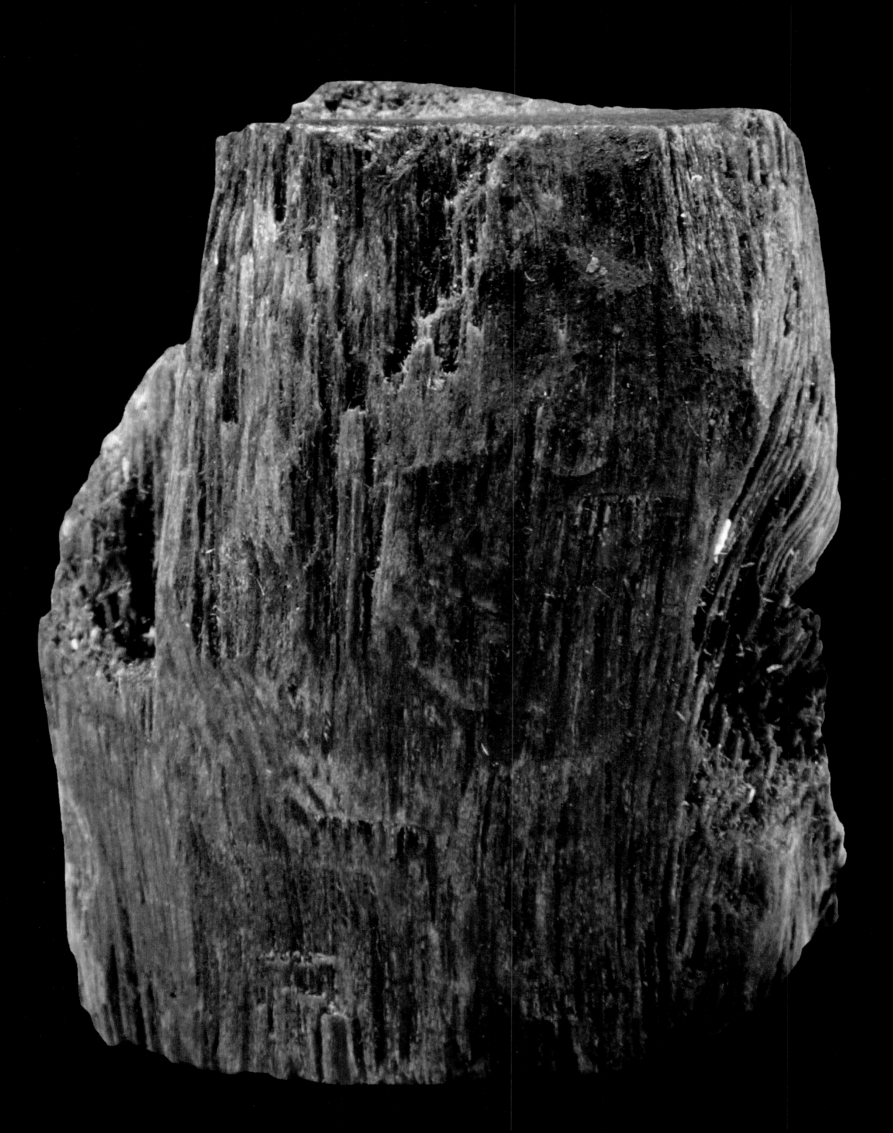

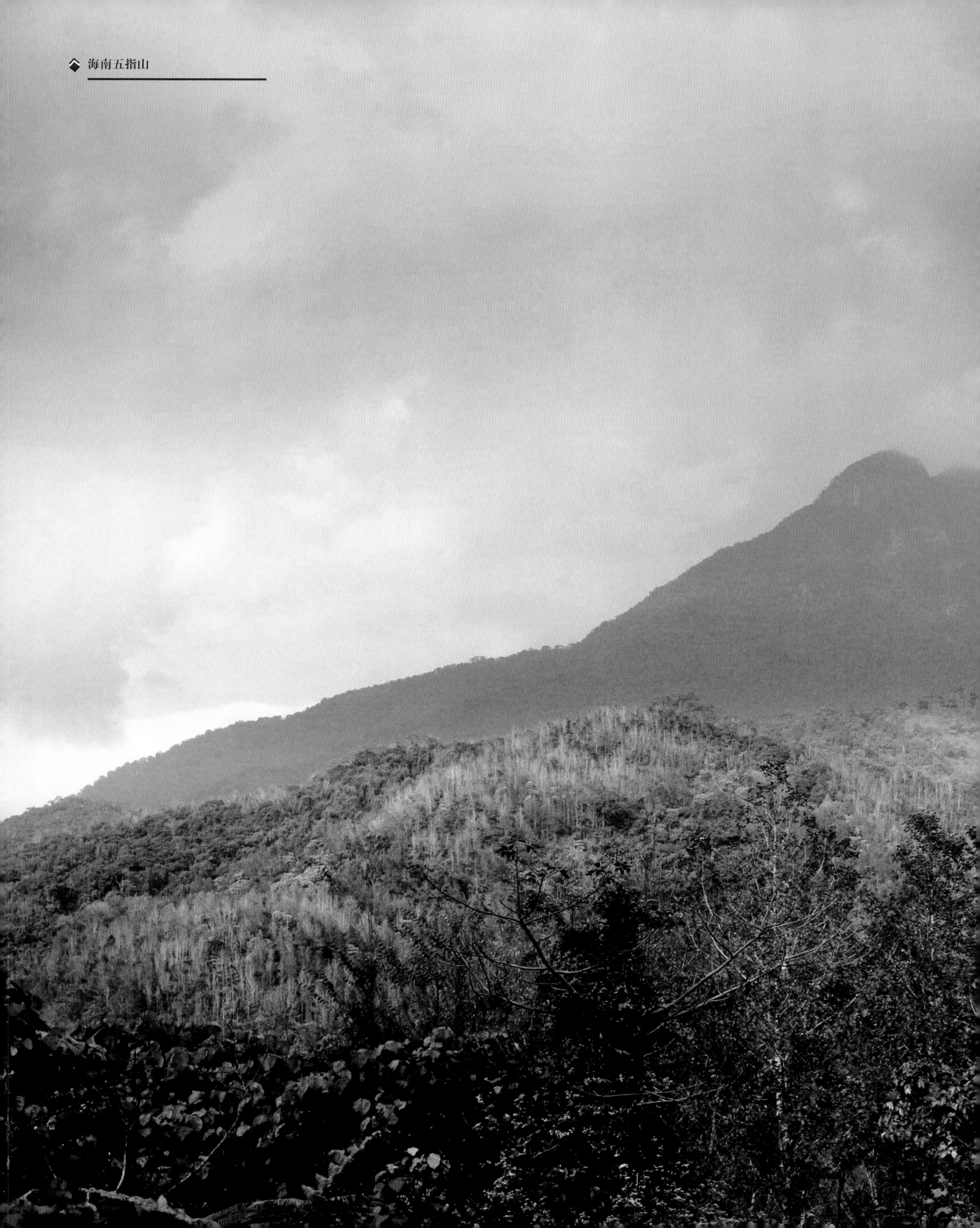

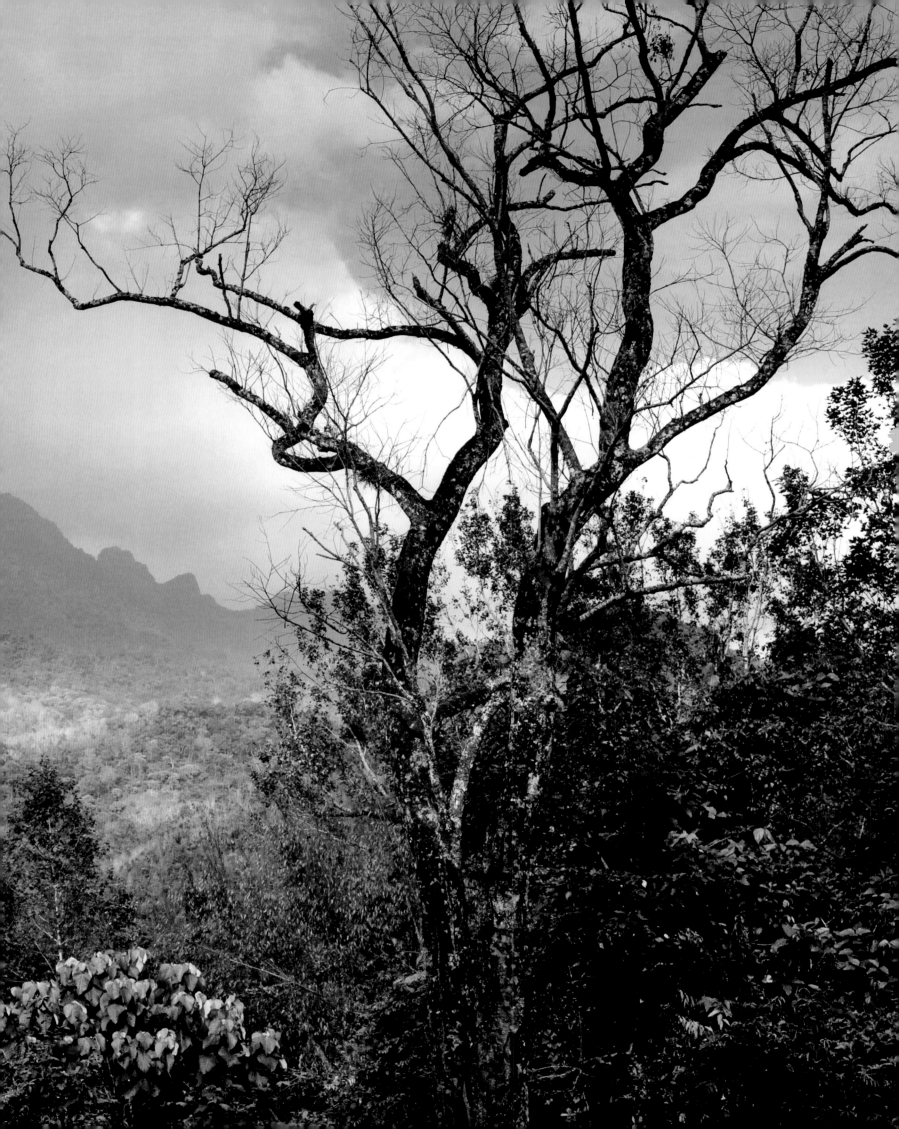

## 琼岛灵秀毓崖香

自古至今，海南沉香与中国人民的诗意生活、社会经济息息相关，备受推崇。属于奇楠香型的黎母山虎斑沉，香型独特，芳香中有丝丝甜味，更是饮誉古今。海南沉香之所以受到世人推崇，无论一片万钱，还是赞为天赐神物，最终都根源于海南这片神奇的土地，来源于大自然的慷慨恩赐和神奇造化。

沉香是奇树，生于木质，而终成不朽之木精魂魄，木质芯及根结中的油质渗漏到外层，形成黑纹黄材的烂块状，也就是沉香树树脂的结晶。海南沉香香品高洁冠绝诸香，根本原因在于原始森林物候、土壤、气温等综合因素的奇特，数百年上千年的时间经磨历劫的催化，共同构成了它生长的良性环境。

对海南的地理物产等特异事物，地方史志多有记载，历代文人也吟咏不绝。

清后期的《琼州志》扼要地指出其地理风貌和大致沿革，文笔不枝不蔓，稳健从容，清隽而不乏纤徐的理致，慢慢释放大自然惊心动魄的万千气象，其间潜藏一种典雅之美，大有深意存焉。

《琼州志》"疆圉形胜"一节写道："琼山在北，崖州在南，与安南诸国相望，东南则陵水，西北则澄迈、临高……琼、崖相去，循黎而行，千二百余里；儋、万相望，中隔黎岐，度山越岭，鸟道羊肠，外人莫到，约而计之，亦不下八九百里。"

中部高山，"皆崇山峻岭，密箐深林，毒雾迷空，瘴烟蔽野。又其内为五指山，上常有云气，峭壁悬崖，重峦叠嶂，人迹所不能到"。

黎母山常为云雾盘绕，"有攀附而登者，每迷失路，悲号祷祝竟日，始识归途，故人迹罕至焉"。其中叙述了几条大江的来由，并描述其他水系："至各州县水源，皆出黎峒深处，自高而下，势若建瓴，疾流奔放，与中巨石相击触，滂湃轰豗，声闻数里。"

黎母山系海南天造形胜，是得天独厚的动植物王国，其美景奇物为历代文人赞叹吟咏。比如北宋大文豪苏轼在被流放海南期间，就遍游海南各地，观察琼州的农业生产、农民生活、风俗人情和自然山水，对黎母山，他用诗歌深情吟咏赞叹：

### 题黎婺山

黎婺山头白玉簪，古来人物盛江南。
春蚕食叶人千万，秋鹗凌云士十三。
去日黄花香袖满，归时绿草映袍蓝。
荒山留与诸君破，始信东坡不妄谈。

诗中所说的黎婺山，就是指今天的黎母山。黎母山蓊郁葱茏、云蒸雾绕、气势恢宏的情形，颇为震撼心灵，让诗人不禁对黎母山的雄浑、神奇、秀美深切吟唱。

光绪《崖州志》就海南沉香的高贵，谈到它生成的地理条件：

海南以万安黎母东峒香为胜。其地居琼岛正东，得朝阳之气又早，香尤清淑，多如莲萼、梅英、鹅梨、蜜脾之类。

从现代自然地理和植物生态学等学科领域看，海南也是沉香木最适宜的生境。

海南属赤道带、热带海洋性季风气候，其地理物候，表现为热带雨林特征。海南岛位于北纬18度，这是国际公认最适于度假的纬度线。对于沉香而言，北纬24度以南，从海拔1000米至低海拔的丘陵、平原，都有野生沉香分布，并适于沉香树的栽培，海南正位于沉香最佳生长区域。

海南是我国面积最大的热带地区，而其所处纬度又最低，大面积的热带雨林发育完整，分布着热带高温潮湿气候的常绿森林植被。在这样一个热带常绿季雨林地带，林区土壤酸碱度较高，最高处土壤呈较强酸性，腐殖质层厚实，土质肥沃，适宜植物、动物和微生物生长。海南拥有全世界最丰富的植物物种，垂直方向从高逾30米的乔木到肉眼难以分辨其结构的苔藓地衣，层次丰富。海南各个雨林区，已发现的植物有4200种，占全国植物种类的15%，有近600种为海南特有。其中，药用植物2500多种，占全国药用植物的30%左右，堪称皇皇大哉。土沉香和桫椤以及紫荆木等珍稀树木就生长其中，它们均系国家重点保护的珍稀濒危植物，海南沉香现已被列入国家二级保护野生树种。

从分区来看，整个岛屿可分五大热带雨林：五指山森林区、霸王岭森林区、尖峰岭森林区、吊罗山森林区和黎母山森林区。

原始森林扑朔迷离，草木争荣，多重植物枝干风雨经过，产生摩擦，形成交柯连理现象。奇树异藤争旺斗绿，触目皆是奇观。溪水潺潺，云雾缭绕，融大山、大海、大森林于一体。临海山石嶙峋陡峭，壁立千仞；海面洪波涌起，蔚为壮观。沉香木、肖楠、高山蒲葵、陆均松、母生、高山榕等热带珍贵林木负势竞长，百年以上树龄者随处

可见，母树及其派生的大量繁密树干，互相交叉重叠，千曲万折，把热带雨林的物象与气韵展现得淋漓尽致。因此将这些山区誉为物种基因库、天然动植物园、绿色宝库，毫不夸张。

海南阳光充足，雨量丰富，植物极易生长。终年高温，但在高山如尖峰岭等处，却有着较大的温差。自南而来的丰富的水汽资源，形成丰沛降水。受热带与赤道海洋气团的影响，季风明显，且受台风影响，凡是台风季节，树木受伤倒伏，结香的可能性就很大。

沉香生长的区段气温要求大略是：年平均温度20摄氏度以上，最高气温达37摄氏度以上，方能生长发育良好；最低气温不低于零上3摄氏度，冬季短暂的低温霜冻也能适应。沉香本来在冬季短暂的低温霜冻也能生长，而增温或降温的效应，对它更是一种良性的促进。"钟朝阳之气，香尤酝藉清远"，古人如是说，正是说明阳光的光照在一天之内的变化性，加之人迹罕至，负氧离子丰富，空气异常干净清新，所有这些，全部综合作用于沉香身上，这个因素也促进了沉香的生长处于不断的锻造之中，可以说是千锤百炼。

沉香树在肥沃土壤生长快，但产香少，较瘦土壤生长慢，但易形成香结。原始森林的土壤，说不上特别肥沃；但因为植物多样化，腐殖之内，土壤构成因素较多，故也不是特别瘦瘠，植被密，山花烂漫，溪水潺潺，林荫蔽日倒地的树干还能吸收雨水，保持土壤的潮湿。众多落叶、果实也随时在倒地树干的周围聚集，因而，造成了沉香树生长的适宜性。

如此物候，堪称造物主的宠儿，正是适应沉香生长的钟灵毓秀之地。海南沉香便是生长于这样的气候、地理和阳光条件之中。

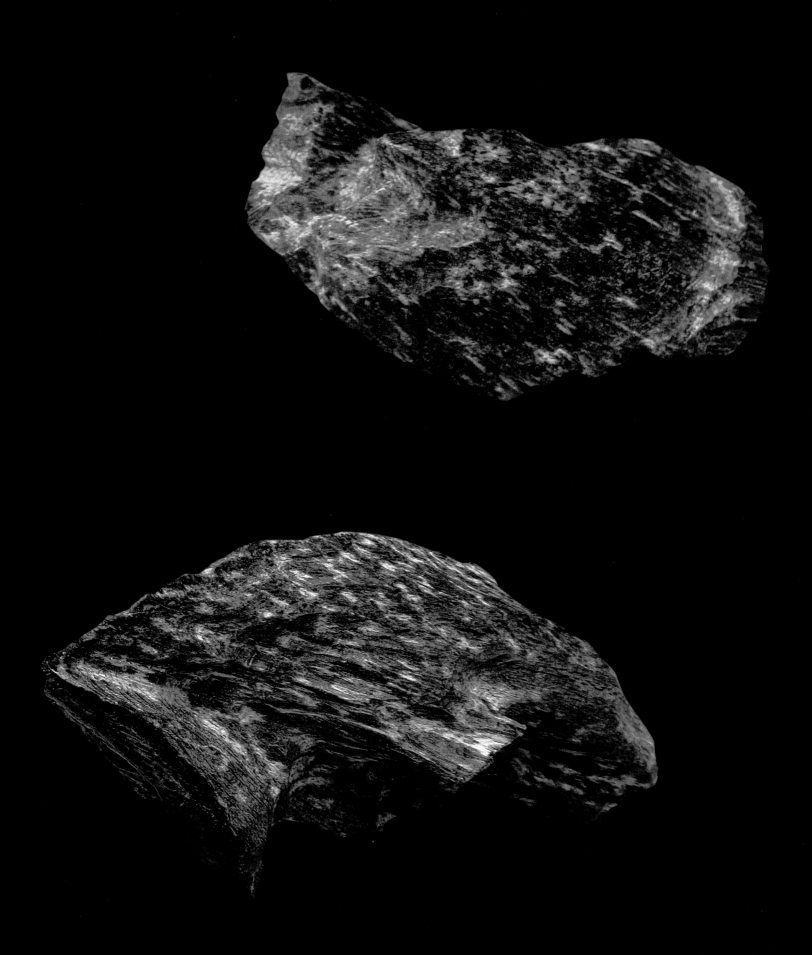

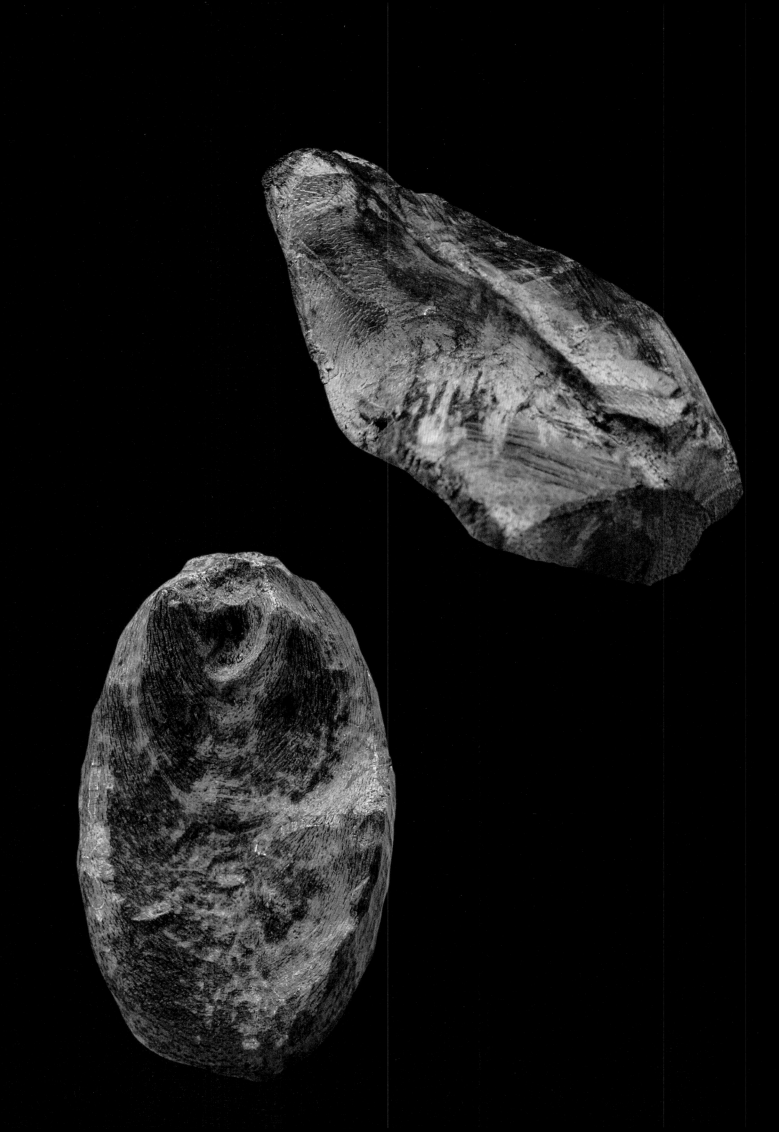

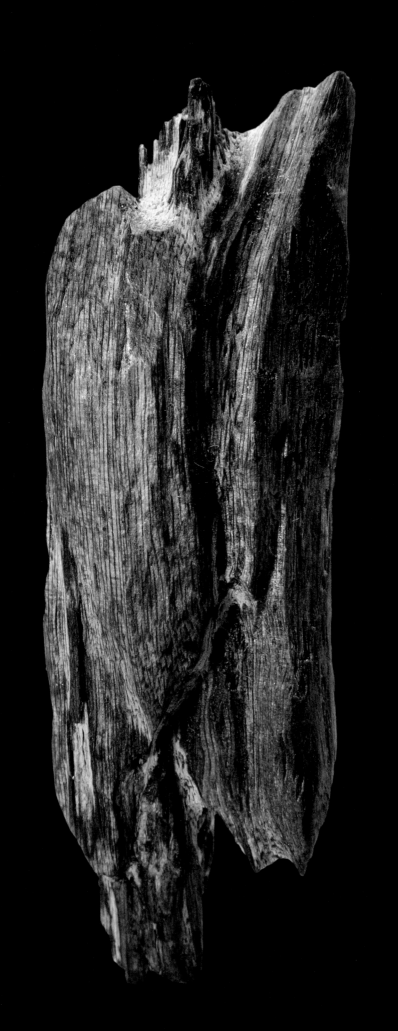

## 历经创痛结奇香

海南沉香的形成有其奇特之处，历代官宦吏人、文人雅士也多有探究和论述。

关于海南香的生成情形，《广东新语》写道：

香之树丛生山中，老山者岁久而香，新山者不久。其树如冬青，大小不一。结香者百无一二。结香者或在枝干，或在根株，犹人有痛疽之疾，或生上部，或疴下体。疾之损人，形貌枯瘠；香之灾木，枝叶萎黄。或为风雨所摧折，膏液洒于它树，如时症传染，久亦结香。黎人每望黄叶，即知其树已结香，伐木开径而搜取……诸香首称崖州，以出自藤桥内者为胜。

"木蜜，树号千岁，根甚大。伐之四五岁，乃断取不腐者为香。生南方。"后魏贾思勰撰写的农书《齐民要术》，称沉香为木蜜，此则较为罕见。后人认为所谓木蜜，就是指瑞香科的沉香树或白木香树。但就沉香的形成、香味近似于天然蜜糖的倾向，称沉香为蜜香也不无道理。

《重修政和证类本草》引《南越志》说："交州有蜜香树，欲取，先断其根，经年后，外皮朽烂，木心与节，坚黑沉水者，为沉香；浮水面平者，为鸡骨；最粗者，为栈香。"《本草图经》则认为，沉香、青桂香、鸡骨香、马蹄香、栈香，同出一类，"今惟海南诸国及交、广、崖州有之。其木类椿、榉，多节。叶似橘。花白。子似槟榔，大

如桑葚，紫色而味辛。交州人谓之蜜香"，很明显这就是说的沉香，在此，蜜香与沉香同属一类。

《太平御览》曾谈到沉香物理结香："沉水香，出日南。欲取，当先斫坏树，着地积久，外皮朽烂，其心至坚者，置水则沉，名沉香。其次在心白之间，不甚坚精，置之死臡，不沉不浮，与水面平者，名曰栈香。其最小粗白者，名曰系香。"

清代作家李调元《粤东笔记》说："黄熟者，香木过盛而精液散漫，未及凝成黑线者。又土壅不深，而为雨水所淋者，是为黄熟。生结者，香头之下，间有隙穴，为日月之光所射，霜露之华所渍，日久结成胎块，其实不朽，而与土生气相接者，是为生结。以多脂膏润泽，治于表里，又名血格。曝之日中，其香满室，不必焚爇而已氤氲有余矣。"沉香不必熏燃而其满室的香氛已经袅袅不尽，这是因为日月之光的照射，霜露高洁的渍透，再加以"脂膏润泽"，所谓膏脂，自然也包括了雨露的精华，以及蜜蜂等昆虫的脂液。李调元进而得出结论说："粤人生长香国，不贵沉檀，顾以山野之香为重也。"

山野之香，焦点在蜜香的那一个"蜜"字上面，体现得淋漓尽致。是故古人养育沉香，多收藏在上好的锡匣，下面储存蜜糖，使其多番滋润。

明代医家卢之颐的《本草乘雅半偈》认为奇楠香原与沉香同类，世称至贵。"奇本黄熟，不唯棕透，而黄质邃理，犹如熟色，远胜生香，蒸炙经旬，尚袭袭难过也。"这是专指广东琼州诸山，香木性温，枝干窍露，为大蚁所穴；蚁食石蜜，遗渍其中，岁久渐浸，木受石蜜气凝结，坚润而成。

沉香树结香的一个关键条件，是瑞香科树上必须有足够严重的

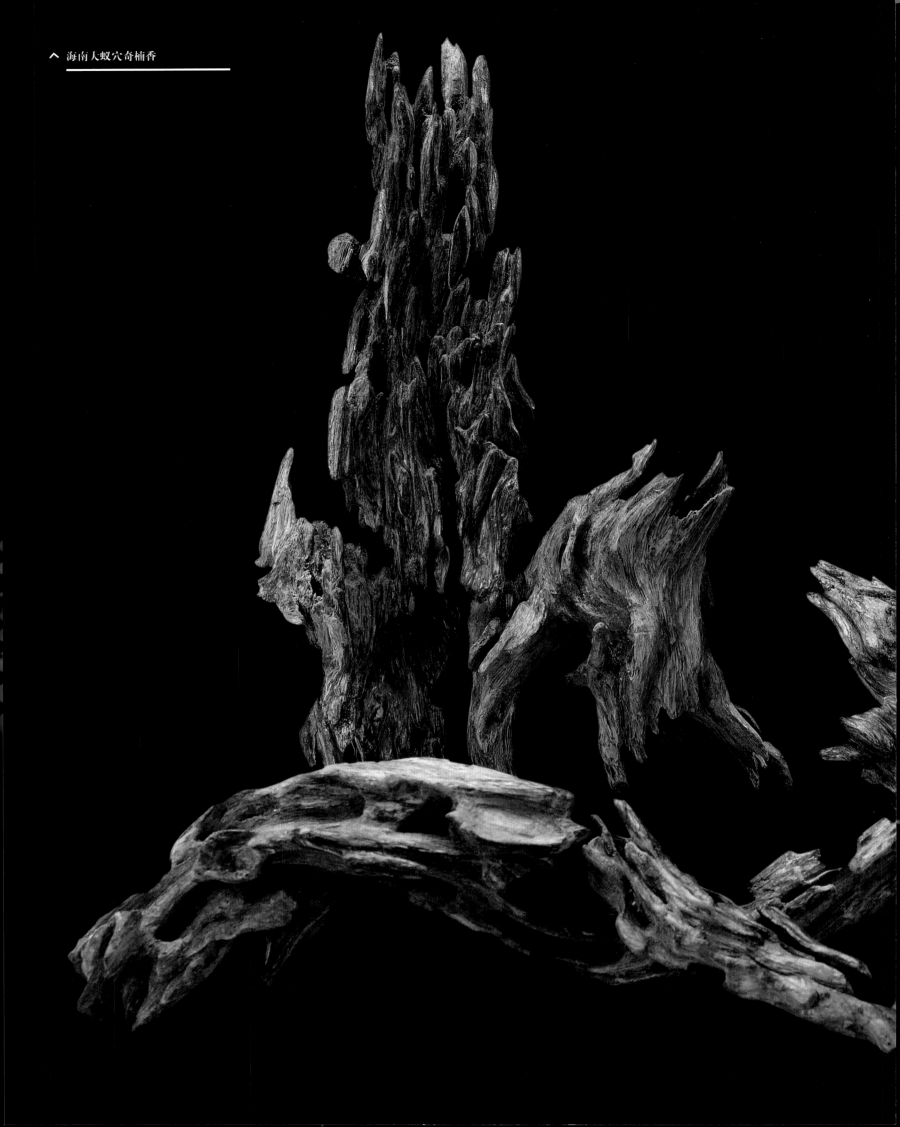

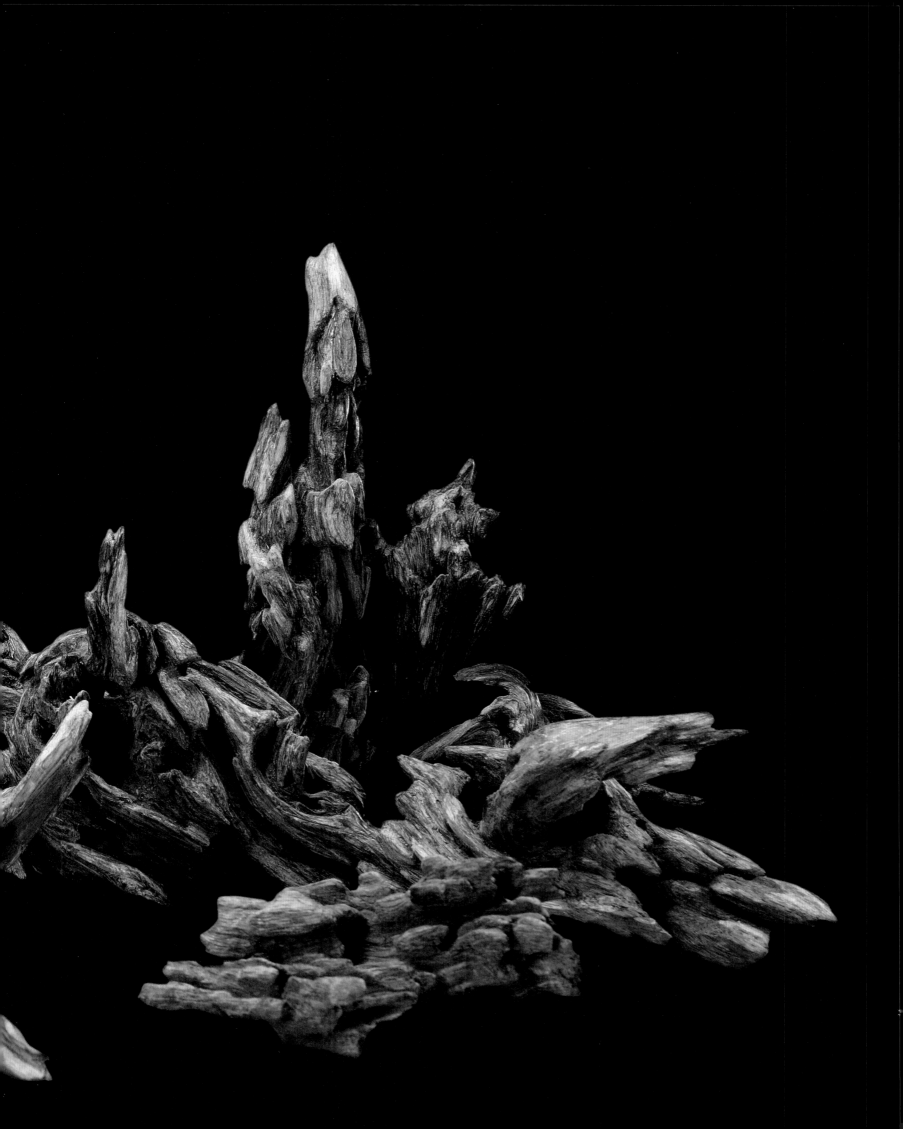

伤，严重到伤口渗出的树脂凝结成似木非木的树瘤，才结得出沉香。奇楠的结香更加奇特，必须是在伤口结出树瘤之前，有蜜蜂来做二次破坏，味道因此会更加丰富。

关于蜜蜂来破坏，实际上对于沉香来说，是一次生命的再造。所以《南越志》中称沉香为蜜香，可能在有意无意之间，将重点放在蜜蜂之类的昆虫的第二次造访之上。

蚂蚁和蜜蜂，交替酿蜜，蜜和雨露、石气交相浑融，又经长时间的邃密作用，所以谓之琼脂天香，怪不得没有任何人工之香能够代替它了。

唐代刘恂撰写的《岭表录异》，说到南方树木与虫子的关系，极有见地，可以之透析沉香和昆虫的关系。他在书中写道：

> 庞蜂生于山野，多在橄榄树上。形如蜩蝉，腹毒而薄，其鸣自呼为"庞蜂"，但闻其声，采得者鲜矣。人以善价求之以为药。
>
> 大蜂结房于山林间，大如巨钟，其中数百层，土人采时，须以草覆蔽体，以捍其毒螫，复以烟火熏散蜂母，乃敢攀缘崖木，断其蒂。
>
> 交、广溪洞间，酋长多收蚁卵，淘泽令净，卤以为酱。或云其味酷似肉酱，非官客亲友，不可得也。
>
> 岭南蚁类极多，有席袋贮蚁子窠寓于市者，蚁窠如薄絮囊，皆连带枝叶，蚁在其中，和窠而卖之。有黄色大于常蚁，而脚长者。云：南中柑子树，无蚁者实多蛀。故人竞买之，以养柑子也。

从这段叙述中可以看出，山里野蜂，本身可以入药。蜂房亦然，故人们高价求购。生长沉香的交趾、两广一带，蚂蚁生活活跃，蚁卵极宝贵，蚂蚁多为益虫。这样沉香树一旦受伤，开始结香，同时也就和野蜂、蚂蚁等有益的昆虫相结缘，盘郁结聚，膏脂生焉，雨露集焉，清新的阳光不断照射消毒，于是沉香的多种有益的条件开始凝聚、再凝聚……

## 海南沉香冠天下

在古代中国，海外沉香尤其是南海诸国进贡的沉香蔚为大宗。直到唐代，越南沉香仍是重要的贡品，但广东南海郡以南所产沉香也备受推崇。《新唐书·地理志》记载，南海郡的贡品中也有沉香："广州南海郡，中都督府。土贡：银、藤簟……沉香、甲香、詹糖香。"据《通典》第六卷所载，南海郡所贡沉香为生沉香，其数量为70斤，甲香30斤，詹糖香25斤，所贡沉香之中可能就包括海南沉香。

唐宋以降，香之良者在海南。南宋名臣大诗人范成大说："世皆云二广出香，然广东香乃自舶上来。广右香产海北者亦凡品，惟海南最胜。"赵汝适《诸蕃志》也说海南土沉"沉水、蓬莱诸香，为香谱第一"。寇宗奭《本草衍义》称："木得水方结，多花折枝枯干中。或为沉，或为煎，或为黄熟，自枯死者，谓之水盘香……香之良者，惟在琼、崖等州。"崖州、琼州等，也即今之海南。屈大均断言："故欲求名材香块者，必于海之南也。"以上诸说真可谓英雄所见略同，这已成衡定海南沉香的一个关键。

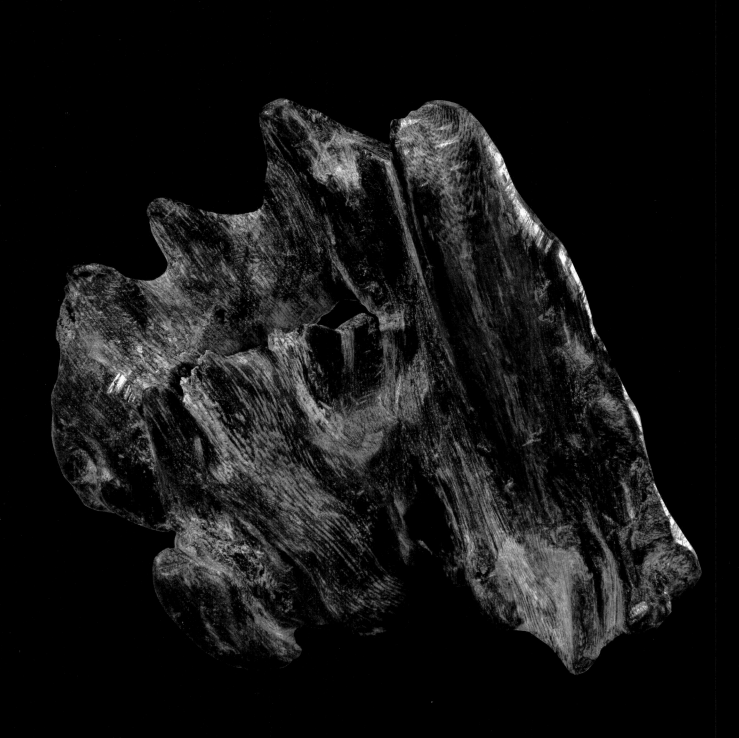

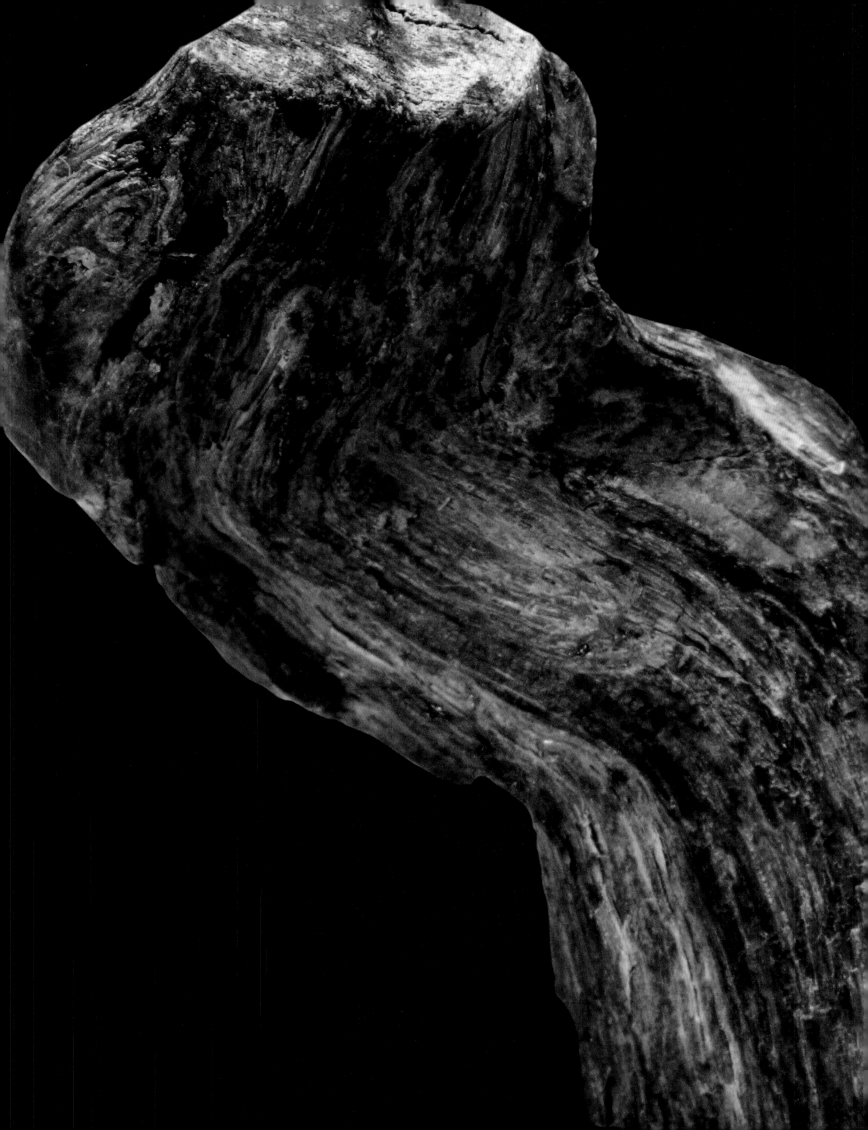

海南金丝结奇楠香

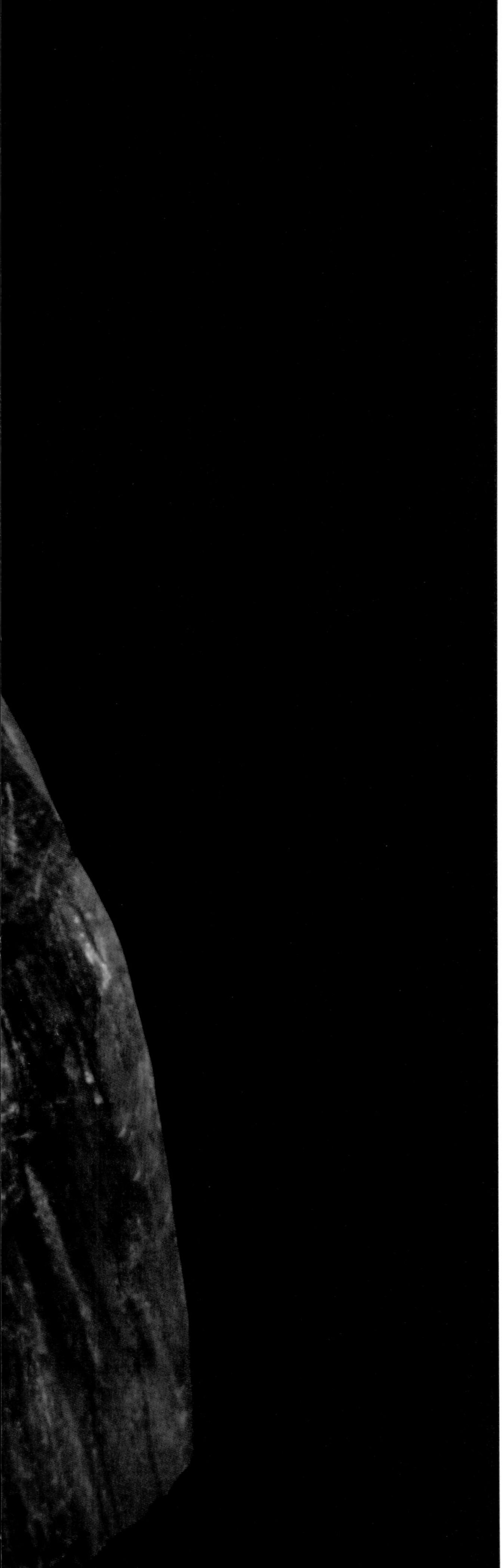

海南黄土沉香

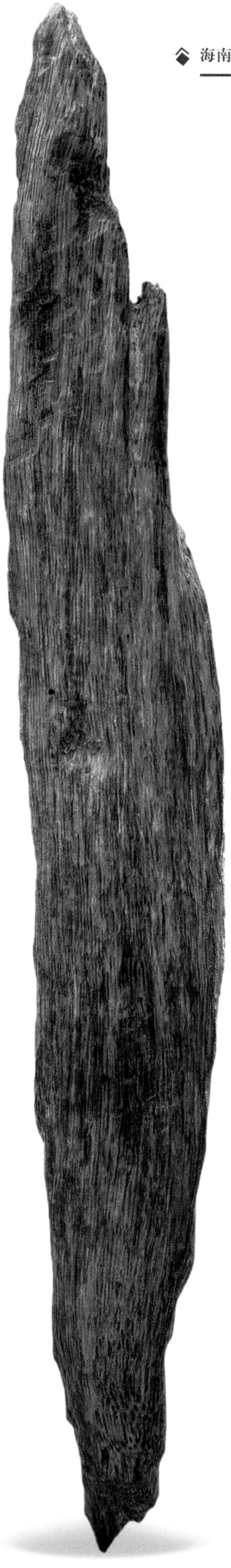

海南香冠绝天下，李时珍在《本草纲目》里由衷感叹："占城不若真腊，真腊不若海南黎峒。黎峒又以万安黎母山东峒者，冠绝天下，谓之海南沉，一片万钱。"

古人常把海南沉香称作土沉香。沉香树多生长在雨量充沛的热带雨林，海南在古代被称为"香洲"、"香岛"，乃是因盛产各种香料而得名，海南在历史上就以出产沉香闻名。关于海南沉香的历史记载，宋代之后，史籍笔记多有记之，且每将香类列为首要。可见海南香自朝廷贡品演化为商品、药品之后，名声远播，引发了消费者的钟爱和海内外市场的热切关注。

如前所引，屈大均在《广东新语》中将沉香分为 15 种，并称："然海南香虽最下，皆气味清甜，别有酝藉。若渤泥、暹罗、真腊、占城、日本所产，试水俱沉，而色黄味酸，烟尾焦烈。"可见，他认为不管沉香分为多少种，海南沉香品格最高，而且即使是最末尾的或最下等的海南沉香，它的气味也是很清甜，有内涵的。其他东南亚各个邻国所产沉香，就算是沉水的那一种，气味都不能跟海南沉香相比。

到了现当代，海南沉香因品质绝高，也呈现其稀缺性，白木香因千年以来尤其是近现代的过度采伐，极为稀缺，以致渐渐淡出了普通人的视线。

## 君子高士海南沉

苏轼以歌赋的形式赞美了海南沉香。元符二年（1099），64 岁的

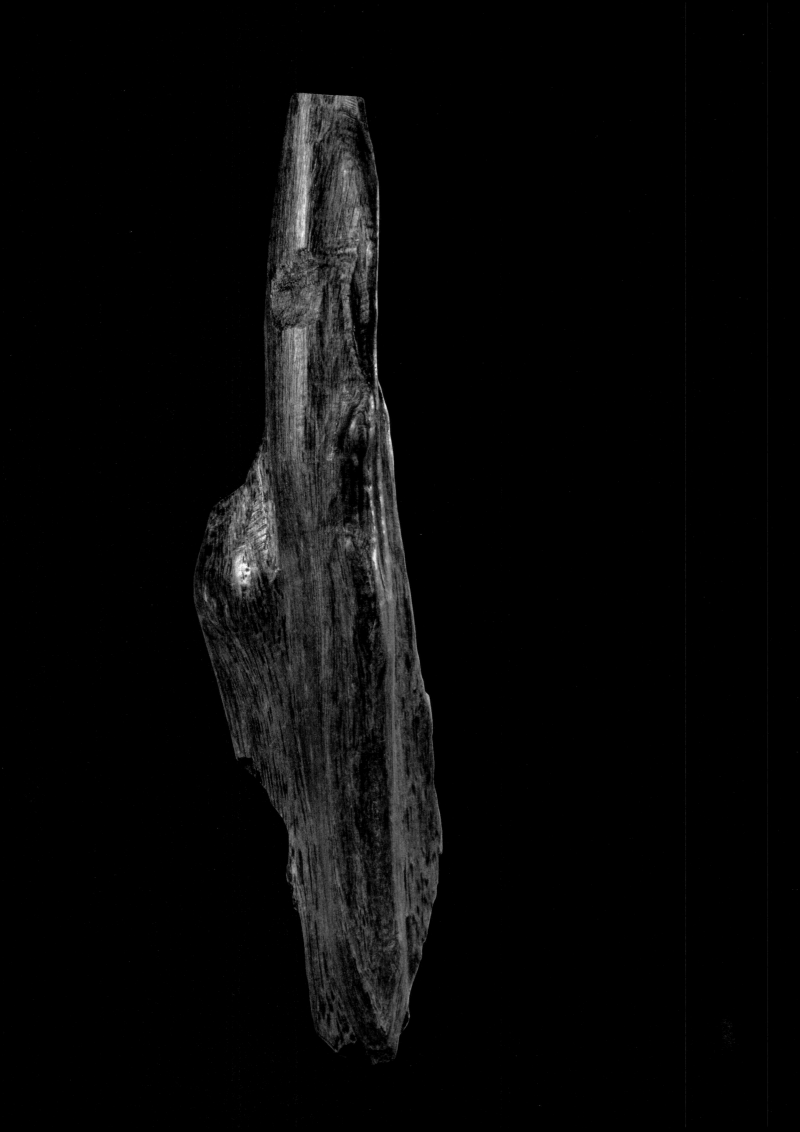

苏东坡在海南儋州写下《沉香山子赋》，副标题为《子由生日作》。在弟弟苏辙生日这样特别重要的日子里，他以沉香为题，感而赋之，赞叹海南沉香"金坚玉润，鹤骨龙筋，膏液内足"，极为推崇沉香高妙的品质，实是隐喻君子高士。因而赋曰：

> 古者以芸为香，以兰为芬，以郁鬯为裸，以脂萧为焚，以椒为涂，以蕙为薰。杜衡带屈，菖蒲荐文。麝多忌而本膻，苏合若芗而实荤。嗟吾知之几何，为六入之所分。方根尘之起灭，常颠倒其天君。每求似于仿佛，或鼻劳而妄闻。独沉水为近正，可以配詹蔔而并云。翔儋崖之异产，实超然而不群。既金坚而玉润，亦鹤骨而龙筋。惟膏液之内足，故把握而兼斤。顾占城之枯朽，宜爨釜而燎蚊。宛彼小山，巉然可欣。如太华之倚天，象小孤之插云。往寿子之生朝，以写我之老勤。子方面壁以终日，岂亦归田而自耘。幸置此于几席，养幽芳于帨帉。无一往之发烈，有无穷之氤氲。盖非独以饮东坡之寿，亦所以食黎人之芹也。

赋中的沉香，专指品质卓越的海南沉香。当时苏辙深陷逆境，苏轼借着沉香山子（即沉香块料山料雕成的山形工艺品）为喻，隐喻坚贞超迈的士君子，以此激励子由。通读全文，虽历近千年岁月，仍馨香氤氲，堪称文字海南沉！

范成大在《桂海虞衡志》中专有章节写到沉香及他在岭南的心情。那时他将出掌广西，临行前，亲友多表示担心，"皆以炎荒风土为戚。余取唐人诗考桂林之地，少陵谓之'宜人'，乐天谓之'无瘴'，退之至，以湘南江山胜于骖鸾仙去。则宦游之适，宁有逾于此者乎？"很显然，人家悲观他乐观，把僻远的山水视为人生的一大享受，视为宦游的最佳选择，他在该书的《志香》一节中，对海南沉香做了毫无保留的推崇和赞美：

> 沉水香，上品出海南黎峒，一名土沉香。香之节因久蛰土中，滋液下流，结而为香。中州人士，但用广州舶上占城、真腊等香。近年又贵丁流眉来者，余试之，乃不及海南中下品。舶香往往腥烈，不甚腥者，意味又短，带木性，尾烟必焦。其出海北者，生交趾，及交人得之海外蕃舶，而聚于钦州，谓之钦香。质重实，多大块，气尤酷烈，不复风味，惟可入药，南人贱之。

范成大明确地肯定：海外南洋诸国以及中国两广的其他地方，所产沉香，都不能跟海南沉香相比。甚至有些地方的上品沉香，还不及海南的中下品。对造成海南沉香不凡之品的原因，在范成大看来是在于气候和物候方面，"南方火行，其气炎上，药物所赋，皆味辛而嗅香，如沉笺之属，世专谓之香者，又美之所钟也"。

品质的优劣影响到交易。海南沉香以其琼脂天香的卓越品格，早已进入交易渠道。《桂海虞衡志》又载：

> 大抵海南香，气皆清淑，如莲花、梅英、鹅梨、蜜脾之类。焚博山投少许，氛翳弥室。与山民交易沉香，

一牛博香一担。其中沉水香，十不一二。

一头牛换取一担香材，是在山上或产地，倘若运至经济发达的内地、京师，或商业繁盛的城市，那就是所谓"一片万钱"了。

宋代周去非撰的《岭外代答》一书中，比较了海外各种沉香的高下、品质，认为沉香以海南香冠绝天下。

海南黎母山峒中，亦名土沉香，少大块，有如茧栗角，如附子，如芝菌，如茅竹叶者，皆佳。至轻薄如纸者，入水亦沉。万安军在岛正东，钟朝阳之气，香尤酝藉清远。如莲花、梅英之类，焚一铢许，氛氲弥室，翻之四面悉香，至煤烬，气不焦，此海南香之辨也。海南自难得，省民以一牛于黎峒博香一担，归自差择，得沉水十不一二。项时香价与白金等，故客不贩，而宦游者亦不能多买。中州但用广州舶上蕃香耳。唯登流眉者，可相颉颃。山谷《香方》率用海南沉香，盖识之耳。若夫千百年之枯株中，如石如杵，如拳如肘，如奇禽龟蛇，如云气人物，焚之一铢，香满半里，不在此类矣。

清朝前期的诗人吴绮，对于海南沉香甚为推崇，在其撰写的《岭南风物记》一书中，对莞香、崖香描述得特别详细周到。

女儿香，出东莞县马蹄冈、金桔岭、默林、百花洞诸乡，离城四十里。土人采香归家，女儿拣选，拾其精者而藏之，故有女儿之名。栽种于清明未雨之前，收成于二三十年之后，必祖孙父子相继为业，略无近功。又择地土所宜，故他乡罕树焉。香树叶似树兰而丛密覆荫，行人折枝代伞，谓之香荫。实可榨油，燃灯最明，蝇蚁百虫不敢近，误触之，断翼脱足而死。性大热，误入饮食，亦令人吐。皮堪作纸，坚厚过于桑楮，名曰纯皮纸。

香之身出地上者，名曰白木香，能辟秽、去潮湿。香必种十余年之久，然后伐其正身之白木，就其正身之近地凿孔开香门。香经伐之后，则枝叶旁抽，而婆娑益茂，经开香门之后，则香气随雨露所渍，趋结于根头之下矣。

初年，于香门穴中凿采一片，覆以纯黄洁土，次年则可得二三片。年愈久则根头宽洞成窝，出香愈多，而味愈永，名曰牙香，以其形状如马之牙也，俗人亦呼为香头牙。

香中去其连头盖底枯槁白木，而存留其纯粹者，曰选香，谓经拣选过也。选中又选，其生结、穿胸、黑格、黄熟、马尾浸者，为最上，即女儿香矣。其次水熟、白纹、藕衣纹者，烧时虽香，微带酸气如沉速，不足贵也。

何谓生结香？香头根下遇有隙穴，受日月霜露渐渍，日久结成胎块，而香身不枯，受土生气与之相接，名曰生结。生结之香，曝之烈日，其香满室。既有生结，必有穿胸之形迹，必有黑格之发露，盖穿胸、黑格乃生

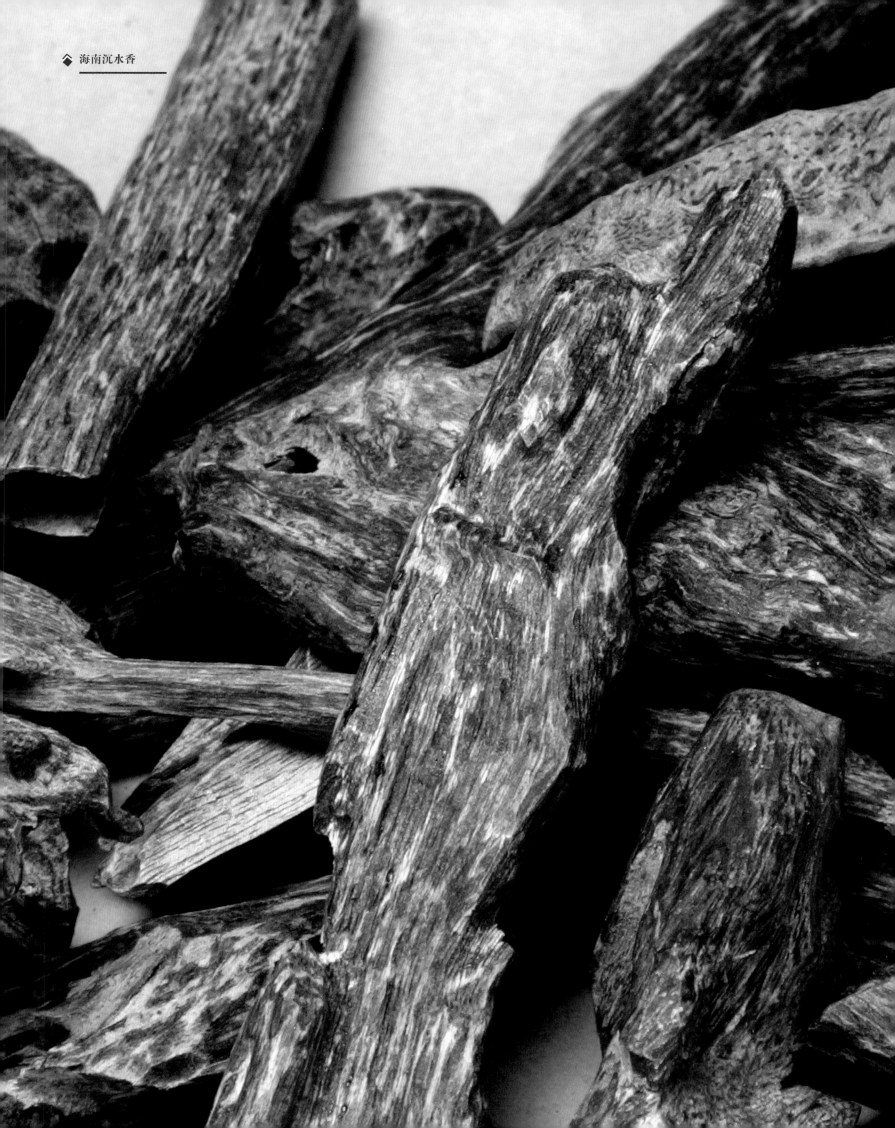

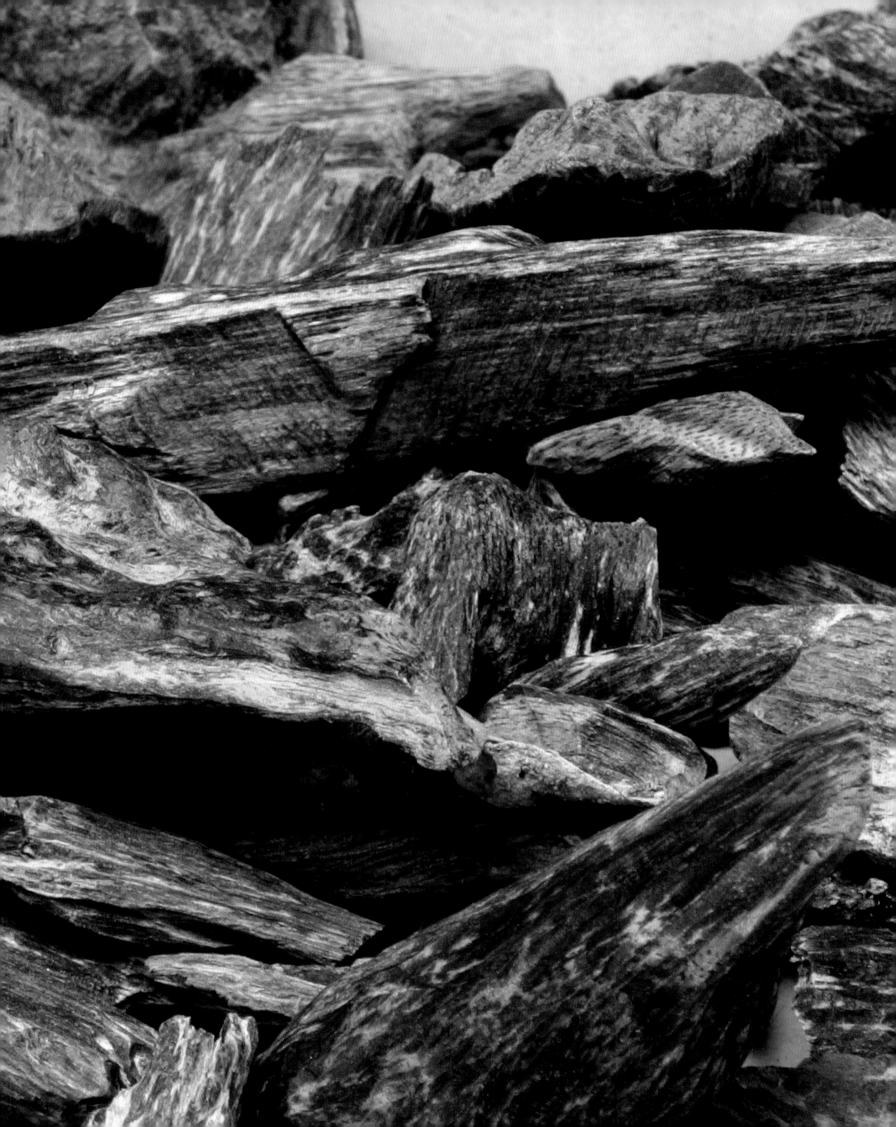

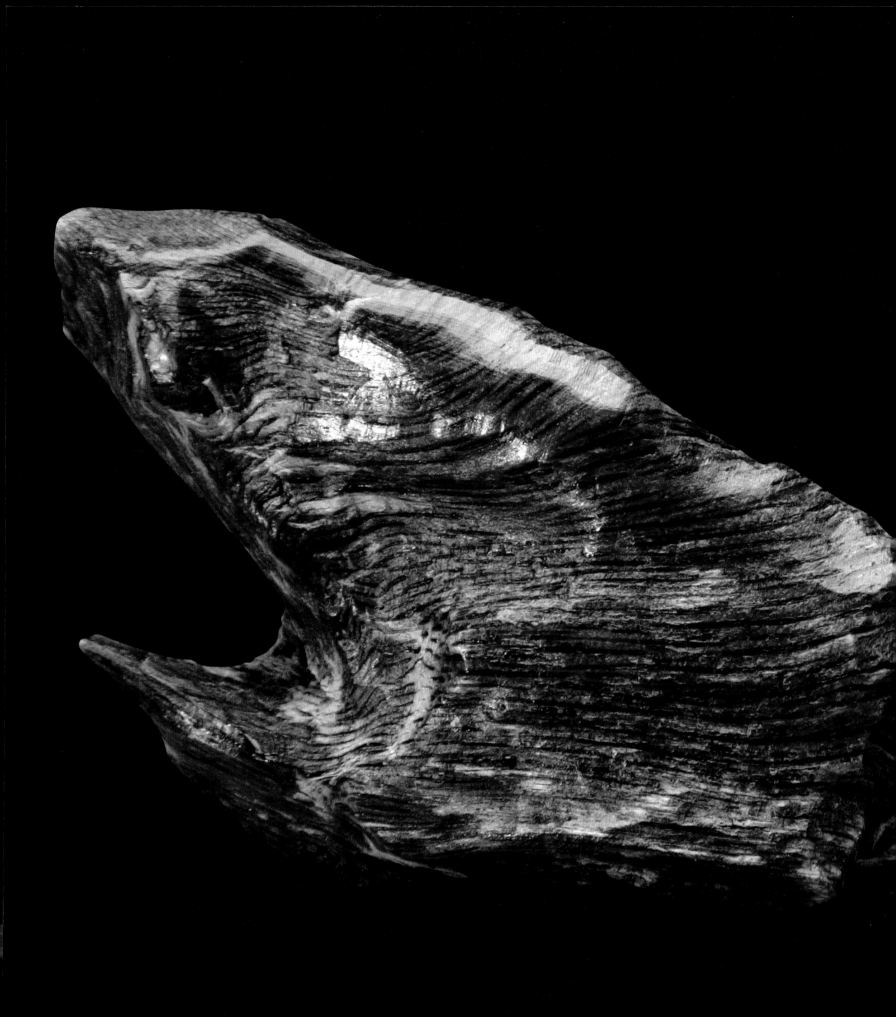

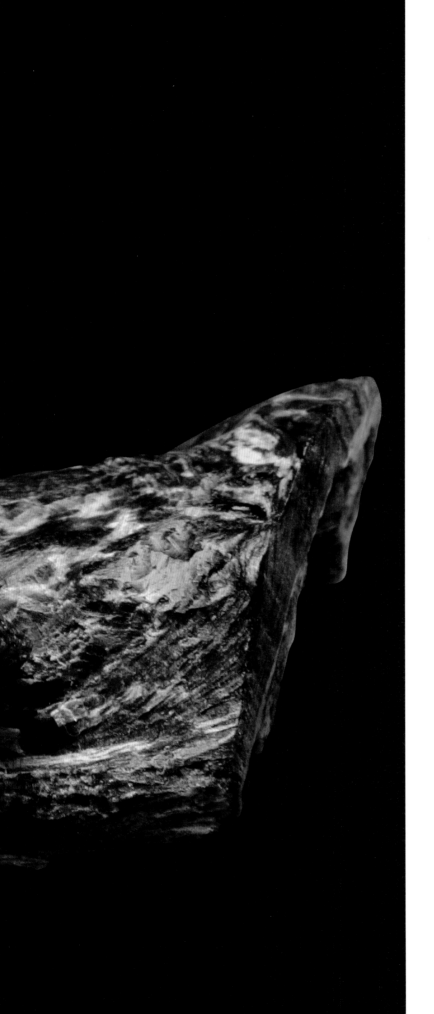

结之征验也。何谓黄熟？香树不知其几经数百年，本末皆枯朽，揉之如泥，中存一块，土气养之，黄如金色，其气味静穆异常，亦名熟结。至于马尾浸，则香之植朱砂黄土中，历年久而自成者，一线光黑如漆浸于香上，体质坚凝，肌理密实，乃香之津液积结而成，其气味与生结等，而更悠扬，此所以为贵也。

沉香，有活、生、死结，以琼州为最，如外国者，不但不可入药，焚之亦无佳味。生结者，乃系取之于生树者，死结乃已伐之树，过数十年再取者，为死结。其功味欠生、活结者十之三四矣。而名有牛角沉、将军帽、雨淋头、菱角壳、沙糖结等名，总之以生结为上。如药香花铲之数，其精脉微细，入药不大佳妙，只可借炉火耳。宋长白曰：沉香入药，最难辨识，海南别有一本，其质坚韧，略带酸香，土人截成方片，用铁条炽热，沃以香水，名为夹板，入水即沉，以铁气浸入木理故也，若以入药，贻害非浅。

吴绮的观念，与其他的古籍颇为不同。一般都推崇熟结，但他强调生结最佳；而且他对黄熟香也推崇备至，把黄熟的品质描述得至高无上，品质无双。但对海南香，他却毫不犹豫地给予高度的肯定和赞美。

沉香之于海南，得天独厚，正如光绪《崖州志》所说，是"太阳之精液所发"。因为在中国的版图上，北方和长江流域，因地理形势

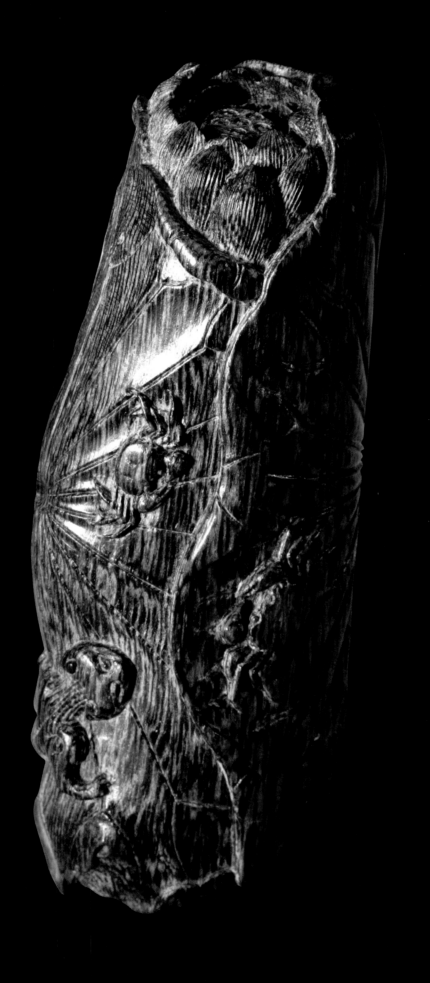

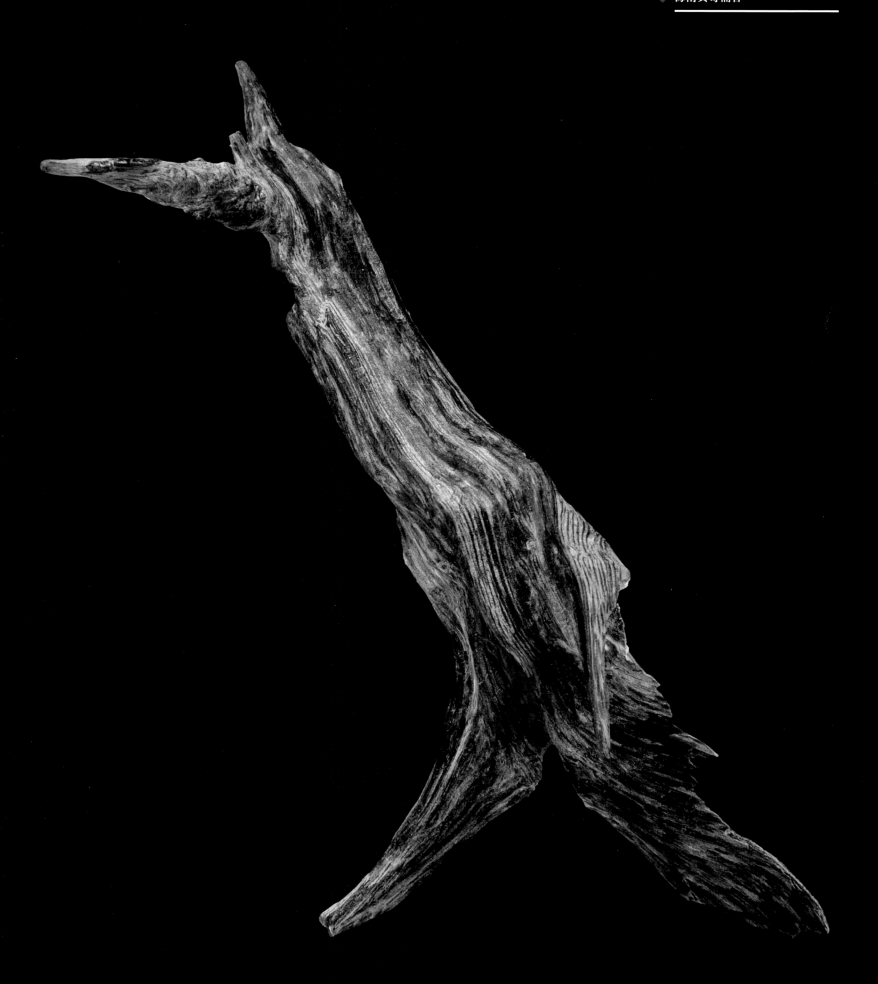

所限，气候温和或寒凉，不太适宜香料植物的生长，所以北方的香料多是草本，其用字繁体显示多有草字头：蘭、蕙、蕭艾、鬱金、白芷、香茅，等等。春秋战国时期中国对香料植物的利用主要还是北方和中原的草本和少量木本如椒树、桂树等。但一旦认识到海南沉香后，就把沉香尊为上品，早在南北朝时期的梁代陶弘景所著《名医别录》中已有记载，这实在是因为其高华的质地和神奇的疗效。因为沉香独有的不易描述的香氛和质地，古人以为，沉香具有龙涎香与檀香混合的香味，融合了动物界与植物界的精华，跨越海洋与陆地的藩篱孕育而成，是大自然里动植物神奇浑融的生命礼赞。光绪《崖州志》就是这样积前人精粹来全面叙说、由衷赞美海南沉香的：

蓬莱香，亦出海南，即沉水香结未成者。多成片，如小笠及大菌之状，有径一二尺者，极坚实，色状皆似沉香，惟入水则浮，刳去其背带木处，亦多沉水。

鹧鸪斑，亦得之沉水、蓬莱及绝好笺香中，槎枒轻松，色褐黑而有白斑点点，如鹧鸪臆上毛，气尤清婉似莲花。

笺香，如猬皮、栗蓬及渔蓑状。盖修治时雕镂费工，去木留香，棘刺森然，香之精，钟于刺端。芳气与他处笺香迥别。笺香之下，又有重漏、生结等色。

虎斑香，质黑黄相参，如虎皮斑然。但沉水为虎斑沉，不沉水则虎斑速也。

飞香，黑白相串，一树或结十余件，或结几十件，不等。

黄速香，色疏黄，质轻，气微结。高者类奇楠，而气味各殊。不可不辨。

斧口铲香，盖先见香树，用斧伤之，而香即从伤处作结。其结不一，有松碎、硬碎、高门、沉水之分。松碎、硬碎等，可用烧炉。高门、沉水，则各衙门每购上供，所谓贡香。

香类虽多，同为一树，随其所结而名。而《续博物志》云，"儋崖所生梅桂橘柚之木，沉于水多年，皆为沉香"，非也。近日洋奇楠多出，香气甚烈，价未甚昂，外属人往往为所误。不知洋香气虽烈，逾几个冬则气渐散。崖香气味纯和，历百年而不变，以其得地道之正云。

峤南火地，太阳之精液所发，其草木多香，有力者皆降皆结。而香木得太阳烈气之全，枝干根株皆能自为一香，故语曰：海南多阳，一木五香。海南以万安黎母东峒香为胜。其地居琼岛正东，得朝阳之气又早，香尤清淑，多如莲萼、梅英、鹅梨、蜜脾之类。焚之少许，氛氲弥室，虽煤烬而气不焦，多酝藉而有余芬。……海南香故有三品，曰沉，曰笺，曰黄熟。沉、笺有二品，曰生结，曰死结。黄熟有三品，曰角沉，曰黄沉，若败沉者，木质既尽，心节独存，精华凝固，久而有力。生则色如墨，熟则重如金，纯为阳刚，故于水则沉，于土亦沉，此黄熟之最也。其或削之则卷，嚼之则柔，是谓蜡沉。皆子瞻所谓"既金坚而玉润，亦鹤骨而龙筋，惟膏液之内足，故把握而兼斤，无一往之发烈，有无穷之氤氲"者也。

清代作家李调元因视学广东，依照古来史官的传统，撰著《南越笔记》（又名《粤东笔记》），其中也有关于海南沉香的详细记录。在这方面，他吸取前人的记录颇多，尤其稍早于他的粤籍名作家屈大均所记载，多为李调元所袭用。其中大部分文字，又被光绪《崖州志》的编者采录。但因他"自甲午典试粤东，遂得遍历全省诸郡县，可以测北极之出地以占时变，可以乘破浪之长风以穷海隅……五行符瑞所不及载，载而莫阐其理者，亦可以征信而核实"，实地考察加之"征信而核实"，古人说得对的他加以肯定，说得有违事物之理的，他加以辩驳，于是，种种奇奇怪怪、惊心炫目的事物或现象，南方草木鸟兽的奇特征象，在他笔下历历显现，其中也有一些前人未发的对沉香的有趣记录。

《南越笔记》记述粤东气候，引邱文庄《奇甸赋》云："草经冬而不枯，花非春而亦放。""四时皆是夏，一雨便成秋，子瞻记中语也。"似此皆是深得阳光的照拂，可谓植物的天堂。

对海南的黎族风情，李调元写道：

黎人黎母山，高大而险，中有五指、七指之峰。生黎兽居其中，熟黎环之。熟黎能汉语，常入州县贸易，暮则鸣角结队而归。生黎素不至城，人希得见。

居住在这里的山民，身体强健，性格剽悍，"凡欲买沉香者，使熟黎土舍为导，至生黎峒，但散与纸花金胜及锄头长一尺者、箭镞三角者，或绒线、针布等物，生黎则喜。每峒置酒饷客，当客射牛中腹，即以牛皮为锅，熟而荐客。人各置一碗，客前满酌椒酒，客能饮则一一尝之，否则竟勿尝也。如或尝或不尝，彼则以为有所轻重"。汉人在城市里面打造的劳动工具，或日常用品，因工艺先进，很受当地山民喜爱，汉人经常带上这些东西进入深山与之交换或购买沉香。

## 土沉莞香亦芬芳

莞香是与海南沉香相关的一个概念。莞香是个大概念，传统上它包括岭南，诸如广东茂名、化州，广西陆川、博白、北流等县的沉香，其实所谓莞香树，原生于海南岛全境，此外云南、贵州山区宋代之前产量很大。

沉香在唐朝已传入广东，宋朝普遍种植，因为主要集中在东莞地区，所以又名莞香。关于莞香，当地流传着一个美丽的故事：莞香的洗晒由姑娘们负责，她们常将最好的香块偷藏胸中，以换取脂粉，香中极品女儿香由此得名。粤地老百姓常说的女儿香，就是指沉香。从前，女儿出嫁，娘家置沉香片于嫁妆箱底，以备女儿为人母时之用。

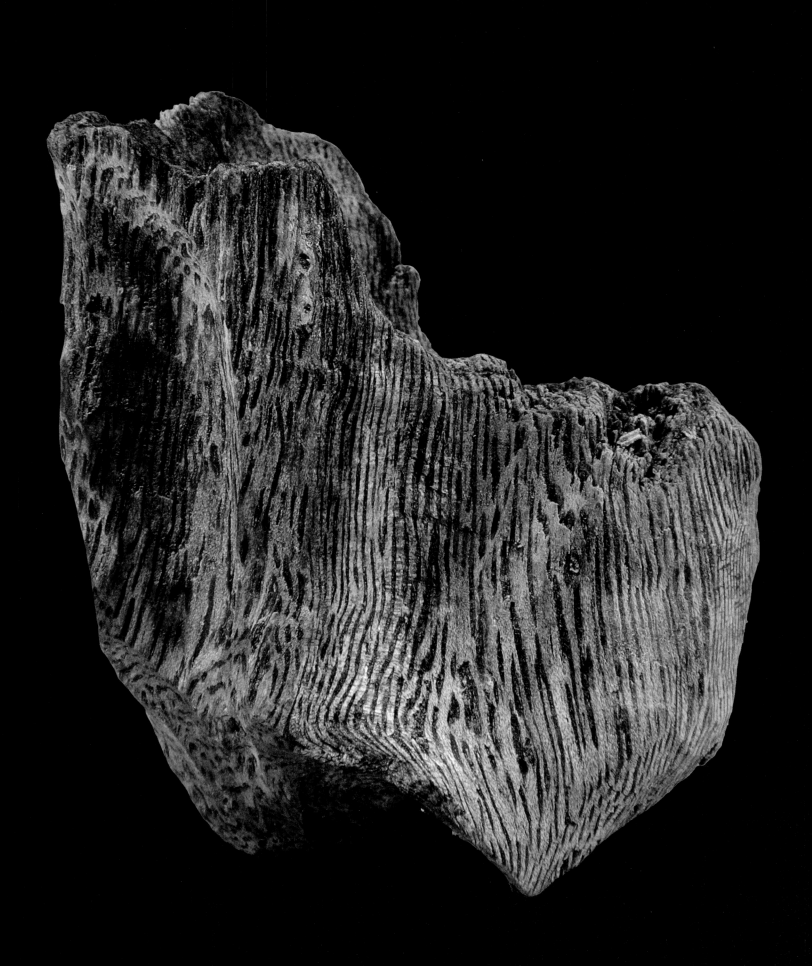

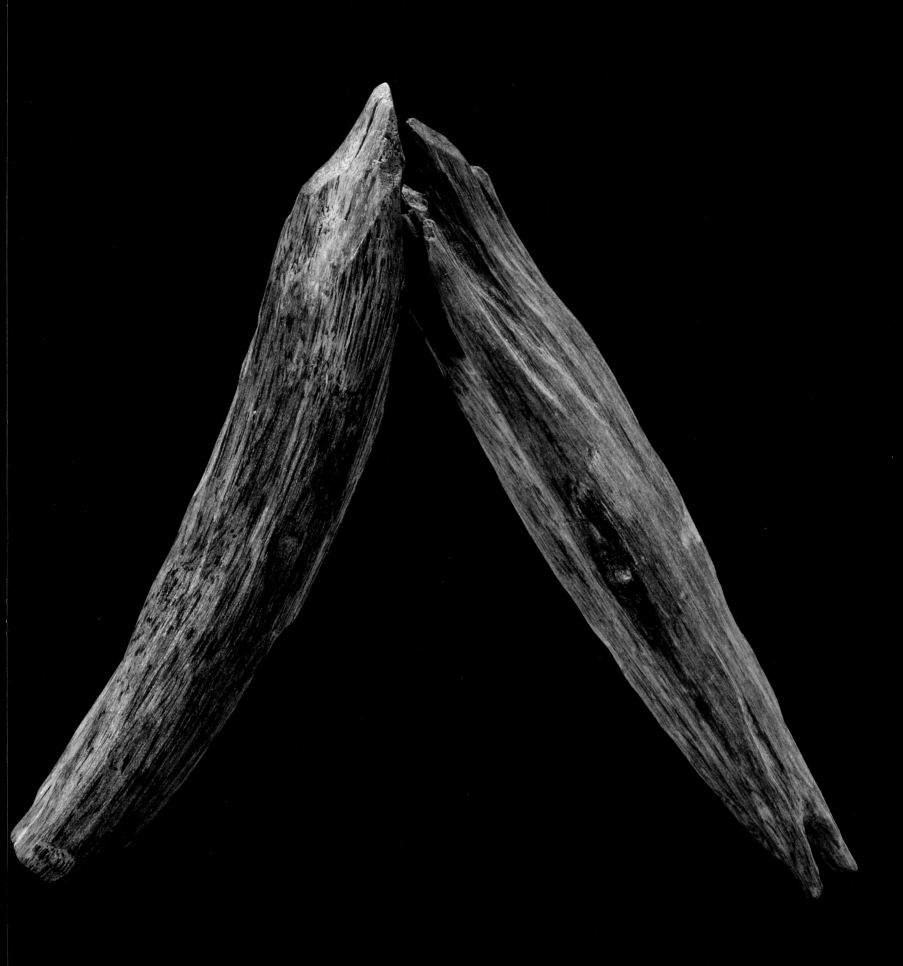

当妇女生产时，将小片沉香磨粉冲服，可活血化瘀，另则点燃后具催产之效。

莞香的上品是来自雨林野生香，野生香品质高，但野生香并非都是上品，假如年份不够自然影响其成色，不过多年结生香通常都能入品，而熟结品质更佳。位于儋州市的中国热带农业科学院及华南热带农业大学研究者研究认为，因莞香树的汁液导管，须有30年以上光阴方能发育成熟，而要结出上等沉香，尤需数十年时间，也即从植栽到取香，需要等待两代人的时光。

莞香的上品，依其外观色泽分为：绿奇楠、黄奇楠、白奇楠、紫奇楠、黑奇楠五种，其中绿奇楠比较多，黄奇楠其次，白奇楠最少，而黑奇楠则极为珍贵。绿奇楠为灰绿色，通体有香脂射腺细丝，初香清越，本香甜凉，尾香时转为乳香。黄奇楠土黄色，有深棕色香脂射腺，初香甚短有浓郁香味，本香甜淡，尾香则转为乳香。白奇楠则白黄如牛油色，中有黄褐色香脂射腺细丝，初香如悠远花草之香，香味美妙高迈，本香亦甜凉浓郁，尾香具有持久的清新乳香。莞香树亦产紫奇，紫奇楠是奇楠沉香中稀有的上品，气味沁人心脾，钻人肺腑，海外的奇楠很难与之相比。黑奇楠初香清凉，本香浓烈有一种苦涩雅致的药香味，尾香亦有乳香气，使人怀想不已，妙香天成，蜜气充溢，妙香历百年而不散。黑奇楠以海南山林中所产最佳，极品用指甲推之即有出油感。此外，云南南部山区所产沉香，早在隋代就已大量使用于皇家宫中与贵族豪宅，千载以来，踪迹难觅，佳品只有到海南的大山里或大户人家寻求了。

明朝时莞香已经成为宫廷的必备贡品。在清朝时期，鸡翅岭女儿香种植大幅度增加，香树数以十万计。其时上贡莞香全为女儿香，传闻皇宫里除用作祭神外，还点燃莞香驱蚊去虫，溢香皇室。

## 敬天惜物护天香

美好奇特的东西，总需有良好的保护才能有所延展。海南沉香得天独厚，品质上佳，这当然引来了朝廷的征纳，官吏的攫取，借机牟利者的巧取豪夺，对沉香生长害莫大焉。宋代沉香消费旺盛，海南沉香产地主要是黎母山峒，量大质优，冠绝天下，朝廷规定为贡品。当时采购者通过各种途径源源贩运，收购者不绝于途，采购沉香到内地贩卖，沉香成为畅销的佳品。采香者予取予求，取索无厌，贿赂山民为之狂砍滥伐，如此一来，自然破坏了沉香的生态环境。对那种暴殄天物、竭泽而渔式的攫取滥用沉香的行为，苏东坡以悲天悯人的情怀写诗（《和拟古九首·和陶诗五十七首》之一）给予严厉抨击：

> 沉香作庭燎，甲煎纷相和。
> 岂若注微火，萦烟袅清歌。
> 贪人无饥饱，胡椒亦求多。
> 朱刘两狂子，陨坠如风花。
> 本欲竭泽渔，奈此明年何？

诗中揭露海南地方官员（诗中原注曰："朱初平、刘谊欲冠带黎人，以取水沉耳。"）纵容采香客及商贩重金贿赂黎人大肆砍伐沉香，图一时之利、贻千秋之患的丑恶。苏东坡把两个无耻官员贬为"朱、刘两狂子"，他们不顾物性，只为私欲攫取进贡沉香，竭泽而渔，必然使本来就珍稀的沉香更为稀缺，真是长此以往，"奈此明年何"？子孙们怎么办呢！

历代有识之士均对沉香的进贡、采买、保护采取了悲天悯人、民胞物与的态度。清代乾隆《崖州志》卷十记，载康熙七年（1668）时任崖州知州的张擢士，就沉香采办上书朝廷，求免进贡沉香，表中指责采伐沉香之弊，提出保护黎民及沉香的主张。其言谆谆，饱含创痛的心境，不乏真知灼见：

> 琼郡半属生黎，山大林深，载产香料。伏思沉香乃天地灵秀之气，千百年而一结……自康熙七年奉文采买，三州二县，各以取获迟速为考成殿最。猾役入其中，狡贾入其中，奸民入其中，即诸黎亦莫不知寸香可获寸金，由此而沉香之种料尽矣。若候再生再结，非有千百年之久，难望珍物之复种……近因采买艰难，催提纷纷，本年春夏初犹银香兑重，及至逼迫起解之时，甚有香重一倍而银重二倍者……况琼属十三州县供香百斤，而崖独有十三斤之数。嗟！崖荒凉瘴苦，以其极边而近黎也。且香多则解费亦多。籍曰产香，岂又产银乎？倘由此年复一年，将虑上缺御供，下累残黎，区区末吏又不足惜矣。

海南香好并传续久远，总体上说与生态保护有关，除有识之士、清官循吏的功劳外，更应归因于当地黎苗人民天人合一的潜在意识和生活方式。宋代苏颂《本草图经》木部卷十"沉香"记：

> 沉香、鸡骨、黄熟虽同是一木，而根、干、枝、节各有分别者是也。然此香之奇异最多品。故相丁谓在海南作《天香传》言之尽矣。云四香凡四名十二状皆出于一本，木体如白杨，叶如冬青而小。又叙所出之地，云窦、化、高、雷，中国出香之地也，比海南者优劣不侔甚矣。既所禀不同，复售者多，而取者速，是以黄熟不待其稍成，栈沉不待似是，盖趋利戕贼之深也。非同琼管黎人，非时不妄翦伐，故木无夭札之患，得必异香，皆其事也。

"非时不妄翦伐，故木无夭札之患，得必异香"，此言极堪玩味。

这里的意思是，凡是中国所有出产沉香的地方，都不能和海南的沉香相比。其原因"所禀不同"，就是所秉受的天地的禀赋、所获得的自然的赐予不同。所幸的是，当地的山民有一种不到时候不妄加采获的良好习惯，丰富的生态保护经验，并形成一套机制和习俗。"非时不妄翦伐"，尊重动植物的生命，保护动植物界的生态平衡。正如《荀子·王制》所说："不夭其生，不绝其长"，因此，"木无夭札之患，得必异香"，这就是海南沉香妙绝天下的另一个重要因素。

# 奇楠香化学成分初步研究

古人从宏观角度和心理感受对海南沉香赞美有加，当代科学家则以科学的手段从微观结构、生物活性物质含量等微观层面肯定了海南沉香的卓越品质。受笔者委托，中国热带农业科学院热带生物技术研究所所长、研究员、博士生导师戴好富先生和北京中医药大学教授、博士生导师张贵君先生对海南沉香进行了多项研究，其中包括沉香及奇楠香切片、电子鼻发香图谱、奇楠香局部放大图、奇楠香成分检验报告、各种奇楠香红外线光谱实验报告等，均得出独到的结果。

| 名称 | 编号 | 样品重量（g） | 提取物重量（g） | 得率（%） |
|------|------|------------|-------------|---------|
| 沉水香 | CS | 0.5622 | 0.0217 | 4.80 |
| 绿奇楠香 | QN | 0.0351 | 0.0139 | 39.6 |
| 白奇楠香 | B | 0.01201 | 0.0126 | 10.5 |
| 黄奇楠香 | HU | 0.01961 | 0.0263 | 13.4 |

试验样品来源：张晓武先生惠赠

提取方法：乙醚提取

分析方法：TLC 及 GC-MS 分析

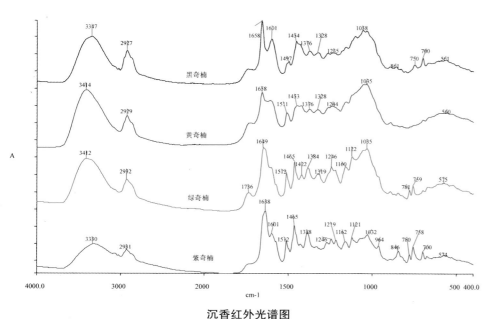

**沉香红外光谱图**

特征吸收（Vcm$^{-1}$）为 2927—2931，1638—1658，1032—1038，
各种沉香红外光谱的区别特征在 1600—1000 之间。

## 两批接菌法所产沉香挥发油化学成分的气相色谱—质谱联用分析

目的：研究接菌法半年及一年结香的沉香挥发油成分。

方法：采用接菌法进行人工结香，并用乙醚提取接菌法半年及一年结香的沉香挥发油组分，通过气相色谱—质谱联用（GC-MS）技术对其进行分析和鉴定。

结果：两批沉香样品均主要由倍半萜、芳香族化合物和脂肪酸组成，并从接菌法一年结香的沉香样品中检出了 2- 色原酮类（2- 苯乙基）成分。

结论：通过对比两批沉香样品挥发油的特征性成分与含量，对其质量进行了评价，结果证明接菌法一年结香的沉香质量较好。

### GC-MS 测 CS 挥发性成分（沉水香）

| RT | Compound | MF | MW | RC（%） |
|------|----------|------|------|--------|
| 20.04 | 2,6-di-tert-Butylquinone | C14H20O2 | 220 | 0.034 |
| 20.10 | 2,6-di（t—butyl）-4-hydroxy-4-methyl-2,5-cyclohexadien-1-one | C15H24O2 | 236 | 0.177 |
| 20.28 | 4-methylene-2,6-di（t-butyl）-2,5-cyclohexadien-1-one | C15H22O | 222 | 0.186 |
| 20.96 | 4-Methyl-2,6-di-tert-butylphenol | C15H24O | 220 | 7.010 |
| 23.62 | Agaruspirol | C15H26O | 222 | 0.151 |
| 23.82 | Viridiflorol | C15H26O | 222 | 0.573 |
| 23.88 | Globulol | C15H26O | 222 | 1.224 |
| 25.11 | 未鉴定（下同） | | 220 | 1.128 |
| 25.90 | | | 218 | 1.859 |
| 26.63 | Nootkatone | C15H22O | 218 | 0.565 |
| 29.06 | Palmitic acid | C16H32O2 | 256 | 0.887 |
| 29.28 | | | 218 | 6.435 |
| 30.56 | | | 234 | 3.443 |
| 31.17 | Methyl oleate | C19H36O2 | 296 | 2.450 |
| 32.96 | | | 216 | 5.471 |
| 37.43 | Bis（2-ethylhexyl）phthalate | C24H38O4 | 390 | 2.576 |
| 38.96 | | | 282 | 11.754 |
| 39.67 | | | 266 | 7.002 |
| 40.26 | （Z）-13-Docosenamide | C22H43NO | 337 | 6.207 |
| 40.81 | Squalene | C30H50 | 410 | 1.218 |
| 42.40 | | | 296 | 7.634 |
| 45.71 | Stigmasterol | C29H48O | 412 | 1.560 |

沉香横切片100倍　　　　　　　　　沉香纵切片100倍

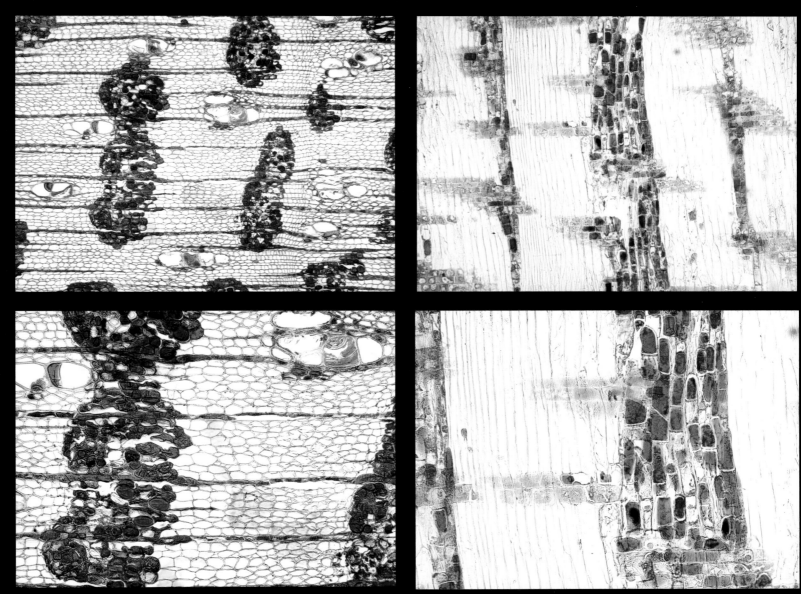

沉香横切片200倍　　　　　　　　　沉香纵切片200倍

土奇楠

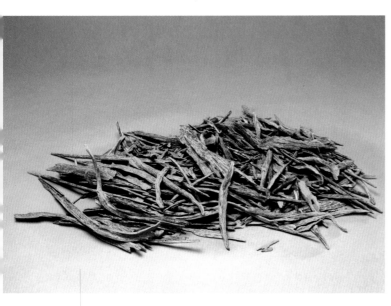

惠东软丝绿奇楠

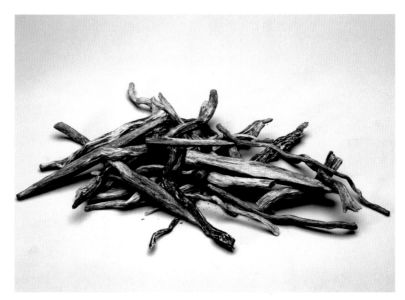

虫漏

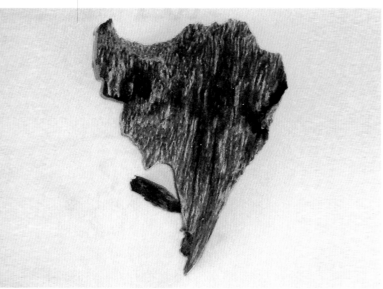

海南包头沉香

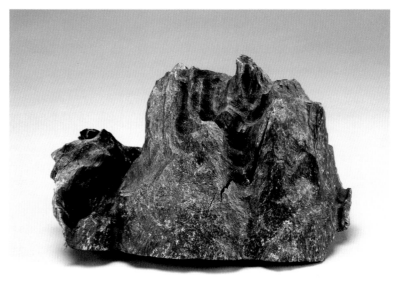

虫漏横切片100倍

虫漏纵切片100倍

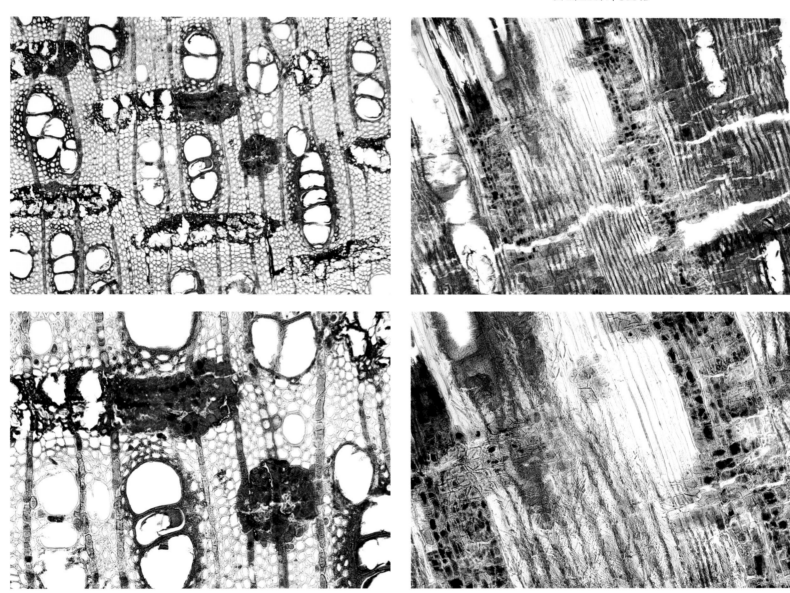

虫漏横切片200倍

虫漏纵切片200倍

土奇楠横切片100倍　　　　　　　　　土奇楠纵切片100倍

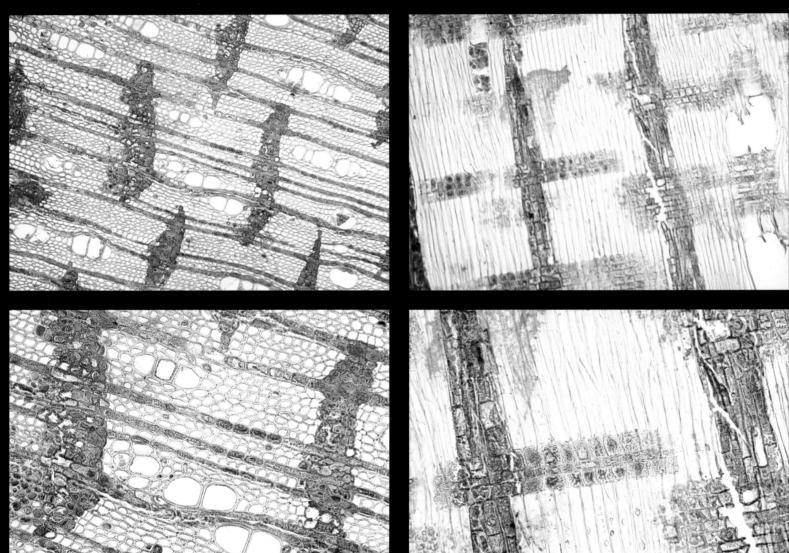

土奇楠横切片200倍　　　　　　　　　土奇楠纵切片200倍

黑奇楠横切面100倍

黑奇楠纵切面100倍

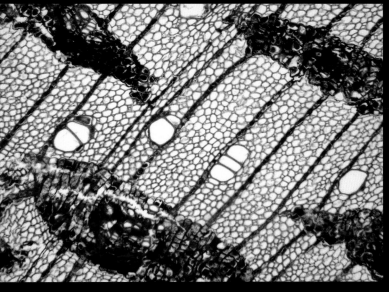

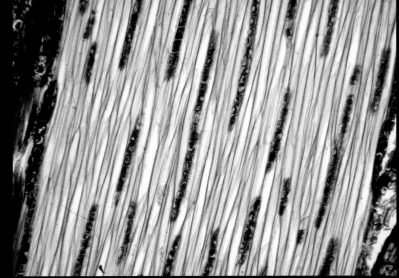

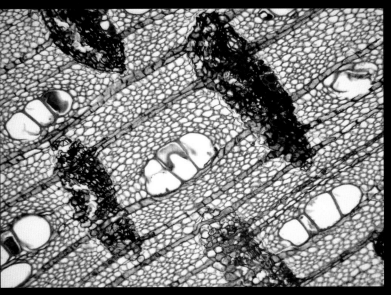

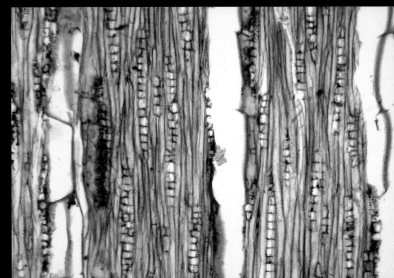

绿奇楠横切面100倍

绿奇楠纵切面100倍

黄奇楠表面特征

黄奇楠表面特征

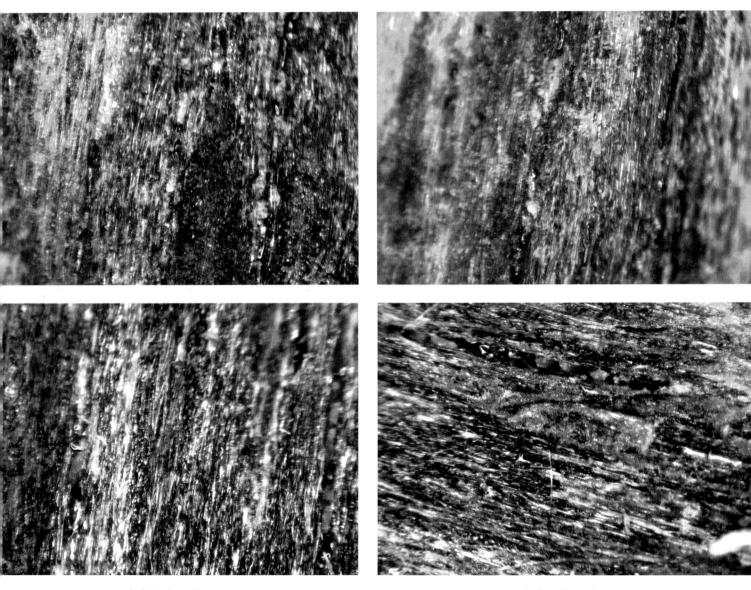

紫奇楠表面特征

紫奇楠表面特征

黑奇楠表面特征　　　　　　　　　　黑奇楠表面特征

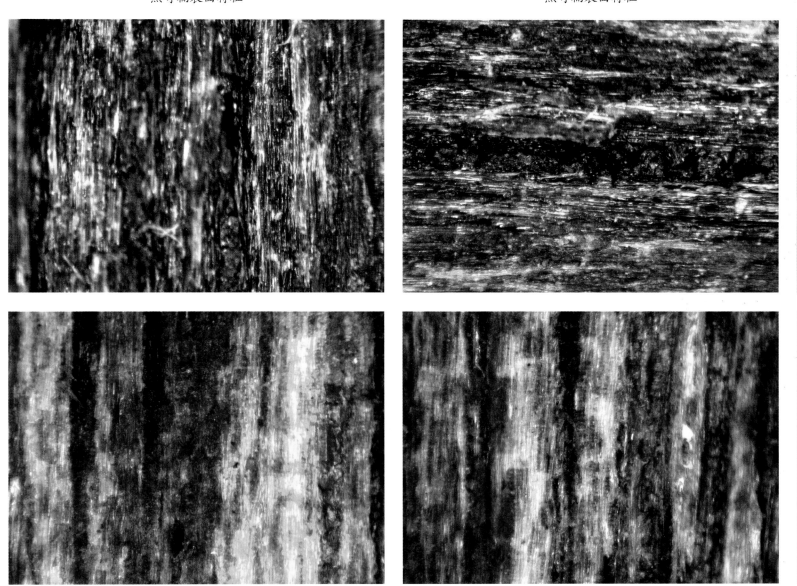

绿奇楠表面特征　　　　　　　　　　绿奇楠表面特征

黄奇楠横切面100倍　　　　　　　　　　黄奇楠纵切面100倍

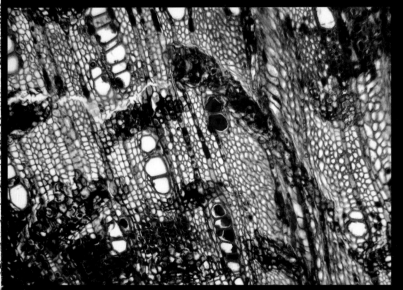 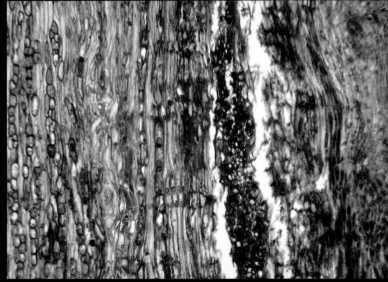

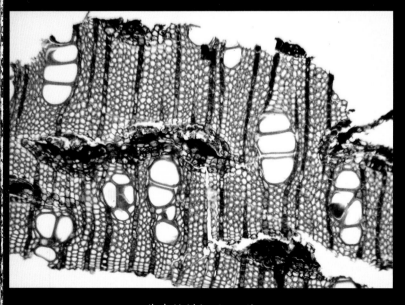 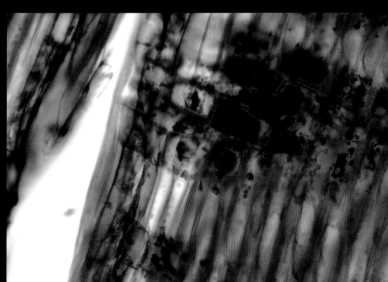

紫奇楠横切面100倍　　　　　　　　　　紫奇楠纵切面100倍

## GC-MS 测 CL 挥发性成分（虫漏）

| RT | Compound | MF | MW | RC（%） |
|---|---|---|---|---|
| 20.10 | 2,6-di（t-butyl）-4-hydroxy-4-methyl-2,5-cyclohexadien-1-one | C15H24O2 | 236 | 0.179 |
| 20.28 | 4-methylene-2,6-di（t-butyl）-2,5-cyclohexadien-1-one | C15H22O | 222 | 0.127 |
| 20.96 | 4-Methyl-2,6-di-tert-butylphenol | C15H24O | 220 | 4.454 |
| 22.58 | Diethyl phtalate | C12H14O4 | 222 | 0.469 |
| 23.49 | Agaruspirol | C15H26O | 222 | 1.643 |
| 23.67 | Elemol | C15H26O | 222 | 0.937 |
| 23.82 | Viridiflorol | C15H26O | 222 | 0.868 |
| 23.93 | Valerenal | C15H22O | 218 | 0.310 |
| 26.81 |  |  | 236 | 1.147 |
| 27.93 |  |  | 220 | 2.281 |
| 28.77 |  |  | 220 | 5.185 |
| 37.43 | Bis（2-ethylhexyl）phthalate | C24H38O4 | 390 | 2.120 |
| 40.26 | （Z）-13-Docosenamide | C22H43NO | 337 | 2.471 |
| 40.81 | Squalene | C30H50 | 410 | 0.713 |
| 41.52 |  |  | 310 | 23.528 |
| 43.77 |  |  | 326 | 9.929 |
| 44.41 |  |  | 340 | 3.364 |
| 45.71 | Stigmasterol | C29H48O | 412 | 0.872 |
| 46.32 | Clionasterol | C29H50O | 414 | 1.799 |
| 47.29 | Tremulone | C29H46O | 410 | 2.383 |

## GC-MS 测 QN 挥发性成分（奇楠香）

| RT | Compound | MF | MW | RC（%） |
|---|---|---|---|---|
| 10.84 | Egitol | C2Cl6 | 234 | 0.775 |
| 18.50 | Tetradecane | C14H30 | 198 | 0.069 |
| 20.04 | 2,6-di-tert-Butylquinone | C14H20O2 | 220 | 0.061 |
| 20.10 | 2,6-di（t-butyl）-4-hydroxy-4-methyl-2,5-cyclohexadien-1-one | C15H24O2 | 236 | 0.211 |
| 20.96 | 4-Methyl-2,6-di-tert-butylphenol | C15H24O | 220 | 10.257 |
| 23.62 | Agaruspirol | C15H26O | 222 | 1.367 |
| 23.82 | Viridiflorol | C15H26O | 222 | 0.942 |
| 24.58 |  |  | 220 | 1.400 |
| 24.66 |  |  | 218 | 1.247 |
| 25.18 |  |  | 220 | 3.736 |
| 25.90 |  |  | 218 | 1.507 |
| 26.81 | Nootkatone | C15H22O | 218 | 3.994 |
| 27.12 | Baimuxinal | C15H24O2 | 236 | 0.710 |
| 29.57 |  |  | 234 | 3.843 |
| 30.59 |  |  | 232 | 2.393 |
| 30.96 |  |  | 232 | 0.944 |
| 31.17 | Methyl oleate | C19H36O2 | 296 | 0.628 |
| 34.87 |  |  | 250 | 37.194 |
| 37.43 | Bis（2-ethylhexyl）phthalate | C24H38O4 | 390 | 0.687 |
| 38.00 |  |  | 280 | 0.886 |
| 38.39 |  |  | 280 | 4.049 |
| 39.70 |  |  | 266 | 3.446 |
| 40.26 | （Z）-13-Docosenamide | C22H43NO | 337 | 0.847 |

## 奇楠、虫漏及沉水香 GC-MS 分析

本次研究结果表明，沉水香、虫漏及奇楠中均检测出沉香的特征性成分——沉香螺旋醇（Agaruspirol），其含量分别为：0.151%、1.643% 和 1.367%，虫漏和奇楠中的含量明显高于沉水香中的含量。此外，从电子流图可看出，在保留时间为 25 分钟左右，奇楠中尚有大量成分未得到鉴定，这些成分与沉香螺旋醇的保留时间（23.6）很接近，极有可能为倍半萜类致香成分，或许正是这些成分的存在，使得奇楠的香味相对于普通的沉香更为丰富。

## 奇楠、虫漏和沉水香的薄层层析分析

本次研究结果表明，沉水香、虫漏及奇楠中部分成分为共有成分，其中沉水香和虫漏的成分较为相似，而奇楠的成分与沉水香的成分差异较大，且奇楠香的成分主要集中在低级性部分，脂肪酸含量很少，考虑到奇楠香的得率大大高于沉水香，因此相应地，奇楠的致香成分的含量也应大大高于沉水香。

**几种奇楠香和沉水香的薄层层析分析**

本次研究结果表明，沉水香中仅有极个别成分为共有成分，大部分成分均不相同。其中沉水香成分较少，提取物香味亦淡，而几种奇楠香的成分与沉水香的成分差异较大，且奇楠香的成分明显多于沉香的成分。奇楠香中脂肪酸含量很少，油的得率大大高于沉水香，因此相应地奇楠香的致香成分的含量也应大大高于沉水香。

本次研究还发现，几种奇楠香的成分也各不相同，其中黄奇香的成分最为丰富，其次为白奇楠，相应地，黄奇楠提取物的香味也最浓（图为沉香和奇楠香的 TLC 分析图，展开系统为石油醚—乙酸乙酯）。

薄层层析分析结果表明，白奇楠香、黄奇楠香、绿奇楠香的化学成分较为丰富，明显多于沉水香的化学成分。几种奇楠香的乙醚提取物香味较浓，而沉水香香味较淡。GC-MS分析结果表明奇楠香中脂肪酸含量很少，且油的得率大大高于沉水香。本次研究还发现，几种奇楠香的提取得率差别较大，其中黄奇楠香的得率最高，相应地黄奇楠香提取物的香味也最浓。

此外，本次研究通过 GC-MS 分析发现奇楠中亦含有沉香的特征性成分——沉香螺旋醇，从化学分类学角度可推测说明奇楠香的来源应为白木香树。

**TLC 分析**

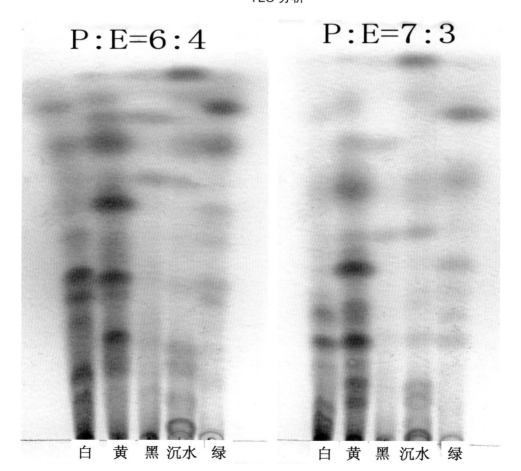

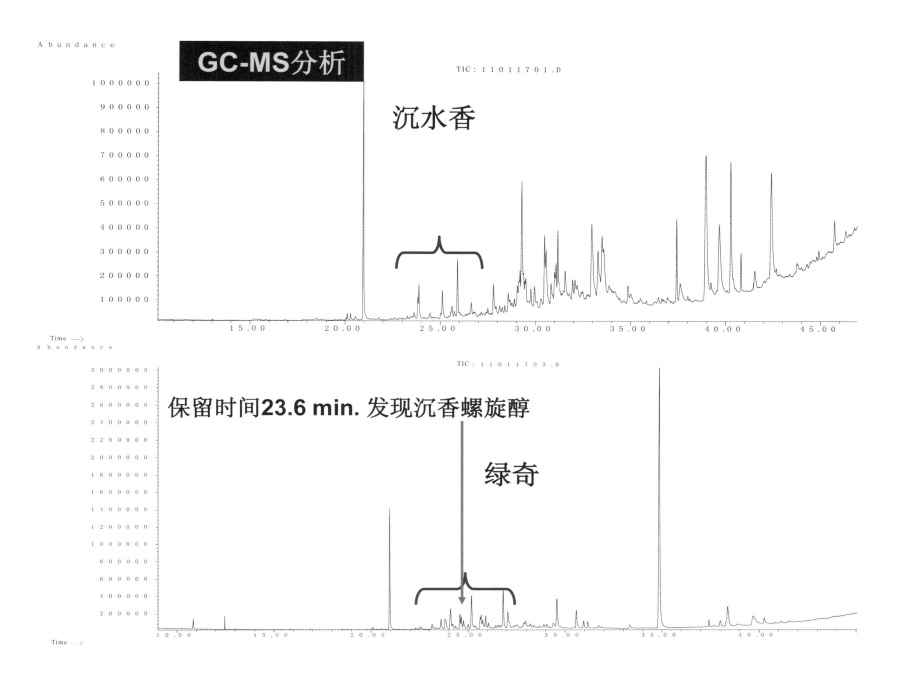

黄奇楠内生真菌的分离与初步鉴定

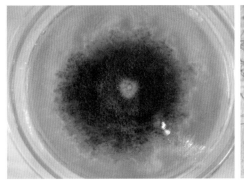
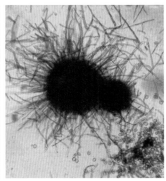
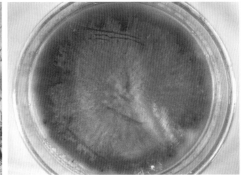
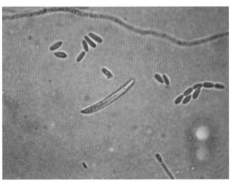

球毛壳菌属　　　　　　　　　　　　　　　　镰孢菌属

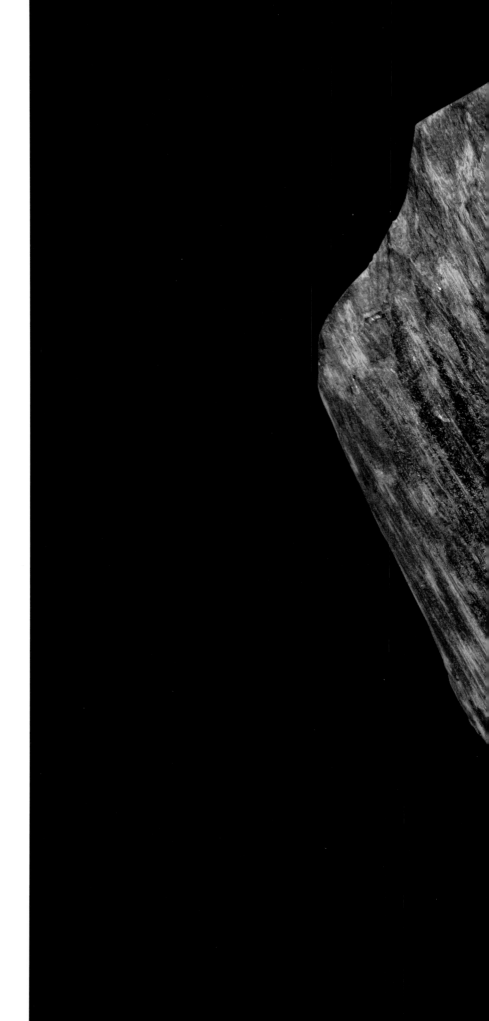

第四章

# 香中绝品奇楠香

伽楠一名琪楠……有纯白色者，
有纯黄色者，带之，可以避瘴气，
治胸腹诸症，实为香中之极品也。

——光绪《崖州志》

香之为用，其利最溥。物外高隐，
坐语道德，焚之可以清心悦神……
品其最优者，伽楠止矣。

——屠隆

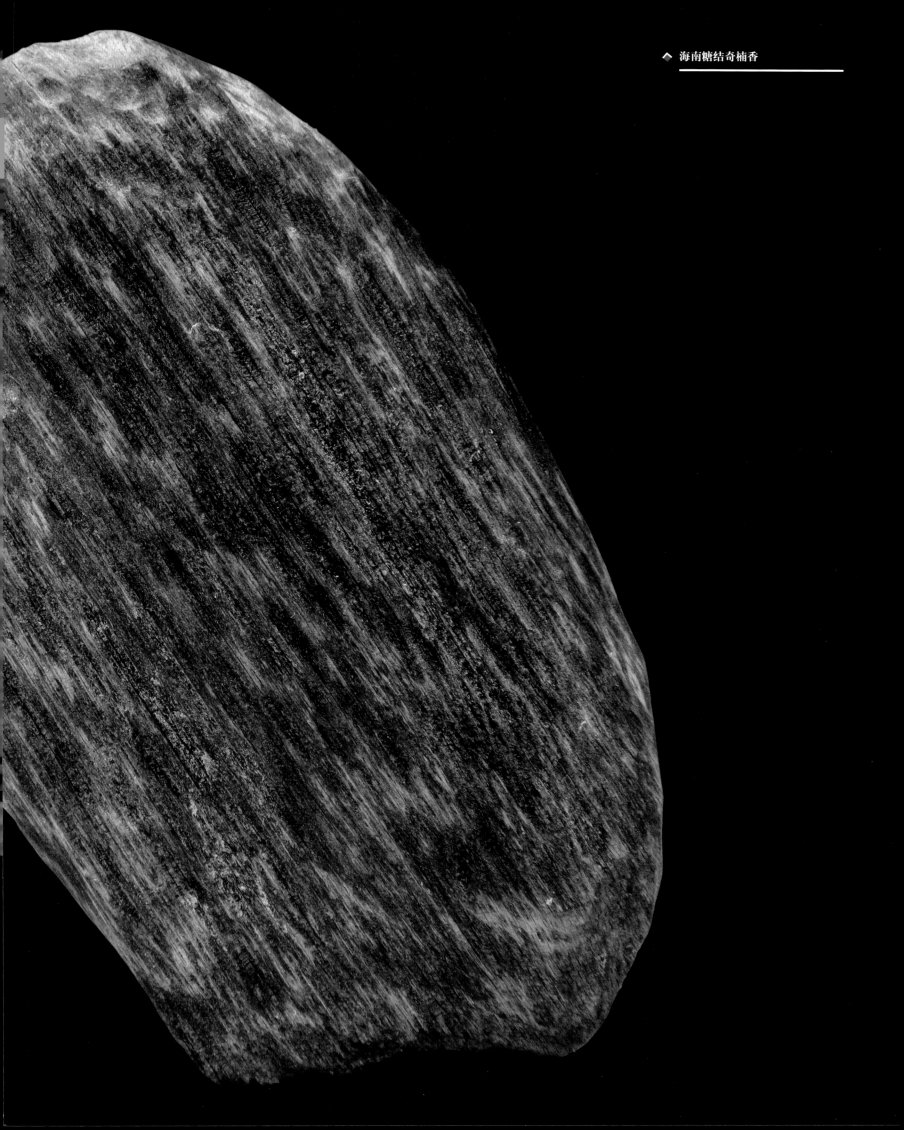

奇楠所含的精华，也正是天地灵气所钟。大多收藏家把它作为传家之宝，不愿让人看见。所以如能收藏成型奇楠，已是很大福报，足可成为至宝流传子孙。

奇楠的质地，如加以外力，可知其质软而性糯，刀刮之碎屑能捻捏成丸，嚼之则粘牙。论手感，油脂较一般沉香为多，以手握之，感觉凉意。论嗅觉，可感知沉香油或味钻入鼻尖，直通百会。论口感，咀嚼少许，有微微辛辣，略苦，入口即化。论香味，或清闻或熏烧，香氛清越佳美，远在一般沉香之上。论性质，上等沉香入水则沉，沉香大都质地坚硬，而奇楠则较为柔软，有黏韧性，削下的碎片甚至能团成香珠，以显微镜观察，沉香中的油脂腺聚在一起，而奇楠的油脂腺则是历历分明。黏韧感随时间推移、水分蒸发会形成皮壳而变坚硬。寻常沉香不点燃时几乎没有香味，而奇楠全然大异，不燃时也能散发出清凉香甜的气味；在熏烧时，沉香的香味很稳定，而奇楠的头香、本香和尾香确有阶段性神秘莫测之变化。

明代屠隆在所著《考槃余事》卷三《香笺》中，将品香的功用提高至精神层面，更是将奇楠香推到至高无上的境地，与寻常沉香绝然拉开距离：

> 香之为用，其利最溥。物外高隐，坐语道德，焚之可以清心悦神。四更残月，兴味萧骚，焚之可以畅怀舒啸。晴窗塌帖，挥尘闲吟，篝灯夜读，焚以远辟睡魔……品其最优者，伽楠止矣。第购之甚艰，非山家所能辛办。其次莫若沉香，沉有三等，上者气太厚，而反嫌于辣；下者质太枯，而又涉于烟；惟中者约六七分一两，最滋润而幽甜，可称妙品。煮茗之际，即乘茶炉火便，取入香鼎，徐而热之。当斯会心景界，俨居太清宫上真游，不复知有人世矣。

奇楠有一种特殊性质：海南沉香则有一种是典型的芯材。在近根部或芯材部分生成，并非由于外力致伤结成的罕见的奇香。也即奇楠并非因外伤而混合了树胶、树脂、挥发油、木质等多种成分，出现完整的芯材沉香，海南沉香奇异，具有一种长在树心的树胆沉香。当有的芯材木质萌生沉香并逐渐发育时，沉香和沉香木便是你中有我、我中有你了。在成熟沉香树的树芯内部，部分组织老化，导管线失去输送水分的能力，渐渐为油脂所填充，历经百年以上久远光阴的层积结成优质沉香。

从颜色而言，当今的大致分类，也涉及奇楠的生成效应：绿奇楠是绿油奇楠沉香的简称，为外表呈绿褐色的奇楠；紫油奇楠，则为外表呈紫褐色的奇楠。它们的结香肌理，经过提取菌类鉴别，可知为木材混生而发酵，经过切片研究，可知它分三层结香。至于树芯材，有人也认为非物理作用。事实上，观其完整性，可知受伤并非脂液凝聚的唯一原因，沉香树脂亦会自然形成于树的内部以及腐朽的部位上，这也许就是完整的芯材奇楠所形成的原因。

奇楠在各个产地都是奇珍。明代陈继儒《偃曝谈余》卷下载："占城奇南，出在一山。酋长禁民不得采取，犯者断其手。彼亦自贵重。"奇楠香置放在盘中，自然满室生香，不需像沉香或抽抽沉那样

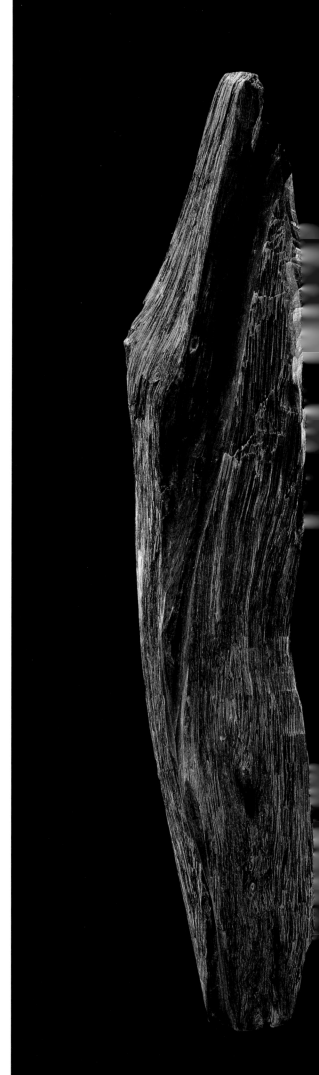

点燃，大者古人不舍得切割，小者古人一般制作成扇坠与念珠，随身佩戴，认为有辟秽之用。

风雅的古人，在锡盒里盛满蜜来养奇楠香。这种盒子一般分上下两格，下面的一格盛满了蜜，上面的一格钻出龙眼大的孔，把奇楠香做成的珠子放在上格，这样可以保证香木长年不枯，香味持久。

奇楠虽是沉香的共生体，但它是在何种部位呢？是同生一树，还是雌雄共体呢？抑或一半一半呢？一般认为，奇楠与沉香中的死沉才是共生体，共生过程中油脂的醇化使得另一部分沉香在此产生质变，形成与沉香完全不同的新物质，这就是奇楠。有奇楠则必有沉香，但有沉香不一定必有奇楠。

清代张璐的《本经逢原》也谈到海南沉香包括奇楠："产海南者色黄，锯处色黑，俗谓铜筋铁骨者良。产大宜白综纹者次之。近有新山产者，色黑而坚，质不松，味不甘苦，入药无效。番舶来者，气味带酸，此为下品。其浮水者曰速香，不入药。"

由奇楠的香味产生的从嗅觉到味觉的转移，由香气带来，这香气是如此地变幻莫测，它由气产生，又由气托举，所以称为气甜。气味芬芳，清凉甘甜，其香能通窍，使人的头脑清爽舒适，这是气甜的作用。奇楠香能通窍，有通利九窍之功效，与沉香的功效几乎一致，只是它比沉香效果更持久。

就特性而言，普通沉香置于常温下没有香味，奇楠则反之，在常温下，不加熏烤焚燃，也能持续发出清越之香氛，久之不绝。如用炭火或电炉加热，那奇楠的香氛变化就更大了，且持续发香时间较长。

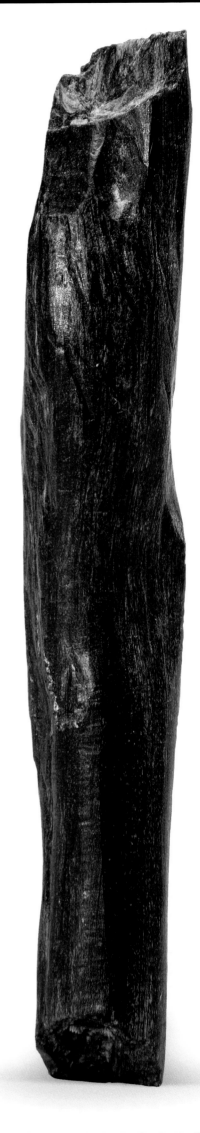

有采香行家认为，海南沉香一般比他处的沉香密度更大，目观手掂，即能感知它的厚重与密实。其中，吊罗山的沉香味道香甜，含蓄可亲；尖峰岭的沉香油性大，膏状密实，以黄奇楠最为突出；黎母山的沉香性质柔软，以黑奇楠最佳。

海南奇楠又名琼脂，收藏到琼脂天香的民间人家，天幸能拥有这一珍贵的奇缘。

将海南奇楠写得简明而又清晰可感的，还要数古人的文墨。明代慎懋官所著《华夷续考》载：

> 奇楠香品杂，出海上诸山，盖香木枝柯窍露者，木虽死而本存者，气性皆温，故为大蛇（蟒）所穴。蛇食蜜，归而遗渍于香中，岁久渐浸，木受蜜结而坚润，则香成矣……率多巧合，颇若天成。

《粤海香语》阐明"岁月既浅，木蜜之气未融，是为虎斑金丝结"。海南黎母山虎斑纹沉香中的奇楠，是源自古称黎峒的老树沉香，是沉香中的上品，香味沁人心脾，缕缕清新香甜袭人肺腑，论其质地，色泽鲜亮而有历史感，纹理精美，带有漂亮的金丝纹或虎纹斑。一般水沉无此特征，只有奇楠才具备，存世量稀少。

黑油奇楠是其中的一种，多来源于五指山的沉香老树头芯材，只有海南地理物候才能孕育。因其是近海红树林地区的香树倒伏于海边，经受海水浸泡数百年而成。初闻黑奇楠似乎带着淡咸的海水味，续品香味极为醇厚，是珍稀奇楠沉香，全然为天然原始风味。海南黎语中，"格"是指木材的芯部，黑油格的基本色泽为黑褐色，略有浅

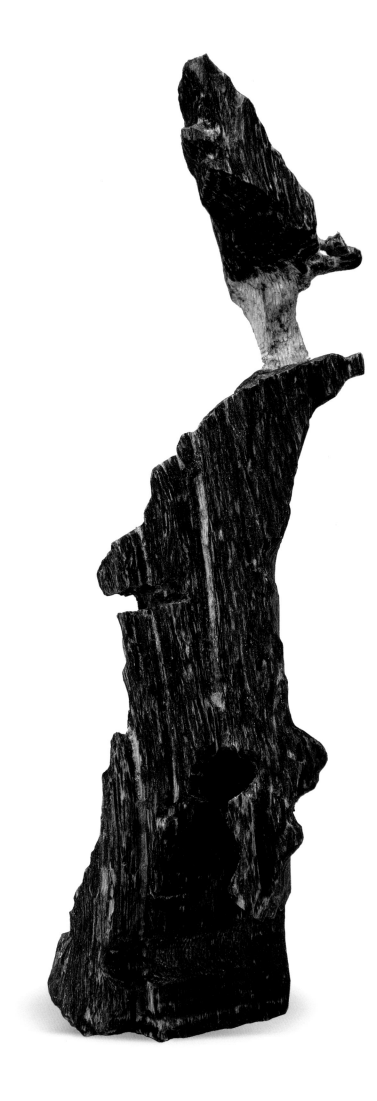

黄色相间，斑纹呈不规则片状或团状，毛孔为点状，这个特点也决定了伪造者难以为之。

黄油奇楠，也是源自海南五指山沉香，初闻味道清芳，烧之香气更为沉郁，手感沉甸甸的，黄油均混，是难得的好料。

黄油格沉香归入黄熟香类，味甜且清扬，半浮沉于水，黄油格之名是旧时沉香行业中人的俗称，只因产量甚少，世人未曾广泛认识黄油格，史书殊少记载。

《本草衍义》有谓：

> 沉香，岭南诸郡悉有之，旁海诸州尤多。今南恩、高、窦等州，惟产生结香。沉之良者，惟在琼、崖等州，俗谓之角沉。

沉香的最优良者，该书认为，在海南，这里叫作角沉。上等的角沉，香味是不断从内部散发出来，携带着森林里的原始气息，数百年的历史，使它的奇香飘流在空气里，故容易让人以为是奇楠。海南角沉会因其质地优越，被认为是奇楠，其实，真正的角沉是带有木材本色的结油，绝非整个乌溜溜的黑色，它密度坚实，接近奇楠，但毕竟还是两回事。

奇楠的分级也连带着沉香的分级，毕竟两者有着密切的"血缘"关系。

一是熟结，它是树木死后，树干倒伏地面或沉入泥土，风吹雨淋，经年累月，慢慢分解、收缩而最终留下的以油脂成分为主的凝聚物。如《本草纲目》记：

其积年老木，经年其外皮干俱朽烂，木心与枝节不坏，坚黑沉水者，即沉香也。

二是生结，它是香树尚在存活时形成的香结。刀斧斫砍、动物啮蚀等外力引起较深的伤口后，香树会渗出树脂以作自我防护，从而在伤口附近结香。

三是脱落，枝干朽落之后又结出的香。

四是虫漏，因蜂子虫蚁等在香树受伤处蛀蚀而形成的香。

这四类中，有的是沉香，有的是奇楠，譬如水沉在沉香已是属高品质，接近奇楠，有人甚至就将它算作一般的低等的奇楠。水沉木色较黑，其中也有沉香和奇楠很难分辨的。奇楠与沉香分类需注意古代和现代的区别，古人对于沉香的分类多少有些模糊，对于奇楠与普通沉香的界限处于一种交叉状态。如果硬把传统的沉香，套进现代的分类方法，有的时候会发生偏差。

《华夷续考》：

其香有虎皮结、金丝结、蜜结等，色墨绿而润。绡佩少许，才一登座满堂馥郁，佩者去后香犹不散，真者价倍黄金。

以上说到的虎皮结、金丝结、蜜结等，这几种的颜色都呈现墨绿的底蕴，初入香学者很难过目即辨，准确地区分还得靠经验。

明代张岱所著《夜航船》卷十二曾对奇楠的鉴别有简明的判断：

奇楠香一作迦南。其木最大，枝柯窍露，大蚁穴之。蚁食石蜜，归遗于中，木受蜜气，结而成香，红而坚者谓之生结，黑而软者谓之糖结。木性多而香味薄者，谓之虎斑结、金丝结。

此处他特别强调了糖结和金丝结，前者颜色为黑色，质地坚硬。后者颜色微黄，纹路呈现金黄的丝状，品相稍次于糖结香。

张岱此处实际上也谈到一种蚁穴奇楠，这种奇楠，得自天然，不需要人工再来择香，蚂蚁虫子就充当了天然的择香工人。这种奇楠，有点儿像虫漏沉香，造型奇特，巧不可阶，真的是鬼斧神工，奇创天成。孔洞，奥窍，曲折的线路，蝌蚪形态的纹理，处处显示大自然的杰作，蜂、蚁所食用和搬运的石蜜，经过它们胃口的转化吐纳，再次拿来放在香中，木受蜜气浸润透彻，结而成香，此真奇楠之巅峰。

古代医药家谈到奇楠和沉香的区别以及奇楠的分类，说得很清楚，《本草乘雅半偈》说：

奇南香原属沉香同类。等分黄、栈，品成四结，世称至贵。即黄、栈二等，亦得因之以论高下。沉本黄熟，固坎端棕透，浅而材白，臭亦易散；奇本黄熟，不唯棕透，而黄质遂理，犹如熟色，远胜生香，蒸炙经旬，尚袭袭难过也。栈即奇南液重者，曰金丝。其熟结、生结、虫漏、脱落四品，虽统称奇南结，而四品之中，又各分别油结、糖结、蜜结、绿结、金丝结，为熟、为生、为

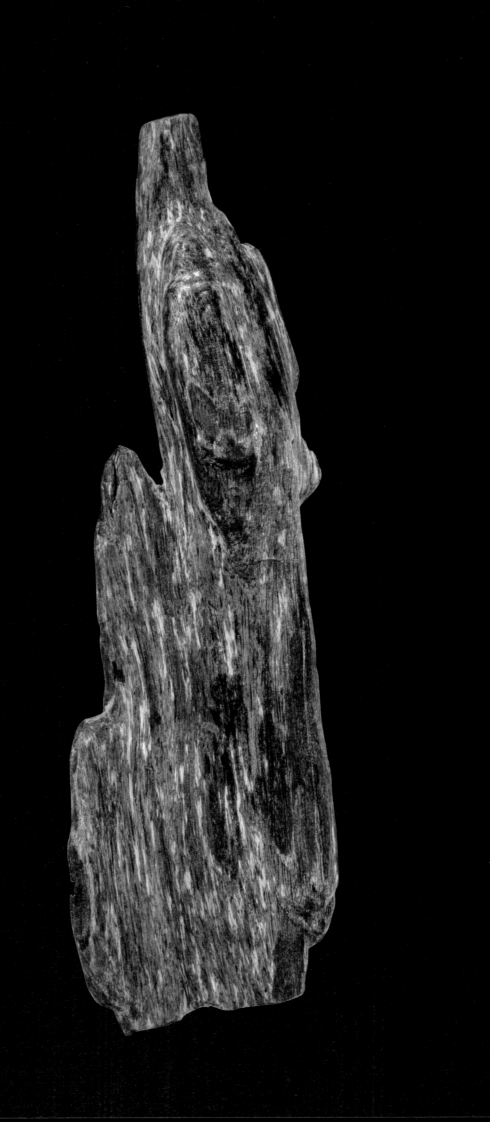

漏、为落，井然成秩耳。大都沉香所重在质，故通体作香，入水便沉，奇南虽结同四品，不唯味极辛辣，著舌便木。顾四结之中，每必抱木，曰油、曰糖、曰蜜、曰绿、曰金丝，色相生成，亦迥别也。

这是说奇楠和沉香同样是在沉香树上所生成。从硬度上说，沉香质地坚硬，而奇楠较柔软。沉香硬挺，雕刻之如刀遇竹；奇楠软凝，以指甲划过即有痕迹，接近划过肥皂的感觉。这里涉及奇楠的形色、品质，可以说绿油、紫油、黑油、糖丝、金丝都在其中。"沉本黄熟……尚袭袭难过也"一句是说沉香性质的黄熟香，结香之处棕色浸透，但色还比较浅，材质略显白色，香味不高明容易散失；奇楠性质的黄熟香，棕色浸透很彻底，黄色很和谐，好像熟得不能再熟，远远胜过生香的味道，就算熏上半个月，它的香味也还陆陆续续不断地散发出来。

至于陈让的《海外逸说》，对奇楠的名称分类又有不同的说法：

> 奇楠上者曰莺歌绿，色如莺毛，最为难得；次曰兰花结，色微绿而黑；又次曰金丝结，色微黄；再次曰糖结，黄色者是也；下曰铁结，色黑而微坚，皆各有膏腻。

奇楠坚如金，润如玉。奇楠之油为活油，是有生命之物，而一般沉香则系死油无生命。对于奇楠品质分类的排列，其顺序在当代是这样的（其划分的依据是依照沉香的成分）：倍半萜类、色原酮类，这两种成分越多，品级越高。

光绪《崖州志》对奇楠等级的辩证说明如下：

> 伽楠，杂出于海上诸山。凡香木之枝柯窍露者，木立死而本存，气性皆温，故为大蚁所穴。大蚁所食石蜜，遗渍香中，岁久渐浸，木受石蜜，气多凝而坚润，则伽楠成。其香本未死，蜜气未老者，谓之生结，上也。木死本存，蜜气膏于枯根，润若饧片者，谓之糖结，次也。岁月既浅，木蜜之气未融，木性多而香味少，谓之虎斑金丝结，又次也。其色如鸭头绿者，名绿结。掐之痕生，释之痕合，接之可圆，放之仍方，锯则细屑成团，又名油结，上之上也。伽楠本与沉香同类而分阴阳。或谓沉香，牝也。味苦而性利，其香含藏，烧乃芳烈，阴体阳用也。伽楠，牡也。味辛而气甜，其香勃发，而性能闭二便，阳体阴用也。藏者以锡为匣，中为一隔而多窍，蜜其下，伽楠其上，使熏炙以为滋润。又以伽楠末养之，他香末则弗香。以其本香返其魂，虽微尘许，而其元可复，其精多而气厚故也。寻常时勿使见水，勿使见燥风，霉湿出则藏之，否则香气耗散。

特别需要说明的是，这里提到蚁穴、石蜜，对于奇楠生成具有重要作用，但同时不能忽视的是，还有蚁酸的作用。蚁酸，也称甲酸，蚂蚁分泌物和蜜蜂分泌液中均含有蚁酸，当人们蒸馏蚂蚁时曾提取蚁酸，故有此名。香树受伤后，蜂、蚁等虫子来访，所注入的应是石蜜、蚁酸、雨露等，也即植物、动物、自然雨露精华，系三合一的综合体。如此结成之物居奇楠之首，换句话说，蚁穴奇楠为顶级奇楠。

光绪《崖州志》对奇楠的解释和分类：

> 伽楠一名琪楠，有疤结、类结之分。疤结者，每结一件，皆有疤痕；类结者，其树久为风雨所折，从此而类。其实均以色绿而彩，性软而润，味香而清。掐之有油，如缎色。或有全黑带绿而沉水者，或有黑绿带速而不沉者。有纯白色者，有纯黄色者。带之，可以避瘴气，治胸腹诸症，实为香中之极品也。

光绪《崖州志》在对奇楠分类的同时，也结合它的特性进行研究：

> 香产于山。香曰沉香者，历年千百，树朽香坚，色黑而味辛，微间白疵如针锐。细末之，入水即沉者，生结也。黎人于香树，伐其曲干斜枝，作斧口以承雨露，岁久香凝，入水亦沉，而色不甚润泽者，死结也。伽楠与沉香并生，沉香质坚，伽楠软，味辣而脂，嚼之粘齿麻舌，其气上升，故老人佩之少便溺。上者鹦哥绿，色如鹦毛。次兰花结，色微绿而黑。又次金丝结，色微黄。再次糖结，纯黄。下者曰铁结，色黑而微坚。名虽数种，各有膏腻。

金丝结、兰花结、糖结等跟绿奇、黄奇等并不是等同或并列的概念，而是奇楠生长过程中以及熟化过程中的现象。

兰花结，一般而言，它是木性大而油脂稍少，或四六分，或五五分。

虎斑结，油脂结香状态成虎斑状，带有微微闪烁的金丝纹路。

金丝结，则是油性大于木性，它属于软丝，生长期较为长久。

糖结，一般属于满油，刚采下时，性质柔糯，置放久之，则渐渐变得坚硬。

铁结，色黑而微坚，自有其膏腻，其油脂较硬，口感以凉味为多。

根据我们所收大量芯材奇楠得出的经验，崖香奇楠取材非常不易，其特征，质软性糯，黄质邃理，入口粘牙麻舌，口内生津，刀削即卷，无论下刀还是入口糯感都很明显；头香张扬，本香清香舒爽而变化多，整体的发香时间长，中味迷人清越，尾香婉转持久，香氛的穿透力极强。

崖香具有天然的细腻品质，根据大致相同的纬线，从海南越往西行，则沉香的木质成分也在增多，其品质就粗糙一些。

一般而言，古人认为沉香坚硬，奇楠柔润，还有是沉香沉水，而奇楠不沉水，但根据我们多年收香的经验，情况不尽如此。实际上，沉香也有沉水、不沉水、半沉水的情况，同样，奇楠也有不沉水、沉水、半沉水的情况，如何鉴别，则须根据奇楠结油的成分多与少而定。

北宋丁谓的《天香传》，首先就直截了当地把沉香喻为天香，是对沉香地位毫不犹豫的定位。以其浸润之深，了解之透，缕述香之历史、产香地区、香材高下之全面，论其学术地位，无疑是系统论香的开山之作，为后世论香者所称道、引录、发挥，其影响深远，至今仍有重要参照意义。

丁谓是苏州人，在宋代为参知政事，属次相，位高权重。因为出于私欲要擅自移动皇帝的陵墓，此乃欺君杀头之罪，引发朝议纷然，终于触怒太后，丁谓被罢相，贬为遥远的崖州司户参军。抄没家产时，从他家中搜得"四方赂遗，不可胜纪"。

《天香传》中关于沉香的记载摘录如下：

香之为用从古矣，所以奉高明，所以达蠲洁。三代禋享，首惟馨之荐，而沉水、薰陆无闻焉。百家传记萃芳之美，而萧苑、郁邑不尊焉。

《礼》云："至敬不享，味贵气臭也。"是知其用至重，采制初略，其名实繁而品类丛胜矣。观乎上古帝皇之书，释道经典之说，则记录绵远，赞颂严重，色目至众，法度殊绝。

西方圣人曰："大小世界，上下内外，种种诸香。"又曰："千万种和香，若香、若丸、若末、若坐，以至华香、果香、树香、天和合之香。"又曰："天上诸天之香，又佛土国名众香，其香比于十方人天之香，最为第一。"

仙书云："上圣焚百宝香，天真皇人焚千和香，黄帝以沉榆、荄英为香。"又曰："真仙所焚之香，皆闻百里，有积烟成云、积云成雨，然则与人间所共贵者，沉水、薰陆也。"故经云："沉水坚林。"又曰："沉水香，圣降之夕，神导从有捧炉香者，烟高丈余，其色正红。"得非天上诸天之香耶？《三皇宝斋》香珠法，其法杂而末

之，色色至细，然后丛聚杵之三万，缄以良器，载蒸载和，豆分而丸之，珠贯而暴之，且曰："此香焚之，上彻诸天。"盖以沉水为宗，薰陆副之也。

是知古圣钦崇之至厚，所以备物宝妙之无极，谓奕世寅奉香火之笃，鲜有废日，然萧茅之类，随其所备，不足观也。

祥符初，奉诏充天书扶持使，道场科醮无虚日，永昼达夕，宝香不绝，乘舆肃谒，则五上为礼（真宗每至玉皇真圣祖位前，皆五上香也）。馥烈之异，非世所闻，大约以沉水、乳香为本，龙香和剂之。此法累禀之圣祖，中禁少知者，况外司耶？八年掌国计，两镇旄钺，四领枢轴，俸给颁赉随日而隆。故芯芬之著，特与昔异。袭庆奉祀日，赐供乳香一百二十斤（入内副都知张淮能为使）。在宫观密赐新香，动以百数（沉、乳、降真荟香），由是私门之沉、乳足用。

有唐杂记言明皇时异人云："醮席中，每焚乳香灵祇皆去。"人至于今惑之。真宗时亲禀圣训："沉、乳二香，所以奉高天上圣，百灵不敢当也，无他言。"上圣即政之六月，授诏罢相，分务西洛，寻遣海南。忧患之中，一无尘虑，越惟永昼晴天，长霄垂象，炉香之趣，益增其勤。

素闻海南出香至多，始命市之于闾里间，十无一有假。版官装鹗者，唐宰相晋公中令公之裔孙也，土地所宜，悉究本末，且曰："琼管之地，黎母山酋之，四部境域，皆枕山麓，香多出此山，甲于天下。然取之有时，售之有主，盖黎人皆力耕治业，不以采香专利。闽越海

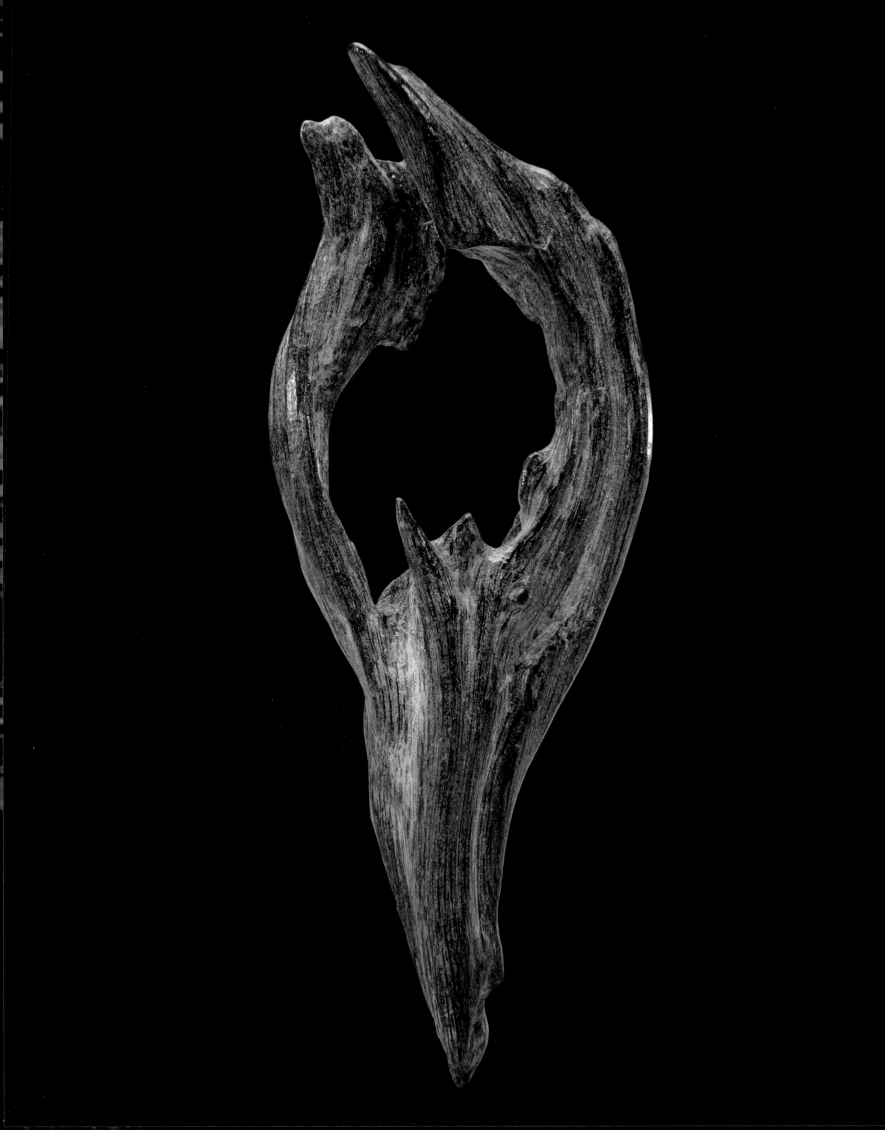

贾，惟以余杭船即市香。每岁冬季，黎峒俟此船至，方入山寻采，州人从而贾贩尽归船商，故非时不有也。"

香之类有四，曰沉，曰栈，曰生结，曰黄熟。其为状也，十有二，沉香得其八焉。曰乌文格，土人以木之格，其沉香如乌文木之色而泽，更取其坚格，是美之至也。曰黄蜡，其表如蜡，少刮削之，鬈紫相半，乌文格之次也。曰牛目，与角及蹄，曰雉头、洎髀、若骨，此沉香之状。土人别曰牛眼、牛角、牛蹄、鸡头、鸡腿、鸡骨。曰昆仑梅格，栈香也，似梅树也。黄黑相半而稍坚，土人以此比栈香也。曰虫镂，凡曰虫镂，其香尤佳。盖香兼黄熟，虫蛀蛇攻，腐朽尽去，菁英独存者也。曰伞竹格，黄熟香也。如竹色，黄白而带黑，有似栈也。曰茅叶，如茅叶，至轻，有入水而沉者，得沉香之余气也。燃之至佳，土人以其非坚实抑之，黄熟也。曰：鹧鸪斑，色驳杂，如鹧鸪羽也。生结香也，栈香未成沉者有之，黄熟未成栈者有之。

凡四名十二状，皆出一本，树体如白杨，叶如冬青而小，肤表也，标末也，质轻而散，理疏以粗，曰黄熟。黄熟之中，黑色坚劲者，曰栈香。栈香之名相传甚远，即未知其旨，惟沉香为状也。肉骨颖脱，芒角锐利，无大小、无厚薄，掌握之有金玉之重，切磋之有犀角之劲，纵分断琐碎，而气脉滋益。用之与臭块者等。鹑云：香不欲绝大，围尺已上虑有水病，若斤已上者，合两已下者中浮水，即不沉矣。

又曰：或有附于枯桥，隐于曲枝，蛰藏深根，或抱贞木本，或挺然结实，混然成形。嵌若岩石，屹若归云，如矫首龙，如峨冠凤，如麟植趾，如鸿铩翮，如曲肱，如骈指。但文理密致，光彩明莹，斤斧之迹，一无所及，置器以验，如石投水，此香宝也，千百一而已矣。夫如是，自非一气粹和之凝结，百神祥异之含育，则何以群木之中，独禀灵气，首出庶物，得奉高天也？

占城所产栈沉至多，彼方贸迁，或入番禺，或入大食。大食贵重栈、沉香，与黄金同价。乡者云：比岁有大食番舶，为飓风所逆，寓此属邑，首领以富有，大肆筵设席，极其夸诧。州人私相顾曰：以赀较胜，诚不敌矣；然视其炉烟，蓊郁不举，干而轻，瘠而燋，非妙也。遂以海北岸者，即席而焚之，高烟杳杳，若引东绳，浓腴渂渂，如练凝漆，芳馨之气，持久益佳。大舶之徒，由是披靡。

生结者，取不俟其成，非自然者也。生结沉香，品与栈香等。生结栈香，品与黄熟等。生结黄熟，品之下也，色泽浮虚，而肌质散缓；燃之辛烈少和气，久则溃败，速用之即佳，不同栈沉，成香则永无朽腐矣。

雷、化、高、窦，亦中国出香之地，比海南者，优劣不侔甚矣。既所禀不同，而售者多，故取者速也。是黄熟不待其成栈，栈不待其成沉，盖取利者，戕贼之深也。非如琼管皆深峒黎人，非时不妄剪伐，故树无夭折之患，得必皆异香。

曰熟香、曰脱落香，皆是自然成香。余杭市香之家，有万斤黄熟者，得真栈百斤则为稀矣；百斤真栈，得上

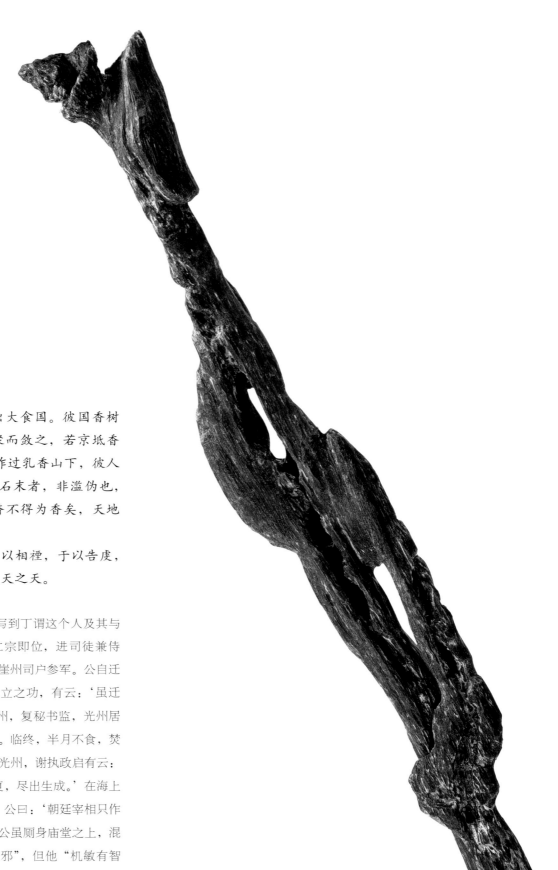

等沉香十数斤，亦为难矣。

薰陆、乳香之长大而明莹者，出大食国。彼国香树连山络野，如桃胶松脂委于石地，聚而敛之，若京坻香山，多石而少雨，载询番舶则云："昨过乳香山下，彼人云：'此山不雨已三十年。'"香中带石末者，非滥伪也，地无土也。然则此树若生泥涂，则香不得为香矣，天地植物其有旨乎？

赞曰：百昌之首，备物之先，于以相裸，于以告虔，孰歆至德，孰享芳烟，上圣之圣，高天之天。

宋代龚明之的《中吴纪闻》，饶有兴味地写到丁谓这个人及其与沉香的因缘。该书说丁谓天禧年间拜相。"仁宗即位，进司徒兼侍中。后为章圣山陵使，擅移陵域，贬将仕郎、崖州司户参军。公自迁谪，日赋一诗，号《知命集》。后因奏表叙策立之功，有云：'虽迁陵之罪大，念立主之功多。'因徙雷州，移道州，复秘书监，光州居住。贬窜十五年，须发无斑白者，人皆服其量。临终，半月不食，焚香危坐，诵佛书，以沉香煎汤，时呷而已。至光州，谢执政启有云：'三十年门馆从游，不无事契。一万里风波往复，尽出生成。'在海上对客问：'天下州郡孰大？'客曰：'唯京师。'公曰：'朝廷宰相只作崖州司户，则崖州为大。'众皆大笑。"可见此公虽厕身庙堂之上，混迹滚滚红尘之中，"多希合上旨，天下目为奸邪"，但他"机敏有智谋，文字数千言。经览辄诵，善谈笑为诗。至图画、博弈、音律，无不洞晓"，也不乏飘然世外的高士之风。

第五章

# 香风和畅熏古今

隋宫守夜沉香燎，
楚俗驱神爆竹声。
——欧阳修

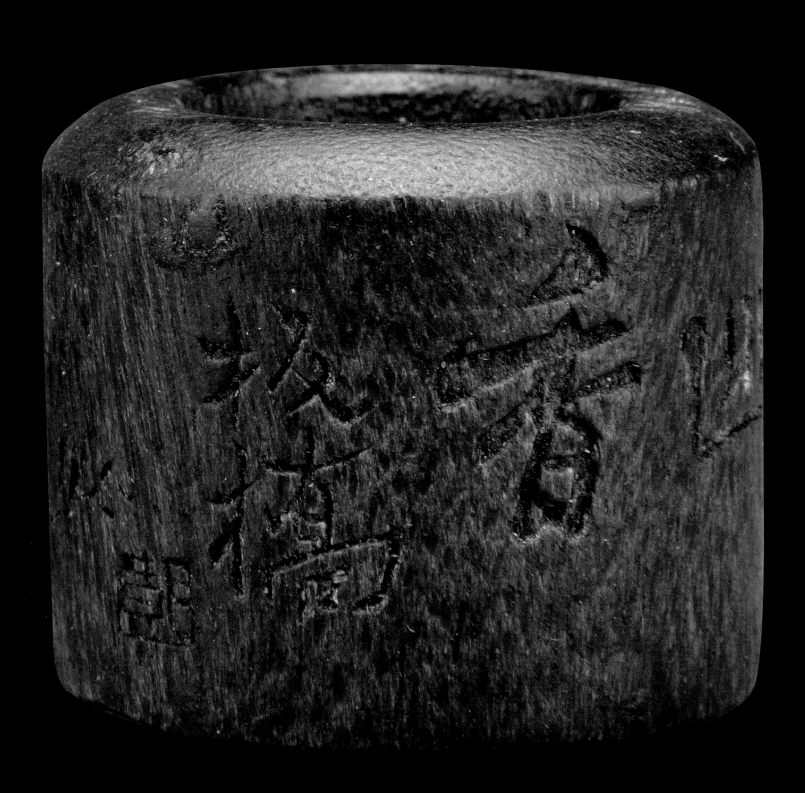

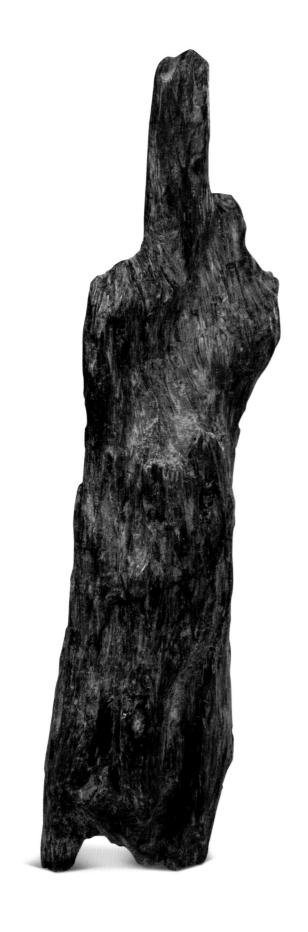

沉香在历史上与四大文明古国都结下了不解之缘。沉香的品鉴、运用、消费，点点滴滴，无不与社会生活有着密切的缘分。在中国从汉代至今的历史长河中，沉香文化如一条芬芳的香脉，不绝如缕。

古老的中国香学文化，堪称民族文化奇葩之一。其久远的历史，可以上溯到新石器时代晚期，历经春秋战国，成于汉，兴于唐，盛于宋，极盛于明，过渡于清，迄今已有 6000 多年的历史。从皇室朝廷，到公卿巨族以至富豪雅士，都对沉香青睐有加，并在几千年的历史长河中创造了丰富多彩的沉香文化，这在正史及文学作品中多有记载和描述。

先秦时期，香的主要功用为原始祭祀，用于表达人们对天地的敬仰。烧香行为由国家掌握，由祭司执行。《诗经·周颂·清庙之什·维清》："维清缉熙，文王之典。肇禋，迄用有成，维周之祯。"禋就是烟，是说周文王受命而祭天，熏香而出其烟。到西汉中叶，西域或南亚的龙涎香、苏合香等香料传入中原，因其芬芳浓郁，深受皇室贵族士大夫等人士喜爱。

从汉武帝时期到三国，可称为香的引进期。武帝时期香品渐走向实用化，汉武帝时引入西域香料，降及东汉三国，在这 300 多年间，香的使用还仅限于宫廷和上层贵族之中，被用于重要的皇家仪式、重要节令甚至皇亲国戚的奢侈日用。由于香极为名贵，难得进入寻常百姓之家。

提到沉香的古文献中，较早的有东汉杨孚所著《交州异物志》，该书载："蜜香，欲取先断其根，经年，外皮烂，中心及节坚黑者，置水中则沉，是谓沉香……"

西晋张华编撰的《博物志》是一部奇书，书中分类记载了异境

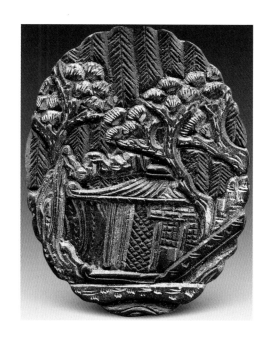

奇物、奇闻逸事及神仙方术等，其中对香事的记载饶有兴味。《博物志》卷之二《异产》一节记载了汉武帝时西域小国来朝贡并献香的故事：

　　汉武帝时，弱水西国有人乘毛车以渡弱水来献香者，帝谓是常香，非中国之所乏，不礼其使。留久之，帝幸上林苑，西使千乘舆闻，并奏其香。帝取之看，大如鸾卵，三枚，与枣相似。帝不悦，以付外库。后长安中大疫，宫中皆疫病。帝不举乐，西使乞见，请烧所贡香一枚，以辟疫气。帝不得已，听之，宫中病者登日并差。长安中百里咸闻香气，芳积九十余日，香犹不歇。帝乃厚礼发遣饯送。

从这个小故事中，可知外方之人不远万里、不畏艰险前来汉朝献香，很有情调和诚心，而各种奇异香料也随着朝贡等对外交流活动进入宫廷。献香使节来到后，起初皇帝看朝贡的香品不起眼，认为是中国并不缺乏的寻常物事，因而对献香使者也不太待见。后来见其疗治时疫的奇效，乃大欢喜。而且贡香焚烧之后，芳香之气三月不散。于是皇帝乃一改态度，赐予献香使节丰厚的礼品，并给予其盛宴饯行的待遇。

《汉武内传》这本书，系托名汉代班固或晋代葛洪撰者，皆无确据，实为后人伪托，但它描述朝廷运用沉香，倒也记述真确："七月七日设座殿上，以紫罗荐地，燔百和之香。"农历七月初七乃是传统七巧节，又称乞巧节、女儿节。《太平御览》记载："七月黍熟，七

日为阳数，故以糜为珍。"七月七日原本属于庆祝丰收的良辰吉日，后来演变为女儿节。这样的日子在皇宫大殿点燃百和之香，属于对天地很虔诚的崇拜礼仪。而所谓百和之香，首先就是沉香在其中遥领众香。

汉代，熏香用具名目繁多，有香炉、熏炉、香匙、香盘、熏笼、斗香等。西汉熏香的器具铜制博山炉制作精良，根据《汉代物质文化资料图说》，博山炉主要燃烧的是树脂类香料。汉朝蔡质撰写的《汉官仪》说："太官供食，五日一美食，下天子一等。尚书郎伯使一人，女侍史二人，皆选端正者。伯使从至止车门还，女侍史絜被服，执香炉烧熏，从入台中，给使护衣服也。"可见精致、气派、程序繁复之一斑。汉代还有一种奇妙的赏香形式：把沉水香、檀香等浸泡在灯油里，点灯时就会有阵阵芳香飘散出来，称为"香灯"。

魏晋时期，香从宫廷扩展到文人士大夫阶层，文人用香蔚然成风，留下不少品香用香、记录心情的诗文。汉末至魏晋六朝，佛道两教的兴盛，也在一定程度上推动了这一时期香文化的发展。此时，具有代表性的博山式熏香文化大行其道，它不再是达官贵人修养身心的专利，平民百姓用博山炉熏香、品香也成为一种时尚。

南北朝时期，沉香不仅为皇亲国戚所珍爱，也为上流社会所追捧，已是有身份的人的昂贵奢侈品，这个时期贵族阶级就开始尝试把沉香与来自四面八方的香料掺和，进行和香试验。

沉香作为贡品，首先被用于皇室消费。在那些荒淫之主当政期间，沉香也常常被暴殄天物，令人叹惋不已。宋朝初年的词人张先，他有一首著名的词作《玉树后庭花》，讽喻陈后主淫逸亡国的历史悲剧。这首词上片写道："宝床香重春眠觉，枕窗难晓。新声丽色千人，

海南糖结黄奇楠香

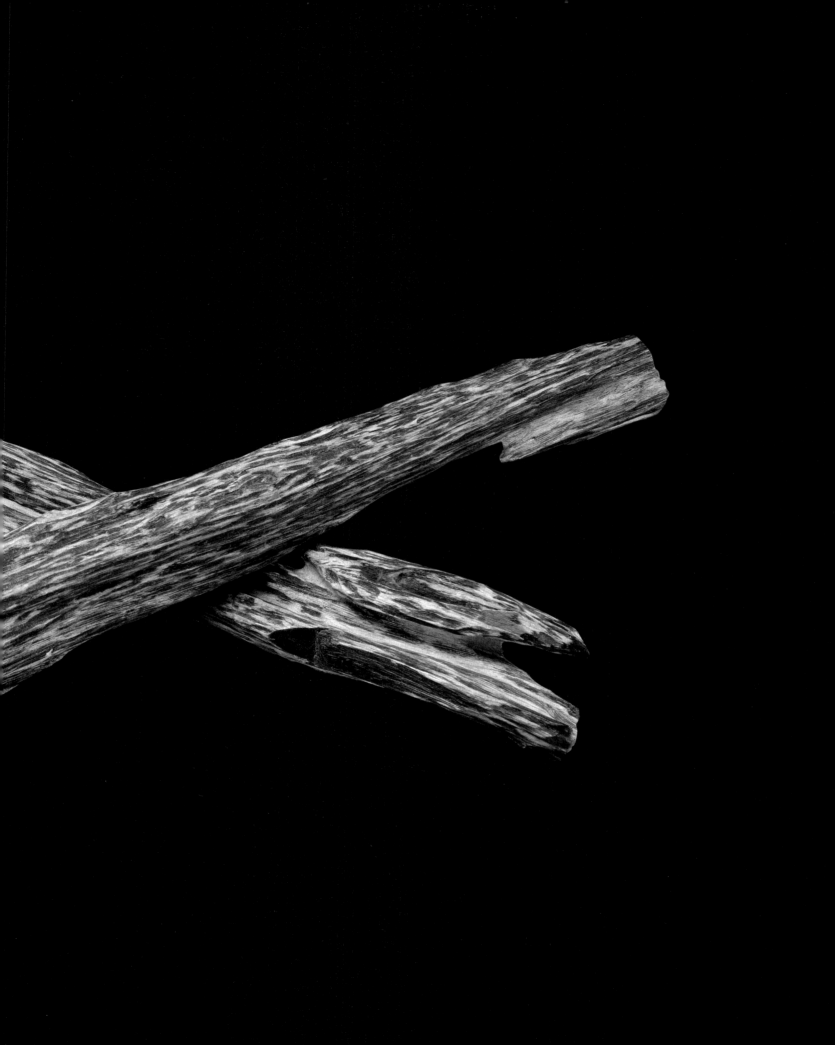

歌后庭清妙。"櫽括史实，以含蓄之笔直刺后主沉湎床第之欢，渲染后主起居之奢。陈后主荒淫佚政的史实，据《南史》之《陈后主本纪》、《后妃张贵妃传》等记载：陈后主荒于酒色，不理政事，"于光昭殿前起临春、结绮、望仙三阁，其窗牖、悬楣、栏槛之类，皆以沉香檀木构之，又饰以金玉，间以珠翠，外施珠帘。内有宝床宝帐，每微风暂至，香闻数里，朝日初照，光映后庭"。皇上的居处住室，多喜欢以沉香木装修；同时无日无夜地熏烧不停，香味飘得很远。

宋代洪刍（字驹父）所撰《香谱》，说陈后主奢侈名堂很多，喜欢自制一种"帐中香"，这是以丁香、沉香及檀香、麝香等各一两，甲香三两，将它们细研成屑，再取鹅梨汁蒸干焚之而成的一种妙香。用鹅梨蒸沉香，放在帐中，谓之帐中香。他为何要乐此不疲呢？因为鹅梨蒸过的沉香遇到人的汗气，即变成一种甜香。可见陈后主用心之深。

唐代戴孚撰写的《广异记》，说是唐代有一个博览经典的学者常夷，夜晚读书，风声飒飒，遇到一个高人，该人记得前朝旧事："问其梁、陈间事，历历分明。自云朱异从子，说异事武帝，恩幸无匹。帝有织成金缕屏风，珊瑚钿玉柄尘尾，林邑所献七宝澡瓶，沉香镂枕，皆帝所秘惜，常于承云殿讲竟，悉将以赐异。"

梁武帝萧衍恩幸朱异，常将其珍惜秘藏的外国贡物赏赐给他，其中就有沉香镂枕。沉香礼品来自林邑，林邑是古国名，象林之邑的省称，故地在今越南中部。可见，当时沉香木已经做成镂空之枕头，用作进贡之物，和金缕屏风、七宝澡瓶等宝物一样，为皇帝所喜爱，视为秘宝。相比后来的昏君隋炀帝大肆焚烧，梁武帝仅仅使用沉香枕头，则还算是好一些的。

隋唐时期国家统一，尤其唐代有所谓盛唐气象，香道于此走向普及。当时经济繁荣、海路通达、佛教兴盛，社会上下，用香风气趋于普及，技术上也产生了形式丰富多样的行香方法。"迨炀帝除夜，火山烧沉甲煎不计其数，海南诸香毕至矣。"（《香乘》卷一）南香的大量涌入，使香的价格降低，也为香文化的普及奠定了物质基础。

唐代文人对隋炀帝的豪阔奢靡，也多有描述，尤其强调它的焚香的效果。韩偓《开河记》："炀帝御龙舟幸江都，舳舻相继，锦帆过处，香闻十里。"《纪闻》记载，贞观初，天下又安。时属除夜，太宗盛饰宫掖，明设灯烛，盛奏乐歌。乃延萧后观之，后曰："隋主淫侈，每除夜，殿前诸院设火山数十，尽爇沉香木根，每一山焚沉香数车。火光暗，则甲煎沃之，焰起数丈，香闻数十里。一夜用沉香二百余乘，甲煎过二百石。"宋代陈元靓撰《岁时广记》卷四十《岁除》也有类似记载，且更为详细。后来欧阳公诗云："隋宫守夜沉香燎，楚俗驱神爆竹声。"用的也是这个典故。

陈后主、隋炀帝都是荒唐、荒淫的人物，这样的君主却喜欢消耗沉香，从其用量而言，简直是对大自然的极度破坏和亵渎，尤其是隋炀帝，对沉香的消耗浪费简直令人发指！几十座篝火，都用沉香木来焚烧，沉香一车车拉运而来，都是用劲烈的明火焚烧，火光稍暗，就用动物油去实施火上浇油！火光燃起数丈之高，很远的地方都闻到浓烈的香气。他这样一夜就能消耗两百车沉香。

唐代的许多皇帝，都对香料十分钟爱，而且依仗雄厚的国力，在用香的品级和数量上都远远超过前代的帝王。唐中宗时期，朝廷的王公大臣还曾"各携名香，比试优劣"，定期举行"斗香"活动。《资治通鉴·唐纪五十九》则记述较为明理的皇帝，这是唐敬宗李湛时候的

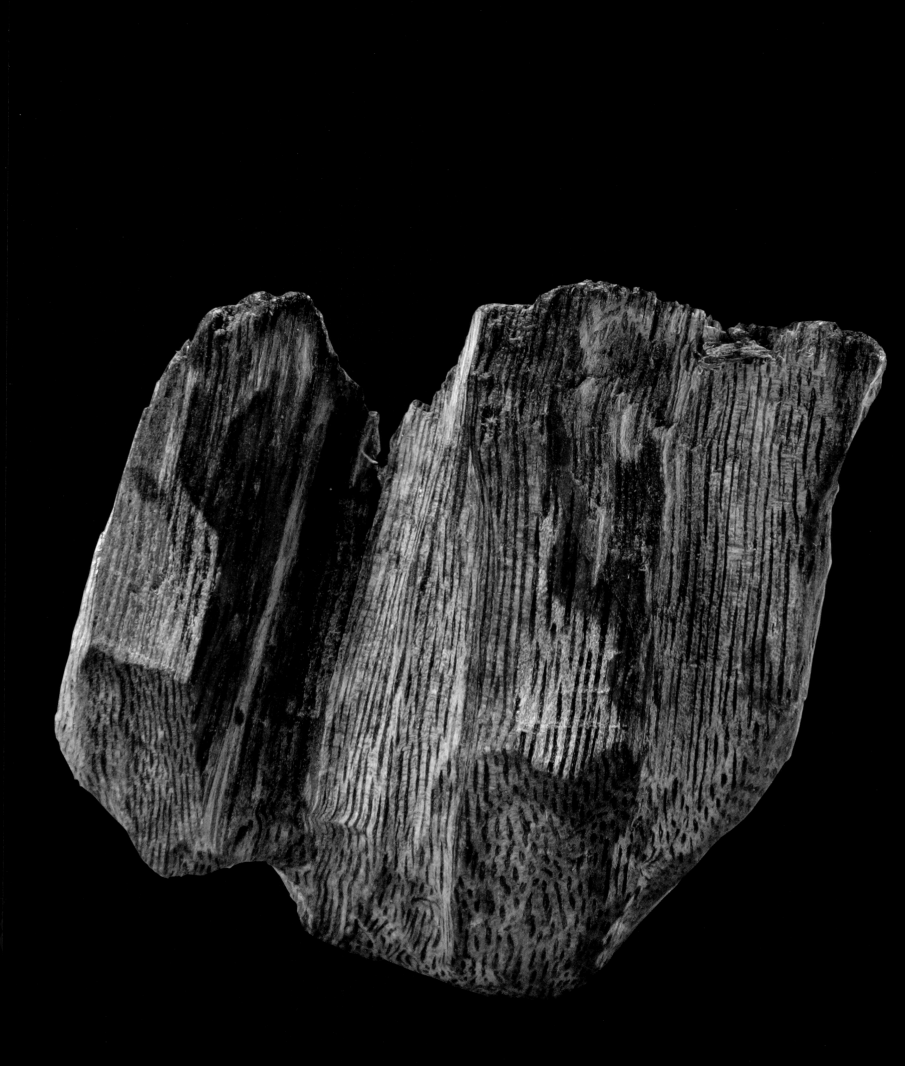

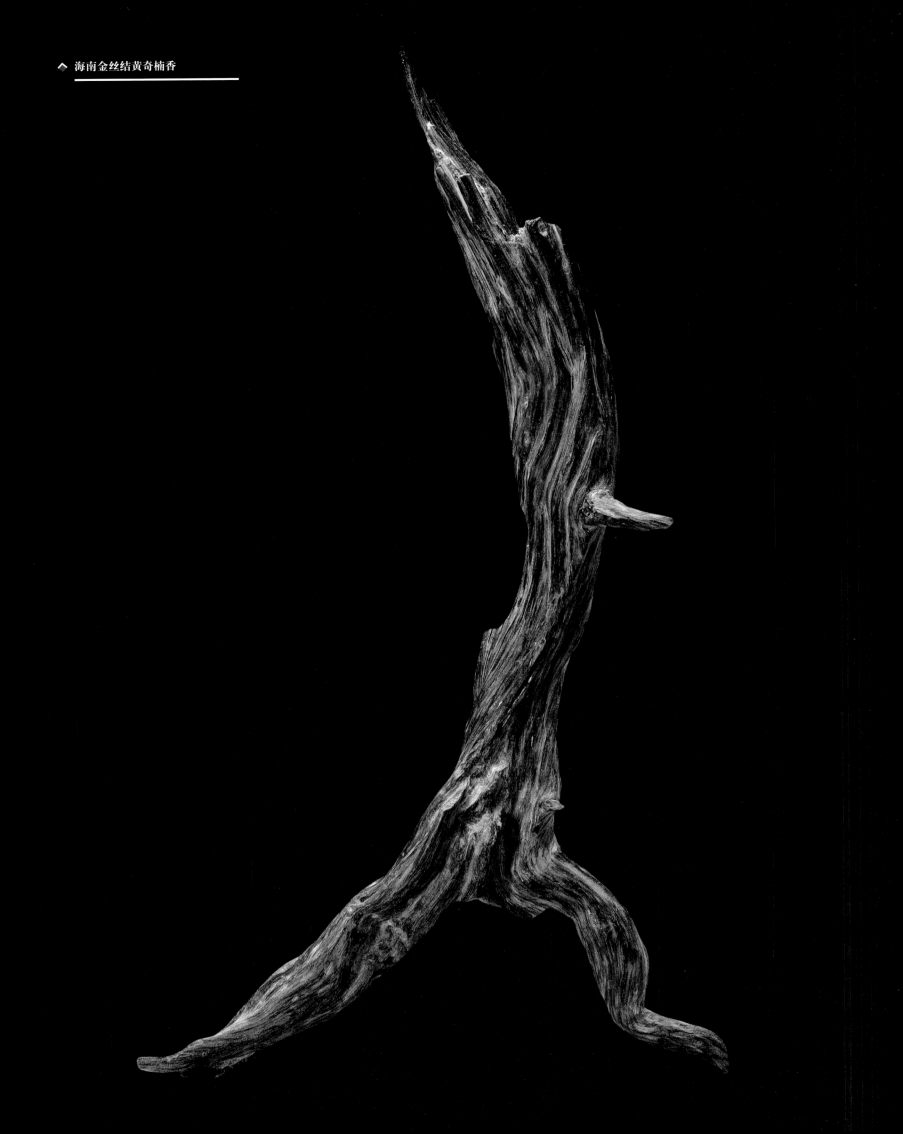

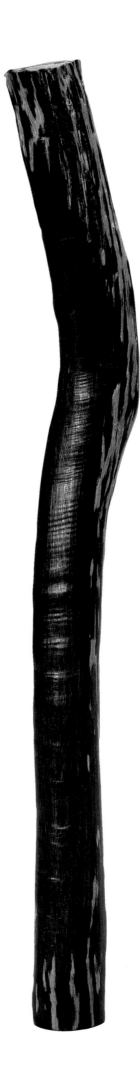

事情。"九月，丁未，波斯李苏沙献沉香亭子材。左拾遗李汉上言：'此何异瑶台、琼室！'上虽怒，亦优容之。汉，道明之六世孙也。"这是说，波斯国大商人李苏沙前来向朝廷奉献沉香木的亭榭木料。左拾遗李汉上奏说："这和瑶台、琼室有什么两样！"敬宗虽然发怒，但仍然宽恕了他。

当时沉香被皇室推举为高贵的身份象征，并应用于外交活动，为国事交流的重要礼品之一。因此，隋唐时期，由于大批优秀的中医、佛教道教人士和文人的积极参与，以及香料种类的丰富，香事、香文化的研究、利用步入了精细化、系统化的阶段。同时，随着对外交流活动的增多，中国的香文化还远传国外。一般认为，沉香就是在唐代从我国传入日本的，而日本对香道的延展、弘扬也做得最为到位。

唐代有一种社会风俗，叫作驱傩，就是民间驱除疫鬼的仪式，多在腊月举行。王建的《宫词》："金吾除夜进傩名，画裤朱衣四队行。院院烧灯如白昼，沉香火底坐吹笙。"沉香点燃气雄横行、善驱邪气，有通天彻地之功。这里就把沉香的这种作用，描写进了仪式的场面。

显然，沉香的驱邪镇宅招财、宁心安神在这里发挥了重要作用。这和它的治病除灾、驱邪避恶的实际效果，以及象征意义都有联系。唐代社会风俗中的沉香贸易等因此而兴，因为有用，有大用，为民间所须臾不能离。

宋代由于经济的繁荣和社会的稳定，造就了中国文化文采焕发的鼎盛时期，这一时期，儒、释、道诸家皆提倡用香，结缘甚深；而沉香等名贵香品的使用，更风靡一时，成为一代风雅之象征。文人雅士则多设香斋，置酒高会，延入香席，用香、品香、礼香，犹未餍足，进而亲手制香，香氛弥漫，香事仪式已成为文人雅士的一种休闲活动。宋代是香文化发展得最为蓬勃的时期，诸多香料商店、品香会所成为上层人士的集会场地，尤其是文人雅士、哲学家、艺术家以及官宦贵族知名人物频繁出入。

《宋史·地理志》记载沉香等香料的朝廷消费，令人咋舌。宋代朝廷对香的消耗不少，地方有进贡之义务。"元丰贡沉香、甲香、詹糖香、檀香、肉豆蔻、丁香母子、零陵香"等特产。

宋高宗时期虽对修炼长生不老之术不感兴趣，但他重视强调伦理道德的修养。再就是他很崇尚斋醮，当然不免消耗相当的社会资源。斋醮活动普遍而又频繁，规模不小，而且每遇国醮，宰相以下文武官员都要斋戒到场行礼祈祷，举行一次国醮，一般要花费"沉香一百两，降真三百斤，黄蜡一百斤，官钱十万贯"（《庐山太平兴国宫采访真君事实》卷三）。

宋代把香道的妙用发挥到极致，陆游《老学庵笔记》记录了宋朝风行一时的爱香风尚："京师承平时，宋室戚里岁时入禁中，妇女上犊车皆用二小鬟持香毬在旁，二车中又自持两小香毬，车驰过，香烟如云，数里不绝，尘土皆香。"

北宋大画家张择端的长卷风俗画《清明上河图》，笔下历历尽显北宋都城汴京（今河南开封）清明时节的社会经济繁荣景象。画卷上店铺繁多，各式各样，其中有绸缎店、中医诊所、茶馆、药店、看相算命、马车修理、饮食店铺等，其中，就有几家香店，穿插其间，如较明显的有：刘家上色沉檀拣香店。可见沉香以及它所包含的香文化，显然极深地贯穿在民众的日常生活之中。

宋代沉香品鉴的风气就是这样蔚为大观，这与其烧瓷技术高超，瓷窑遍及各地也有关系。宋代的瓷器，由于瓷炉比铜炉价格低，所以很适宜民间使用。瓷炉虽然不能像铜炉那样精雕细琢，但宋代瓷炉却自成朴实简洁的风格，具有很高的美学价值。以后的元明清时期，开始流行香炉、香盒、香瓶、烛台等搭配在一起的组合香具。

宋代寇宗奭所撰《本草衍义》，还有沉香木用于建筑等的记录："沉香，岭南诸郡悉有之，旁海诸州尤多。交干连枝，岗岭相接，千里不绝。叶如冬青，大者合数人抱。木性虚柔，山民或以构茅庐，或为桥梁，或为饭甑尤佳。"建筑居所、铺设桥梁、做成蒸饭食的甑子，尽管木性虚柔，沉香木的作用真不可小觑！

沉香的贸易，在宋代真是渗透到朝廷以至民间的各个方面。宋元时期，中国医药对外往来更为密切。位于越南一带的有交趾、占城、安南等国，交趾国于两宋时期将犀角、玳瑁、乳香、沉香、龙脑、檀香、胡椒等药材输入中国。姚文栋《安南小志》说："（安南）国多产药草，但国人不知制之，皆一致于中国，中国制而复送于安南，土人谓之北药。"宋代文豪苏东坡谪居海南时写道："海南多荒田，俗以贸香为业……民无用物，珍怪是殖。播厥薰木，腐余是穑。"海南居民以物易物，拿沉香交易换取生活必需品，苏东坡描述了当地居民砍木采香的情景……将香木砍倒，数年腐朽后，所剩不烂的芯材就是沉香了。

宋代的香道贸易兴旺，源于当时海外贸易扩展，因用量需要，海外沉香陆续进口，民间也使用沉香，不算稀罕。在宋代社会，沉香的文化角色，极大地丰富着人们的生活。因航海技术高度发达，从海上丝绸之路运往中国的物品中，香料占有很大的比重，因而该条海路，也常被称为香料之路。来来往往的商船运载南亚和欧洲的乳香、龙脑、沉香、苏合香等多种香料，运抵泉州等东南沿海港口，再转往内

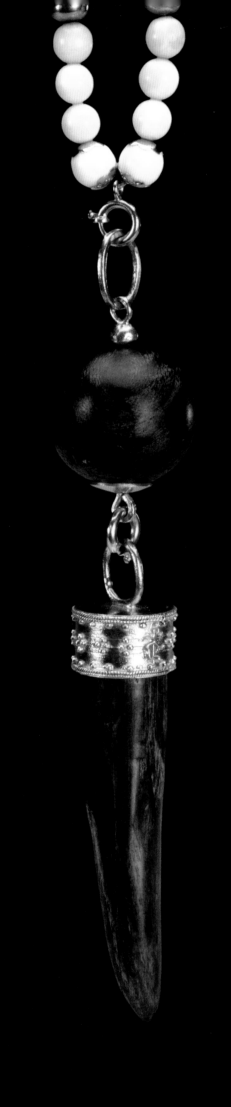

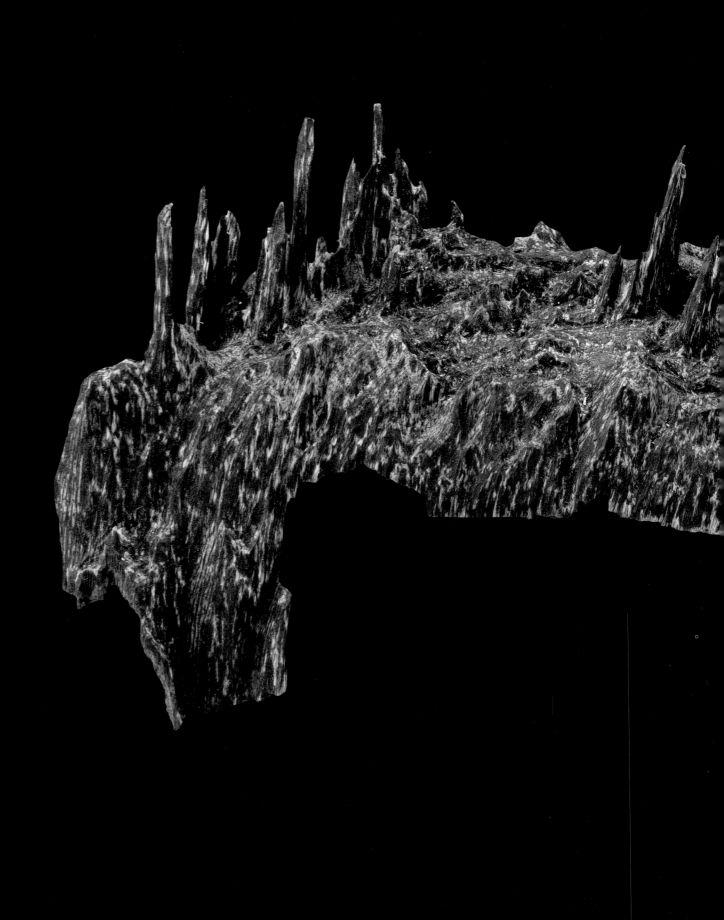

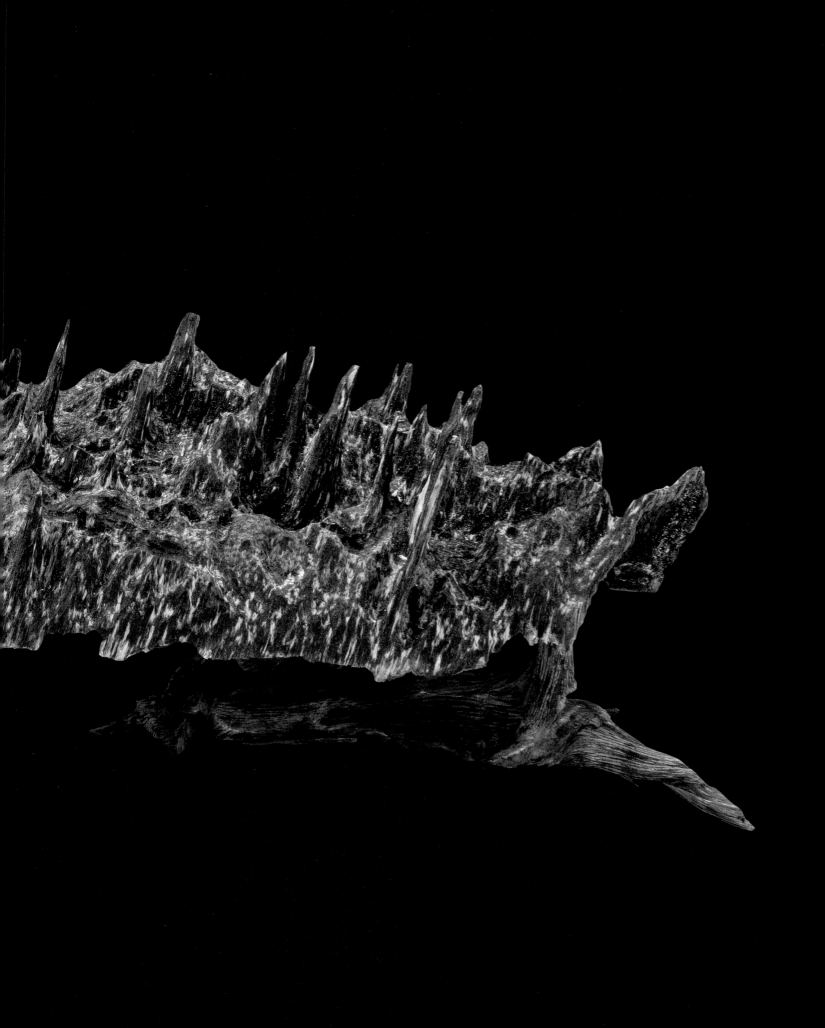

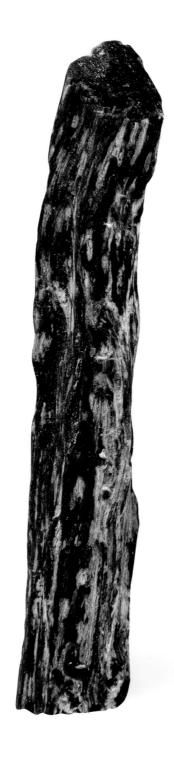

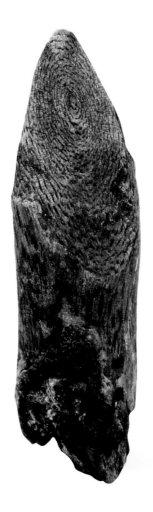

地，同时将麝香等中国盛产的香料运往南亚和欧洲。当时市舶司（海关）对香料贸易征收的税收甚至成为国家的一大笔财政收入，足见当时香料的用量之大与香料贸易的繁盛。宋朝政府甚至还规定乳香等香料由政府专卖，民间不得私自交易。

冯梦龙《蒋兴哥重会珍珠衫》，系《三言二拍》中的名篇，以两宋社会生活为故事的时代背景。故事中古代经商的辛苦情状描绘得活灵活现。书中写道：

> 一路遇了顺风，不两月行到苏州府枫桥地面。那枫桥是柴米牙行聚处，少不得投个主家脱货，不在话下……兴哥在广东贩了些珍珠、玳瑁、苏木、沉香之类，搭伴起身。那伙同伴商量，都要到苏州发卖。兴哥久闻得"上说天堂，下说苏杭"，好个大码头所在，有心要去走一遍，做这一回买卖，方才回去。

从这里的描述可以看出沉香等物在民间市场的传播流通较广。而且，南方来的沉香在苏州这样的大商埠，有利于集散贸易。而且，在这样的商埠，沉香价格可能高于原产地数倍。

宋代的沉香文化还传播到临近邦国。古代大理国商业贸易发达，与四邻诸如戎州（今四川宜宾）、成都……在南方则接近印度及东南亚诸国。在唐代末期以及整个宋朝时期，它从内地输入汉文书籍、缯帛、瓷器等，又从两广（粤东、粤西）输入沉香木、甘草等药材和手工业品。而宋朝正是沉香消费品鉴的高潮时期，显然，远在滇西的大理国也受到影响。

宋代及宋代之后，不仅佛家、道家、儒家都提倡用香，而且香更成为普通百姓日常生活的一个部分。在居室厅堂里有熏香，在各式宴会庆典场合上，也要焚香助兴，而且还有专人负责焚香的事务；不仅有熏烧的香，还有各式各样精美的香囊香袋可以挂佩，在制作点心、茶汤、墨锭等物品时也会调入香料；集市上有专门供香的店铺，人们不仅可以买香，还可以请人上门做香；富贵之家的妇人出行时，常有丫鬟持香熏球陪伴左右；文人雅士则多设香斋，不仅用香品香，还亲手制香，如此一来，必然促进沉香的商贸交易。

自从元代线香发明以后，香品的制作，形式多样而丰饶。明代，承继前代香文化精致传统达于极顶，且多发展创造，熏香用香之文化更趋多元，高崇之佛门、世间之文人雅士，纷纷营建香斋、静室与收藏宣德炉，蔚为风尚。以沉檀香为材料制作的香品更是宫廷朝堂、贵胄之家不可或缺的用品。延至清季中叶，盛世风气使然，行香普遍渗透日常生活之中，举凡炉、瓶、盒三件一组的书斋、香案等等，遂成文房清玩之典型陈设。

明代沉香消费，涉及它的采买政策和海禁政策，沉香的消费与前朝另有不同的境况。余继登《皇明典故纪闻》记载："洪武时，严交通外夷之禁。永嘉民有买暹罗使臣沉香等物者，为里人所讦，按察官论当弃市。太祖曰：'永嘉乃暹罗所经之地，因其经过，与之贸易。此常情耳，非交通外夷比也。'释之。"可见，违反海禁政策，就会有人告发，处境相当危险。但是皇帝在处理具体问题时，也幸好还有所转圜，没有违背人间常识常理，于是这个从事沉香交易的人侥幸捡回一命。

朝廷虽禁用外国香，但允许甚至倡导使用本国香，事见后人补辑的顾炎武《日知录之余》。

在《日知录之余·禁番香》中，作者引述《广东通志》说：

> 建文三年十一月，礼部为禁约事。奉圣旨："沿海军民私自下番，诱引蛮夷为盗，有伤良民，尔礼部出榜，去教首人知道，不问官员军民之家，但系番货、番香等物，不许存留贩卖。其见有者，限三个月销尽；三个月外，敢有仍前存留贩卖者，处以重罪。钦止。"除复奏外，今将圣旨事意备榜条陈，前去张挂，仰各遵守施行，须至榜者。一，祈神拜佛所烧之香止用我国松香、柏香、枫香、黄连香、苍术香、蒿桃香水之类，或合成为香，或为末，或各用，以此为香，以表诚敬。盖上香之说，上古本无降神之礼，焚萧艾以展其诚。近代凡有祷祈，事主升坛，动辄然香在前。为何？恐人身垢秽。香不过辟秽气而已，何必取外番之香以为香？只我中国诸药中有馨香之气者多，设使合和成料，精致为之，其名曰某香、某香，以供降神祷祈用，有何不可？一，茶园马牙香虽系两广土产，其无籍顽民多有假此为名者，夹带番香贷卖。今后止许本处烧用，不许将带过岭，违者一体治罪。一，檀香、降真茄兰木香、沉香、乳香、速香、罗斛香、粗柴香、安息香、乌香、甘麻然香、光香、生结香，并书名，不书番香，军民之家并不许贩卖存留，见有者许三个月销尽。

建文为明朝第二个皇帝朱允炆的年号，建文帝在位仅4年（1399—1402）。可见明初禁民间用番香、番货属于一种经济政策，违者处罚

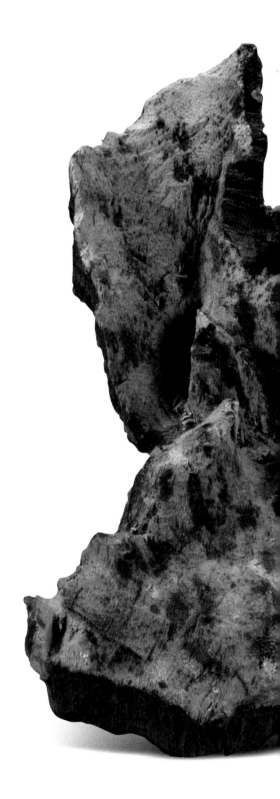

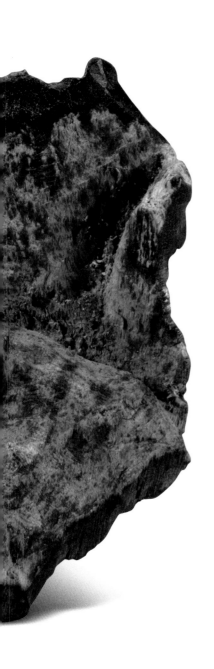

也很严厉。

明成祖即位之后，采买政策大为改观。从永乐三年（1405）至宣德八年（1433），郑和先后率领庞大船队七下西洋，每次同行的医官、医生有180多名，还有善辨药材的药师、药工，对各国贸易的药材进行鉴定。随行带去的中药人参、麝香等国药，受到沿途各国的欢迎。费信《星槎胜览》记载："满剌加（今马六甲）于永乐九年其王率妻子陪臣五百四十人来朝，贡献犀角、苏合油、乳香、沉香、龙脑、胡椒等。中国则以宝石、珍珠、丝绸、人参、麝香、樟脑等换易。"这算是禁止使用番香政策之外的特殊情况吧。

宣宗时宫廷已大量使用香料。余继登（曾参加纂修《大明会典》）所辑录的《皇明典故纪闻》中记载："宣宗闻太医院奏尚衣监用辟虫香二万斤，乞遣人福建等处收买，曰：'此非急务，不必遣人。且香药安用许多？可减其十之七。'"可见皇宫香料的使用数量奇大，并要到南方沿海采买。

在明世宗时，明朝宫廷更是大量使用沉香。此公嗜好做万寿饼，以求长生不老。

但到了晚明时节，沉香的贸易和使用情况又有所改观。大剧作家汤显祖写澳门的沉香贸易，处处可见其繁盛的景象。

万历十九年（1591），汤显祖因为得罪大学士申时行，被贬谪广东徐闻。这客观上也促成了他一趟别有意趣的旅行并获得耳目一新的见闻。因要前往徐闻，他顺道经东莞、顺德、香山，考察风俗人情。转来转去，不期然间转到了澳门。在香港开埠之前，澳门是东南亚一个非常重要的香料集散地。

汤显祖的《香山验香所采香口号》写其对龙涎香的倾倒："不绝如丝戏海龙，大鱼春涨吐芙蓉。千金一片浑闲事，愿得为云护九重。"

除了龙涎香，沉香更是商人们搜求的宝物。当时也有不少沉香

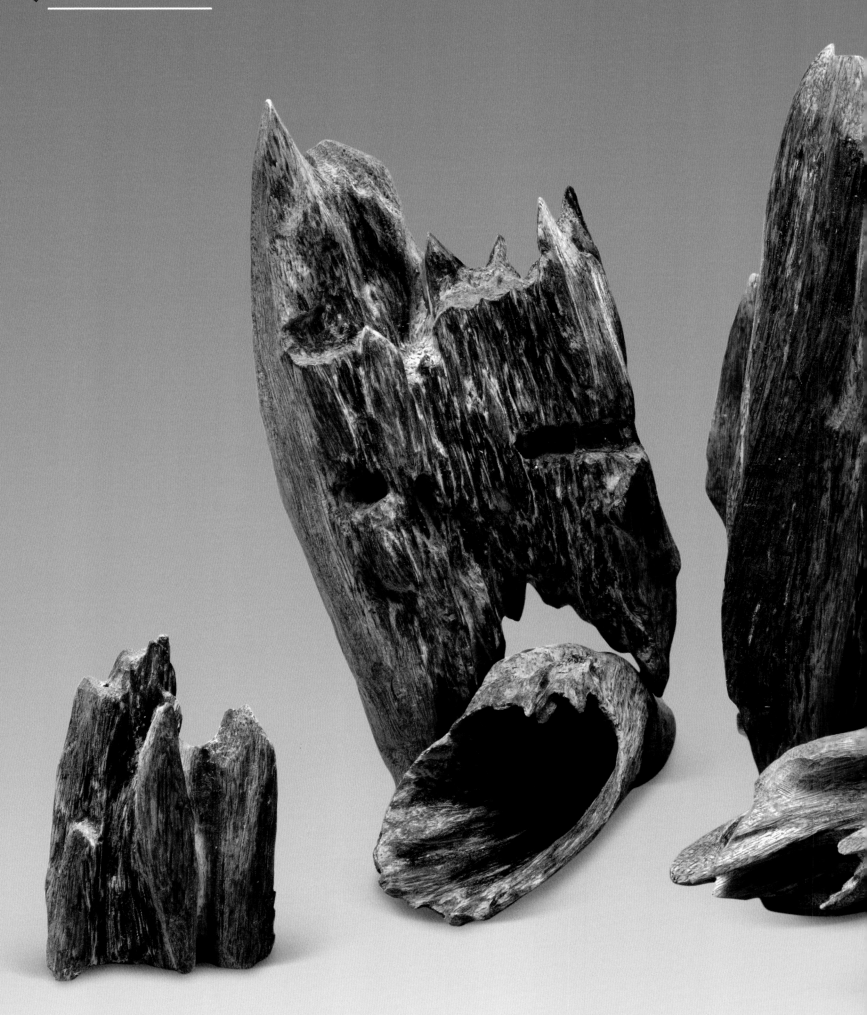

◇ 海南金丝结奇楠香

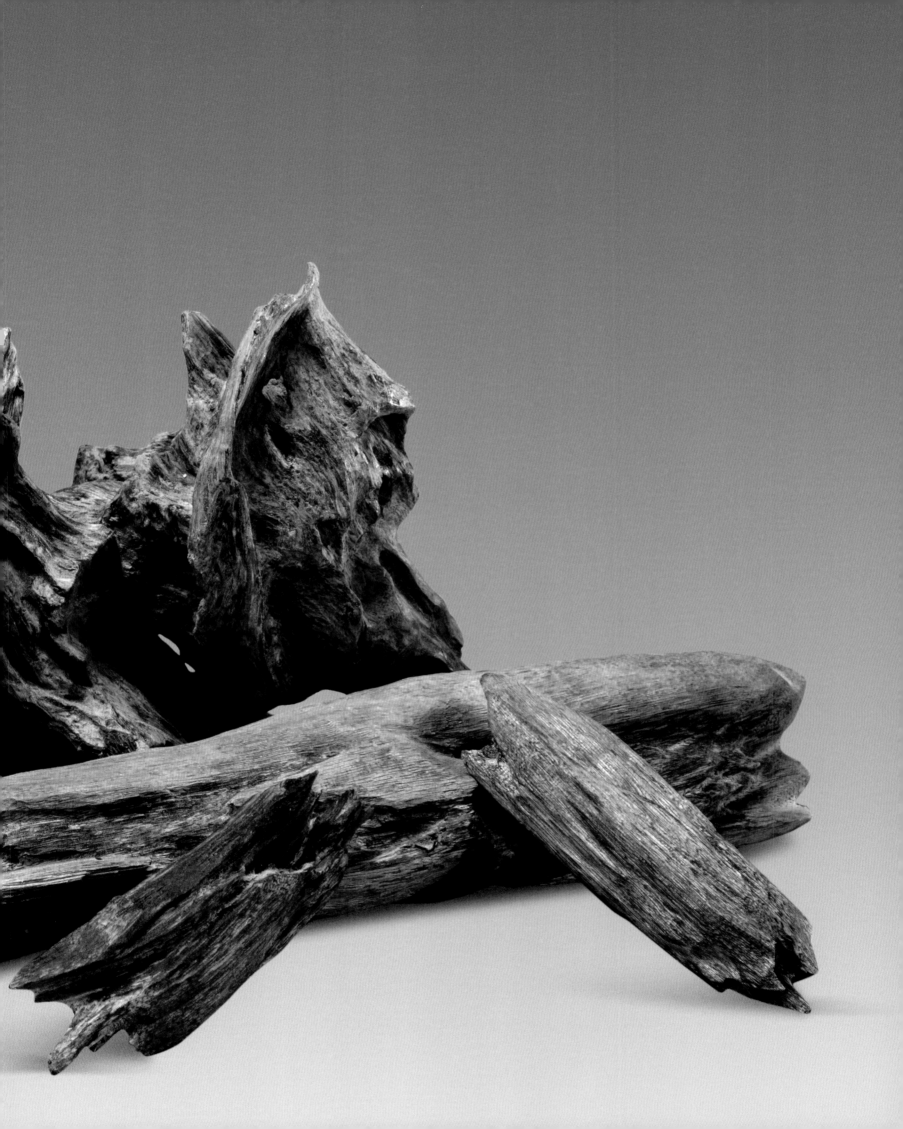

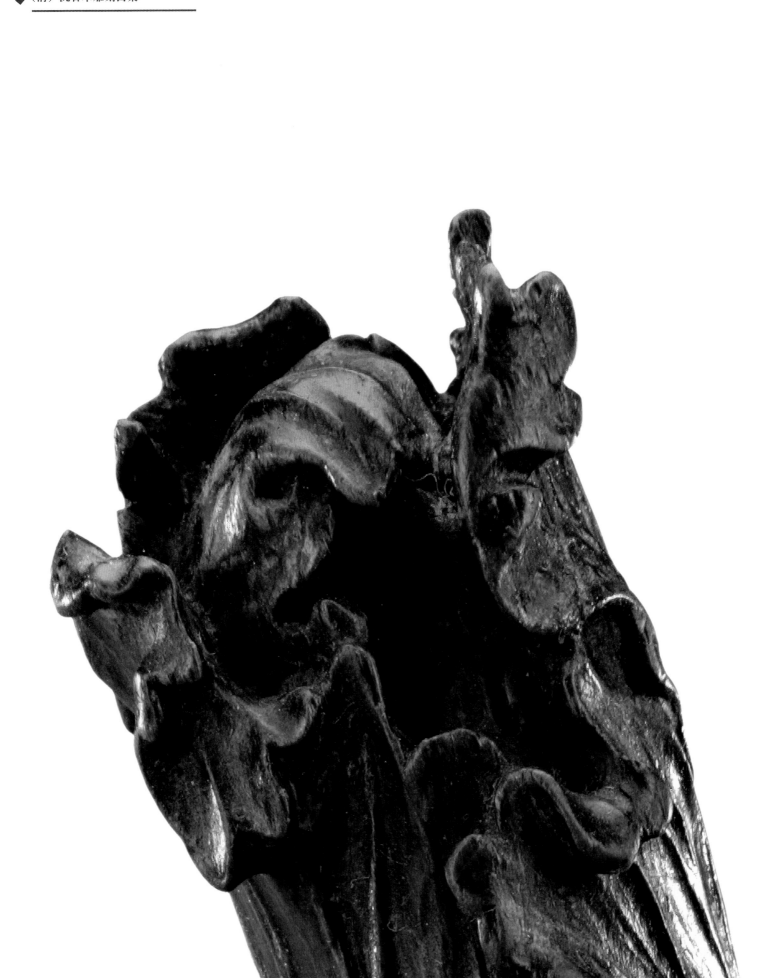

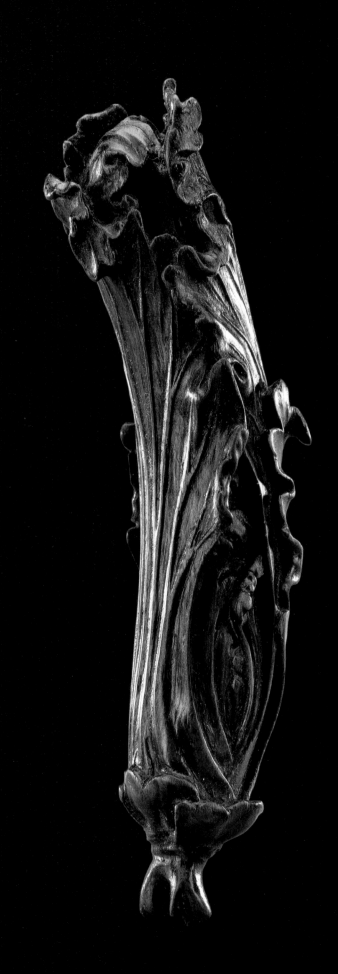

从海外收购。澳门就是重要的中转站和集散地。《听香山译者》中被他请教的翻译这样向汤显祖介绍:"占城十日过交栏,十二帆飞看溜还。握粟定留三佛国,采香长傍九洲山。"描述的是澳门葡商出海,到南洋诸国贸易购香的场景。首句指的是葡商由占城(今属越南)出发,十日后可到交栏(今印尼格兰岛)。他们所乘的是配备有十二张帆的快船。后句写葡商到九洲山(今马来半岛中一群岛,南洋产香胜地)采购香料。这首诗生动地介绍了澳门葡商在东南亚地区频繁的香料贸易。

明代沉香的收藏和使用在文学作品中也有反映。古典名著《金瓶梅》第十六回中写李瓶儿决意嫁给西门庆之前,决定向他示好,拟资助西门庆修房子、建花园。这是一笔交易,也是极具分量的感情投资。她对西门庆说:"奴这床后茶叶箱内,还藏着四十斤沉香,二百斤白蜡,两罐子水银,八十斤胡椒。你明日都搬出来,替我卖了银子,凑着你盖房子使。"

可以看出,在此时的经济生活中,沉香的地位很高,和银子等硬通货一样,属于保命之经济储藏,而且它的价值可能还超过其他宝物。四十斤沉香,也许是李瓶儿精心珍藏已久的上等好材。

至清朝,香已完全融入了人们的日常生活,包括《红楼梦》在内的各类文艺作品中,都有大量对香的记述。但是时至清末,国势衰退,战火频仍,与诗词乐舞等纯粹的艺术形式渐走下坡相似,香学、香文化也渐趋式微。焚香之感受、礼香之修持、品香之明心,如此之雅人深致,随着时运的衰败,终于在大清王朝的风雨飘摇中,火尽灰冷了。

清朝仍有邻邦进贡沉香的记载。《清史稿·暹罗传》记载入贡中国的有沉香、冰片、犀角、龙涎香等十余种,清廷曾回赠人参等,并对暹罗药商予以优惠待遇。当时,暹罗的药用酒类引起了中国医家的

重视。

在清朝的宫廷中,仍然使用沉香。当代长篇小说《台湾风云》根据当时的史料传闻,描写皇帝在宫中接见大臣时熏烧沉香的情形。太监代刘铭传向光绪奏请台湾建省时,"养心殿内,光绪也已从最初的惊诧中缓和过来。他晶莹的目光闪烁着,命刘铭传将地图呈上。当值太监连忙接了地图,平铺在御案,又把紫檀框梅花立灯移到近处,往镂空的熏炉里添了沉香"。当时光绪正陷入深长的思索,一边观看刘铭传手绘的东海形势图。沉香的袅袅香烟,加深了他的这种思索的深度。

明、清两代,宫廷皇室皆崇尚用沉香木制成各类文房器物,工艺精细,与犀角制作相同。沉香木自古以来就是非常名贵的木料,亦是工艺品最上乘的原材料。但由于沉香木珍贵且多朽木细干,用之雕刻,少有大材,所以它若用于建材,就有些奇怪。但在皇家建筑中,留下了几处沉香木建筑的珍贵范本。蜚声中外的北京古建筑材料中的四宝,即祈年殿沉香木楹柱、太庙前殿正中三间沉香木梁柱、颐和园佛香阁内铁梨木通天柱、谐趣园中涵远堂内沉香木装修格扇,皆与沉香木有关。

天坛面积辽阔,相当于紫禁城的四倍。院内遍植苍松翠柏,蓊郁苍翠。种种佳树,表示崇敬、追念和祈求的寄托。建筑天坛之时,想来绝不会缺乏大木、硬木、名贵木材。但有些奇怪的是,其中的部分建筑,就采用了沉香木。沉香木并非特别坚硬,也不一定适合建筑大殿,但是为什么沉香木的地位在其中如此之高呢?也许,只能用沉香的地位和美善高洁的象征意义来做解释了。除此之外,在古代建筑中,沉香也另有用场:古人把沉香研成粉末,与油漆相拌,涂在想要建筑物散发香味的部位上,待新宅落成,在梁木和泥壁,因掺和沉香粉,开门则香气蓬勃。可见古人心思之周到。费氏,青城人,嫁给蜀

主孟昶，赐号花蕊夫人。其宫词描写的生活场景极为丰富，用语以浓艳为主，《全唐诗》中存有她的诗一卷，其中一首写道："沉香亭子傍池斜，夏日巡游歇翠华。帘畔玉盆盛净水，内人手里剖银瓜。"从花蕊夫人的"沉香亭子傍池斜"以及李白的"沉香亭北倚栏杆"，均可知沉香木与建筑的关系实在不浅。吴伟业《清凉山赞佛诗》中有云："西北有高山，云是文殊台。台上明月池，千叶金莲开。花花相映发，叶叶同根栽。王母携双成，绿盖云中来。汉主坐法宫，一见光徘徊。结以同心合，授以九子钗。翠装雕玉辇，丹髹沉香斋。护置琉璃屏，立在文石阶。长恐乘风去，舍我归蓬莱。"虽不乏诗人的夸张和想象，"丹髹沉香斋"，则其内部全用沉香木装修，是可以肯定的。

在社会生活中，沉香仍是高贵和身份的象征。清朝的公子哥乃至一般生活无虞的人，都购置各种香饼、香料环佩，便于随身佩戴。在流传世界各国的《红楼梦》这部古代文学名著中，对沉香的描述，颇见沉香的珍贵、高贵和名贵。沉香的象征意义非常鲜明，是珍贵、奢华、尊崇的象征。

《红楼梦》第十七回中描写元妃省亲，这样写道：

> 茶已三献，贾妃降座……少时，太监跪启："赐物俱齐，请验等例。"乃呈上略节。贾妃从头看了，俱甚妥协，即命照此遵行。太监听了，下来一一发放，原来贾母的是金、玉如意各一柄，沉香拐拄一根，伽楠念珠一串，富贵长春宫缎四匹，福寿绵长宫绸四匹，紫金笔锭如意锞十锭，吉庆有鱼银锞十锭。邢夫人、王夫人二分，只减了如意……

贾妃赏赐给贾母的礼物最为高级，其中就有沉香。除了普通沉香

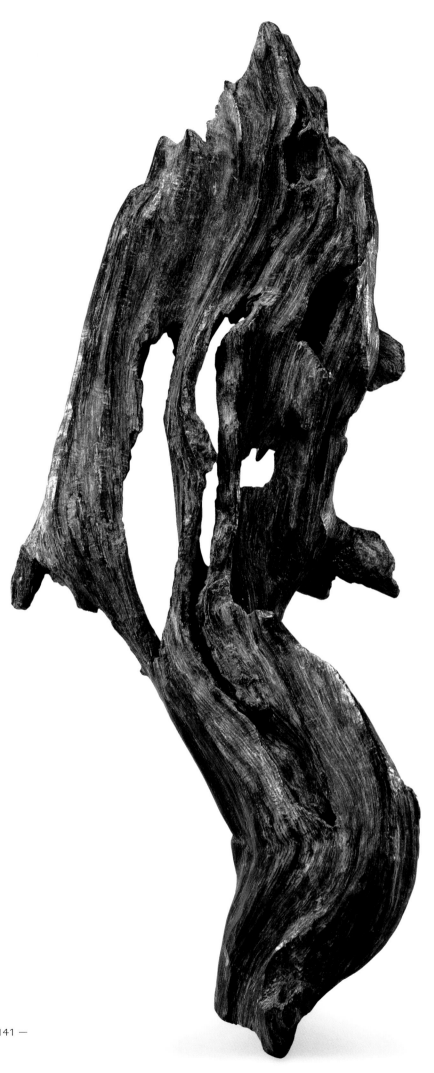

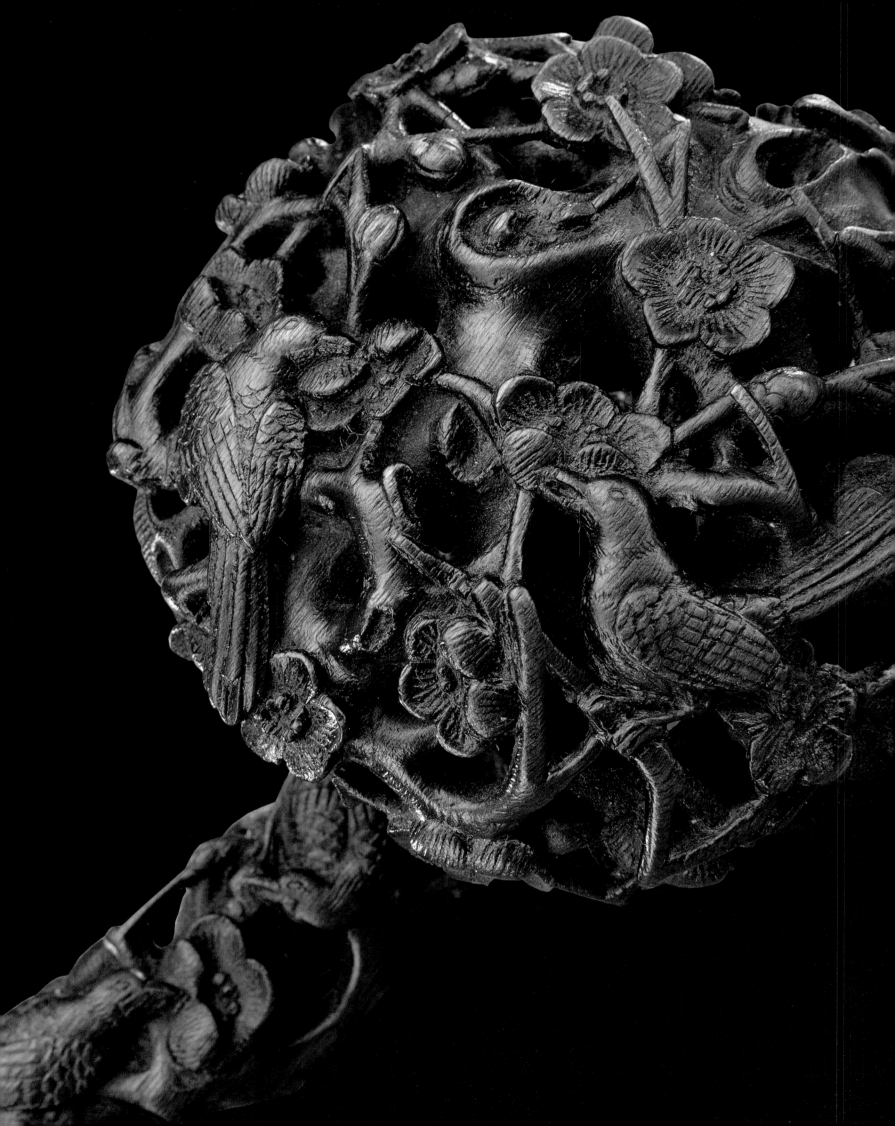

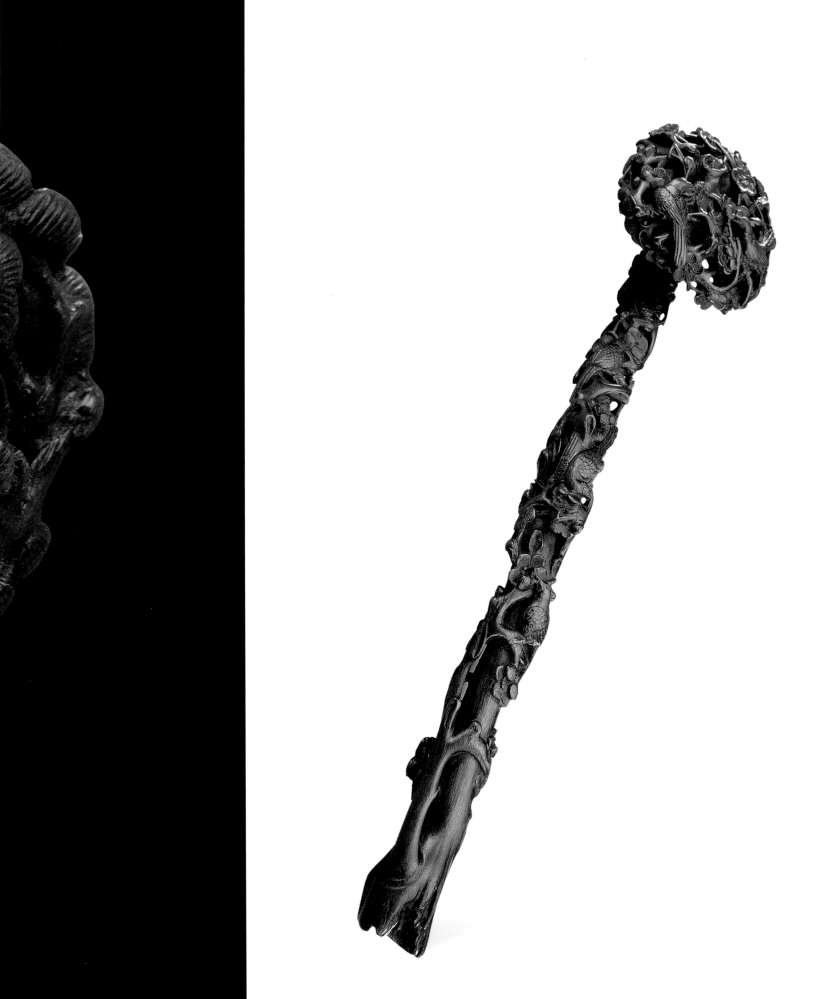

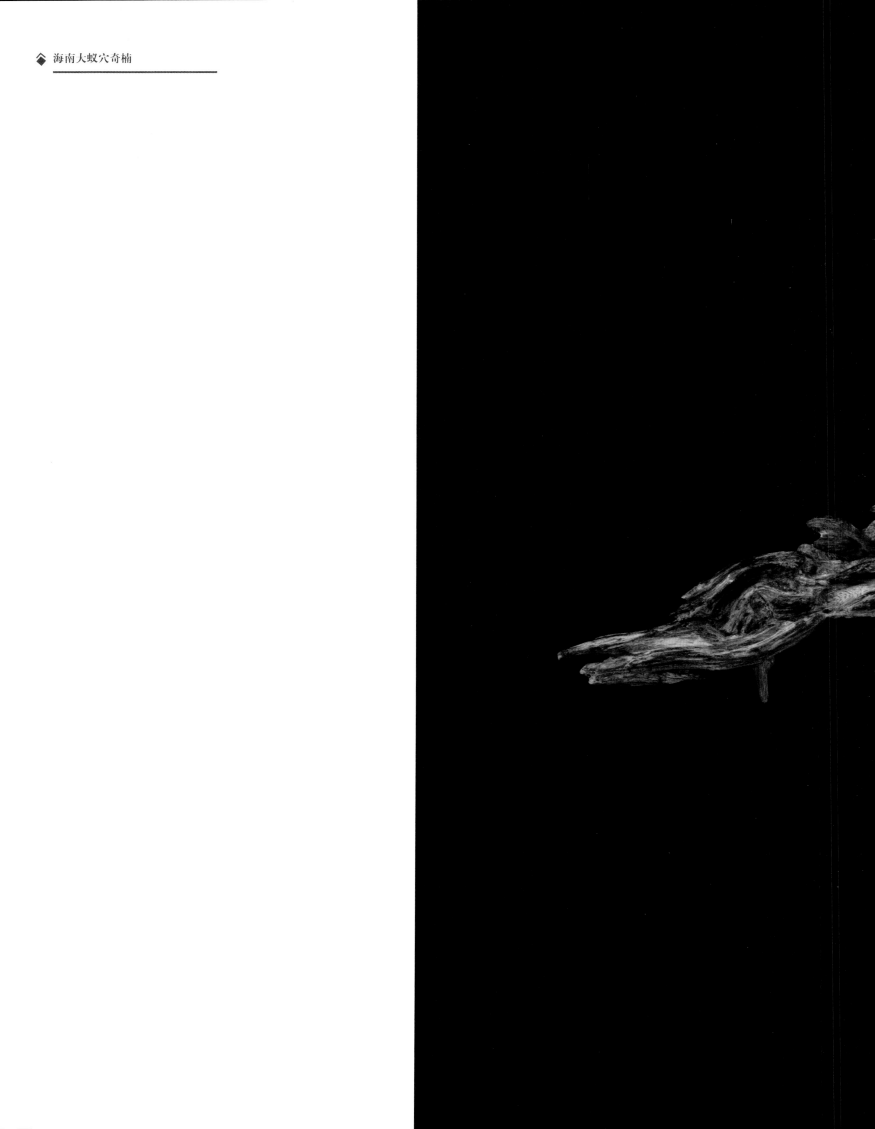

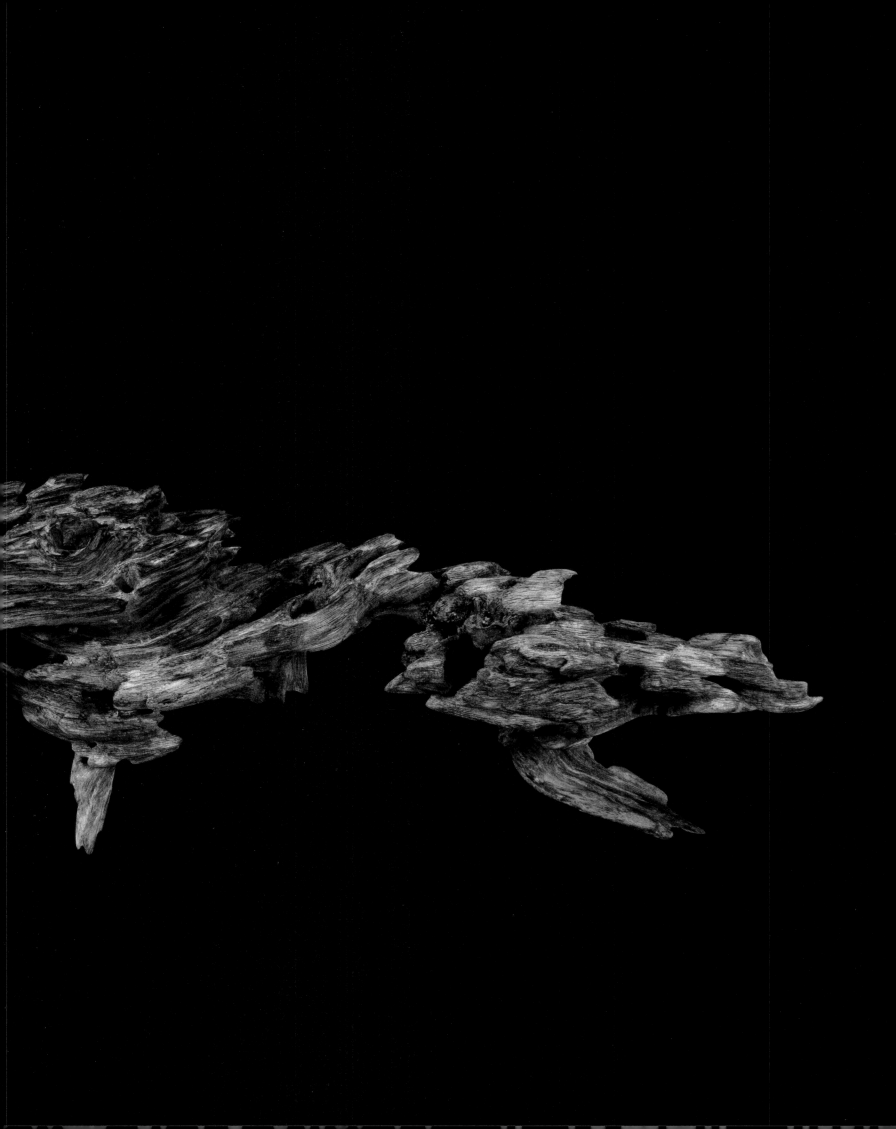

之外，还有沉香之冠——奇楠香。可见，沉香在礼品中的地位非同一般。这些礼品带有十分明显的皇家气派与象征意义，一者显示天恩浩荡，一者突出贾母在贾府的尊崇地位。

后来贾母八十大寿，贾妃再次送出"金寿星一尊，沉香拐一支，伽南珠一串，福寿香一盒，金锭一对，银锭四对，彩缎十二匹，玉杯四只"，仍然包括沉香拐和奇楠珠。

《红楼梦》中涉及沉香的场景，还有刘姥姥在大观园的见闻。刘姥姥进入大观园，喝醉后不慎闯到宝玉卧室酣睡，袭人发现后，赶紧整理床褥，"忙将鼎内贮了三四把百合香，仍用罩子罩上……"她这是害怕刘姥姥醒来后莽撞中把香鼎打翻，所以她很小心。这里，百合香就是合香。所谓合香，即沉檀龙麝等和合制作，沉香当然居最前端。其中所描述的已是清朝的情形。

至明清两代，沉香的熏烧扩展到沉香木的运用，雕刻工艺品增多。其木质虽不能和檀木、阴沉木等硬木相比，但也有特殊的韵味。沉香木因沉香而名贵，亦是工艺品最上乘的原材料。到今天的拍卖市场，若有沉香木制作的大件物品出现，往往会有令人惊讶的表现。

民间的沉香使用和文化传统具有密切的关系。但对一般老百姓而言，只要使用沉香，都很珍惜，视为宝贝。古代豪门日用沉香制作椅子等家具物件，甚至是亭子等建筑，则更显其奢华。

清代署名古吴素庵主人著的小说《锦香亭》，描述唐朝钟景期误入皇亲国戚虢国夫人府中。她所居住的卧室，那是难以想象的雅致豪华，但见：那楼中已点上灯火，见那金炉内焚着龙涎宝香，玉瓶中供着丈许珊瑚；绣茵锦褥，象管鸾笺；水晶帘，琉璃障，映得满楼明莹。中间一把沉香椅上，端坐着夫人。钟景期见了，只得跪下……焚

香，虽然是龙涎香，但总与香氛结缘。但她平时座椅，却是纯由沉香木制作。

这是借古人故事，说当时的奢华风尚，从蒲松龄的作品中即可见一斑，他也写到大户人家使用沉香的情况。清朝初年在江苏通州任知州的毕际有，他的次子毕盛钜（字韦仲），同一代小说名家蒲松龄相友善，数十年间，两人互有诗文酬答。蒲松龄的词《戏赠韦仲》："深沉庭院画楼光，净几爇沉香，萱椿犹健，年华未老，玉树已成行。茂陵不惹白头怨，心地更清凉。终朝三醉，闲调双鸽，大是酒禽荒。"

毕家是书香大户，藏书万卷，蒲松龄得以随意翻阅，受益匪浅。所以他对对方生活环境的描述，当中就涉及沉香，硕大深沉的庭院，楼台亭角，书香袭人。如此美妙的家居环境，实在是少不了沉香的提气，果然，"净几熟沉香"，显然沉香为其所常用，而且用的时间持续很久，燃香的档次显然也不低下。诗中说对方友人的父母长寿，儿女成才，家门有福禄，生活从容裕如，这一切，和沉香是很能相融会的。

蒲松龄的小说中也涉及沉香的使用。《聊斋志异·局诈》，写了一个雅贼骗琴的故事。山东嘉祥县的音乐名家琴师李生，看见工人从地下掘起古代的一个名琴，就出钱购置。擦拭以后，见其通体发光，安上琴弦，弹奏一曲，音色异常清越。李生"喜极，若获拱璧，贮以锦囊，藏之密室，虽至戚不以示也"。

邑丞程氏觊觎他的古琴，就想方设法讨好他，接近他。程氏为人风雅绝伦，议论潇洒，李生很高兴。"越日折柬酬之，欢笑益洽。从此月夕花晨，未尝不相共也。年余，偶于丞廨中，见绣囊裹琴置几上，李便展玩。程问：'亦谙此否？'李曰：'生平最好。'程讶曰：

'知交非一日，绝技胡不一闻？'拨炉爇沉香，请为小奏。李敬如教。程曰：'大高手！愿献薄技，勿笑小巫也。'遂鼓《御风曲》，其声泠泠，有绝世出尘之意。李更倾倒，愿师事之。自此二人以琴交，情分益笃。"

　　这里描述的一场特殊音乐表演，"拨炉爇沉香，请为小奏"，沉香的运用相当广泛，至少在稍有身份的文人雅士之间，它是不可须臾缺少的。此处，弹奏古琴，特地要烧上炉子，熏燃沉香，在这样的香氛中，琴音清越，泠泠然，似高山流水，仿佛绝世出尘一般的美妙意境，可以说，沉香对于琴音的增进效果，正是必不可少。当然，风雅归风雅，程氏"皆为琴也。知交年余，并不言及音律；渐而出琴，渐而献技，又渐而惑以佳丽"；善鼓雅琴、妙品沉香的程道士，最终还是"浸渍三年，得琴而去"，成为"骗中之风雅者"。

　　明末清初文学家张岱的《夜航船》记述江南一带社会风俗，沉香应用范围很广。在除夕的时候，老百姓的活动跟皇家的活动有本质的不同，其间，就有是否使用沉香的区别。一般老百姓是"除夕，各家于街心烧火，杂以爆竹"；而皇家则相当阔气，"隋炀帝于除夜设火山数十座，用沉香木根，每一山焚沉时数车……"云云，沉香的消耗量很大。

　　十里秦淮、千年风雅、六朝金粉、十代名都，古代的南京相当繁华，其香艳和风雅注定与沉香结缘不浅。早在400多年前，利玛窦就由衷地赞叹：它真的到处都是殿、庙、塔、桥，欧洲简直没有能超过这些的类似建筑。在某些方面，它超过我们的欧洲城市……

　　张岱更是驱动它那支妙笔，把秦淮的繁盛丰姿，写得栩栩如生。他描写夏天月色很好的晚上，休闲的士大夫的那种诗与酒的如画人

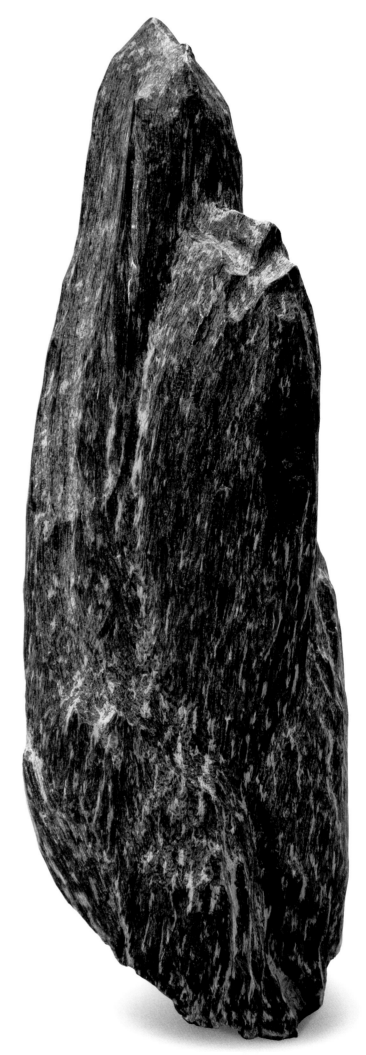

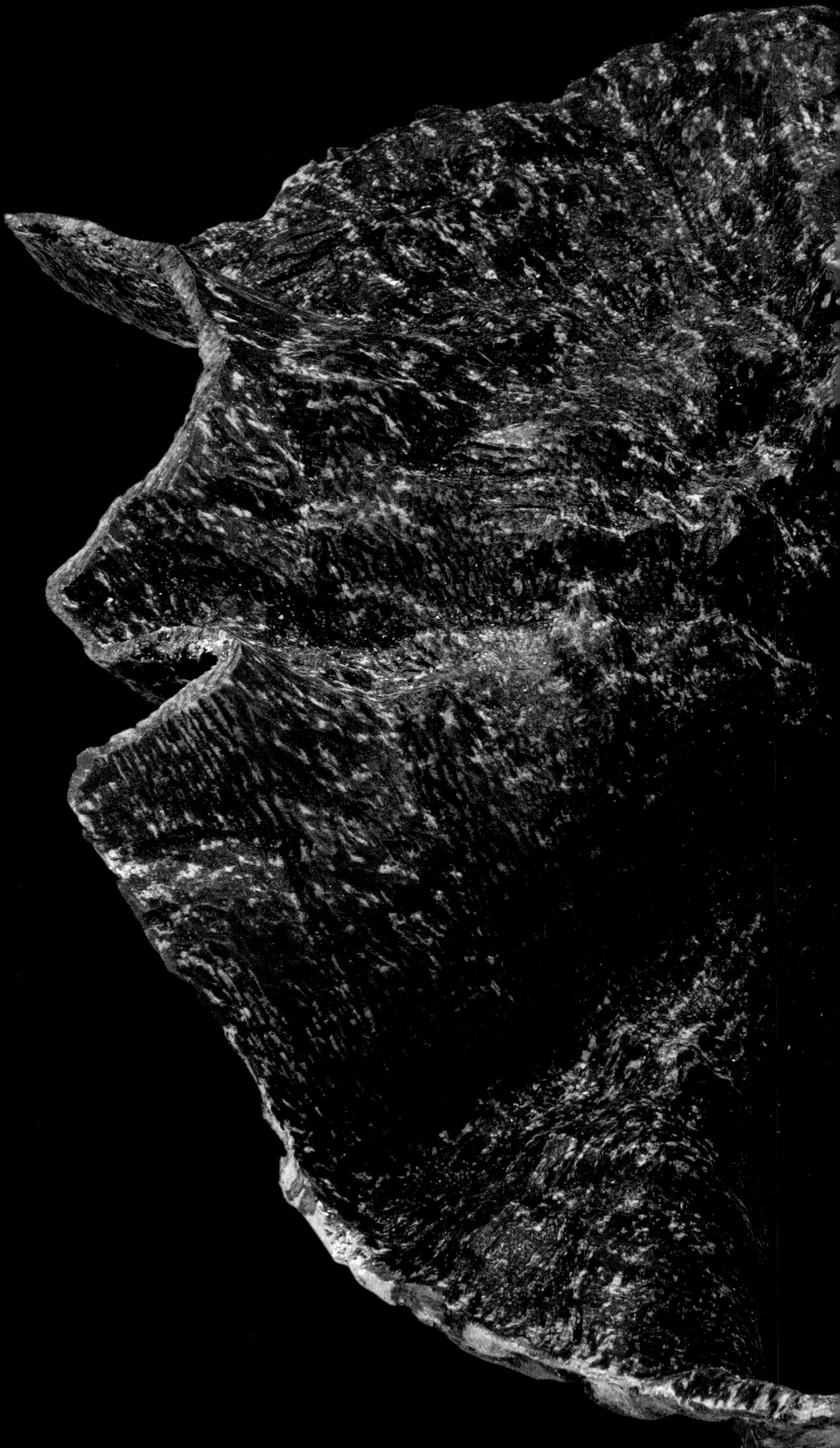

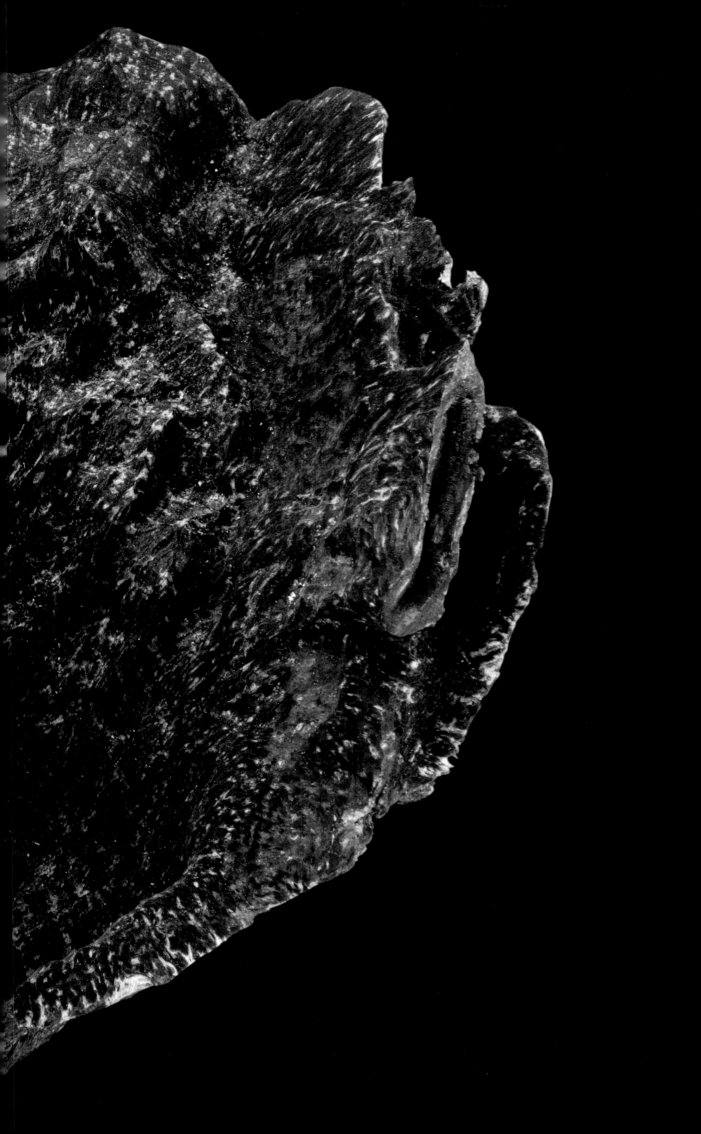

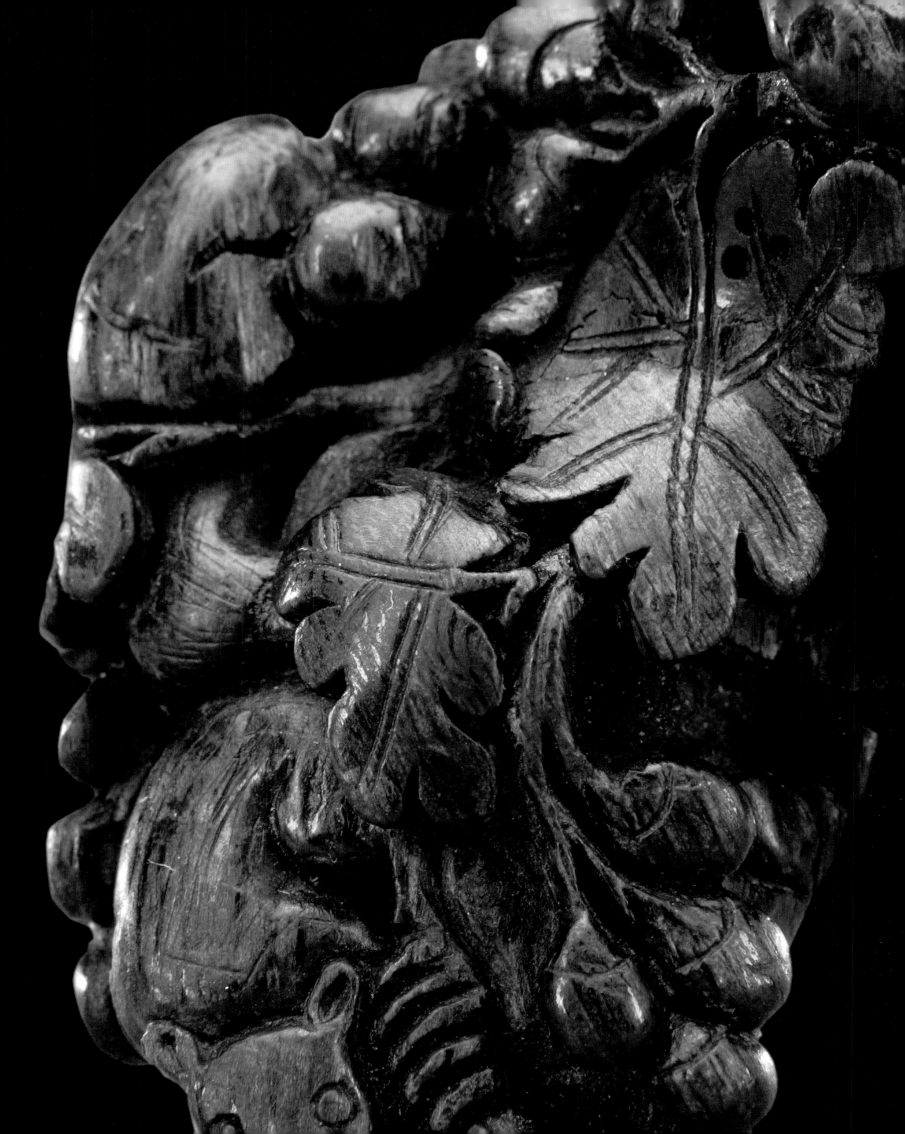

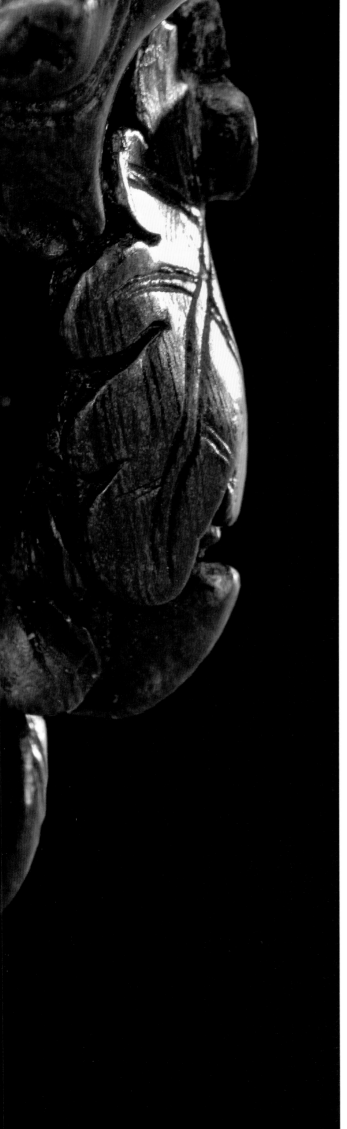

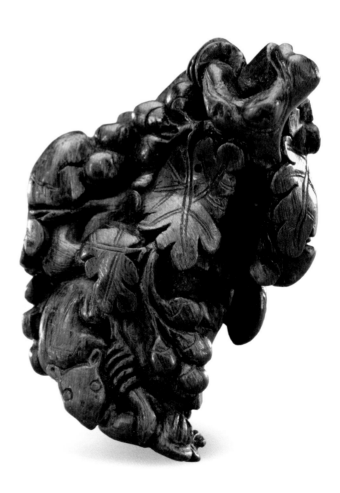

（清）奇楠香雕刻松鼠葡萄

生："画船箫鼓，去去来来，周折其间。河房之外，家有露台，朱栏绮疏，竹帘纱幔。夏月浴罢，露台杂坐，两岸水楼中，茉莉风起动女儿香甚。"（《陶庵梦忆》）这里的女儿香，就是沉香。和茉莉花的香味天然融合在一起，实在令人心神飘逸旷远。

吴敬梓《儒林外史》，则从民俗风情画的角度，描述了这座城市的绰约风姿。令人惊讶的是，他依然离不开沉香。沉香在当时士人之间，甚或民众中间，其重要性以至于此。吴敬梓写道：

> 城里一道河，东水关到西水关足有十里，便是秦淮河。水满的时候，画船箫鼓，昼夜不绝。那秦淮到了有月色的时候，越是夜色已深，更有那细吹细唱的船来，凄清委婉，动人心魄。两边河房里住家的女郎，穿了轻纱衣服，头上簪了茉莉花，一齐卷起湘帘，凭栏静听。所以灯船鼓声一响，两边帘卷窗开，河房里焚的龙涎、沉香一齐喷出来，和河里的月色烟光合成一片，望着如阆苑仙人，瑶宫仙女。

可见，沉香确乎是古代城市文化的灵魂所在，是诗意生活的珍贵的物质载体。它和钱谦益与柳如是、侯方域与李香君等才子佳人的江南韵事相得益彰。

明清时期，沉香的贸易已形成一定规模。东莞寮步的香市与广州的花市、罗浮的药市、廉州（前属广东）的珠市并称广东四大香市。当时广东地区商品经济发达，外销的莞香多数先运到九龙的尖沙头（今香港尖沙咀），通过专供运香的码头，用小船运到石排湾集中，再用大船运往广州，远销中国内地、南洋以及阿拉伯国家等地。由于莞香堆放在码头，香飘满堂，尖沙咀古称"香埠头"，石排湾这个转运香料的港口，也就被称为"香港"，其后延伸到整个地区总称为香港。这是香港名称由来的主要说法之一。

早在1200年前，世界上已经有沉香贸易交易的记录。岭南一带的贸易经济，本来在《史记》的《货殖列传》中，都还不看好，说那里"地广人稀，饭稻羹鱼，或火耕而水耨，不待贾而足"。重要的是"不待贾而足"，意即完全依靠大自然的自给自足。到南北朝时候才有"多在村场"的简陋的乡村集市贸易。但是到了宋代，文学家苏过记述沉香一事，颇称惊异。苏过是苏东坡的第三个儿子，得苏东坡的精心培养指点，不仅能诗能文，而且擅长书法绘画，且大有乃父之风，故时人以"小坡"誉之。他的童年多是随父亲的游宦生涯，在频繁的迁徙中度过。他也随苏轼到过南方很多地方。苏过《斜川集》载："黎人处不毛之地，盐酪谷帛金斧器用，悉资之华人，特以沉香吉贝易之耳。"居处深山老林的黎人，他们需要生活必需品，如食盐、奶酪、药品以及较为精致的生产工具，都靠和山下的内地居民换取，拿什么来实施交换呢？最主要的是两类，即沉香和吉贝（即木棉）。这也可以看出，沉香是内地民间社会极为需求喜欢的商品，而且需求量显然不小。

沉香的贸易，除了交易沉香原材以外，沉香还被制作成雕刻工艺品，如雕像、串珠及盒子等，收藏者多珍视宝贵之；或提炼沉香油，作为顶级香水之配伍；或炮制多种中成药；在中国台湾省，沉香还用于五加皮酒及竹叶青酒的制作，以增加酒的特殊香味和质量。

香道曾经在民国后期断档，一直延续到不久之前。近现代中华民族命运多舛，香文化的发展也受到了巨大阻抑，渐渐地，焚香成了庙宇佛坛的专属，天然的沉香则被廉价的化学合成香精所替代，香文化这种高尚的嗅觉艺术被遗忘了。近现代香文化断档有深刻的社会根源，那就是近代社会动荡，兵燹凶厉，战火频仍，社会各阶层均失去了熏香怡情的闲情逸致和物质条件及安定环境。一度甚至像净心明志、修身养性这样的观念也被当作旧式生活方式遭受批判，香文化受到社会变迁的株连。

直到近些年，人们生活水平日益提高，在生态保护、绿色生活的理念之下，天然的沉香、香具和香道文化才再次闪现原有的光彩，回到应有的高雅地位。

我国目前的沉香贸易中心位于东莞市中部的寮步镇，该镇地处大陆经济最发达的珠江三角洲地区，历史悠久，将近1400年前已有圩镇，当时，村民在寒溪河上游搭茅寮而居，后成商埠，故此得名。时至明清，它开始成为负有盛誉的莞香的集散地，与广州花市、廉州珠市、罗浮药市被誉为广东四大名市。

虽然其四周都是沉香的出产地，它却能独领风骚。《广东新语》曾说："东莞香田，盖以人力为香，香生于人者，任人取之，自享其力，鬼神则不得主之也。"主要在于这里的民众对香文化有着独特的认识，并奋力践行，也颇有经营的兴趣。早在明万历年间，寮步香市就已经形成了莞香收购、加工、交易一条龙的完整链条。善于把握市场脉搏，敢于完善产业链做大做强，这些现代商业的可贵品质，竟然可以在明清时期的莞人身上找到。由此可见，莞香和香市的传奇，其实是东莞人书写务实、智慧、开创的传奇。

当地人有一个信心百倍的计划，就是建设十里香堤，并且复原香市古街。复原香市古街的计划是，以寮步镇原解放西路和湾龙街作为"寮步香市"的复原主题，按照明清岭南建筑风格进行仿古包装，引进香户进驻售卖莞香，建设成为东莞香市古玩字画和地方特色饮食的仿古街。为的是要将从晚清就已经断裂了160多年的沉香事业历史重新接续并传承下去。

至于今之盛世，承平日久，社会经济多元迅猛发展，收藏欣赏趣味持续走高，因得政府和香学爱好者鼎力推动，香文化遂呈逐步复苏、生机勃发之势，由此再次于历史舞台上绽放其绚丽的色彩。

香艺盛世收藏，品味养心。曾经断档的香艺，在香界名家不遗余力的推动之下，如今又获取全新的内涵，赓续全新的生命，成为人们精神物质高端生活追求的一大热门。香席聚香友，礼香称高洁，香艺在高端生活层面的发达，乃是一种珍贵的文化象征，也是一种历史的实物再现。品香熏陶，增进人格，清茶一杯，余韵盘旋，香之去留，作用于自我超脱的心灵磨炼。宠辱不惊，闲看庭前花开花落；去留无意，漫随天外云卷云舒。提高文化品位，陶冶神智情操，香艺有形，香道无价，它与我们的人生同在，永远珍藏于生命之最深处。大大有益于身心的沉香，实具无可替代的经济、文化、养生价值。

涉过千年时光之河的中国香文化，自当使人满怀信心，必能跨越一二波折，再次展示出迷人的光华。

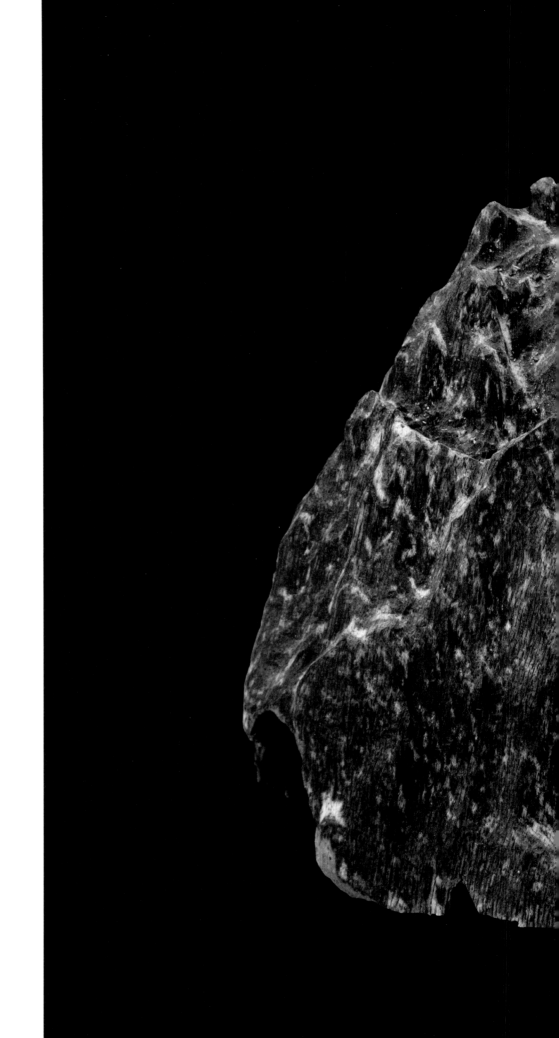

第六章

香气氤氲高士魂

扈江离与辟芷兮，
纫秋兰以为佩。

——屈原《离骚》

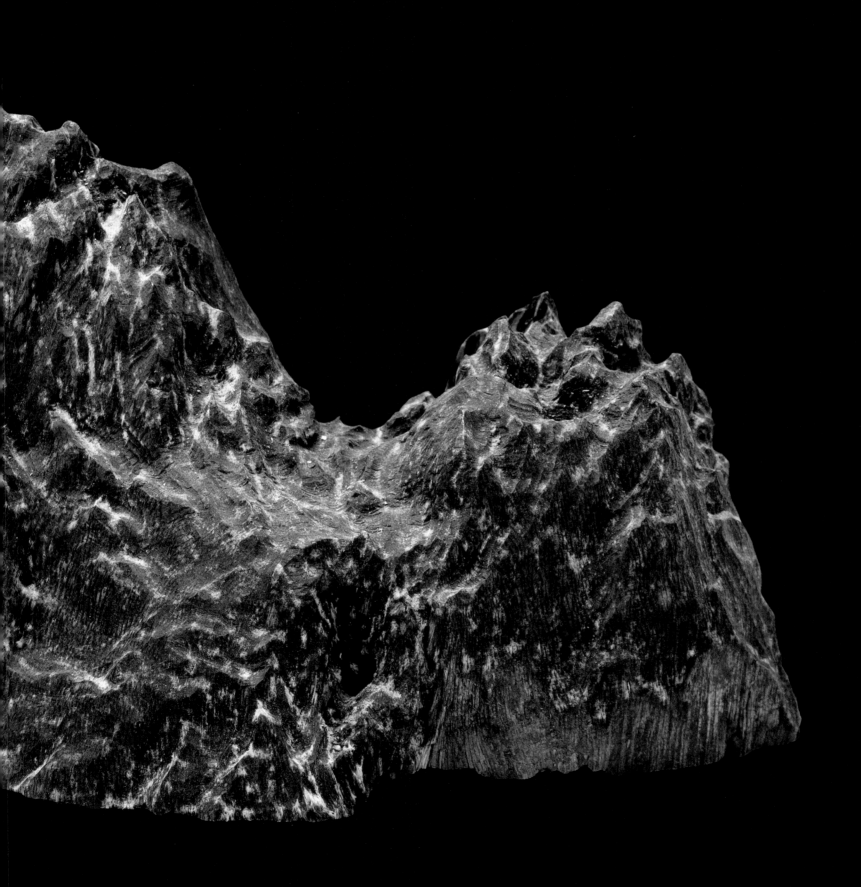

文人士大夫的焚香品香，风雅渗透到骨子里面，品香与斗茶、插花、赏画同为贵族精神生活追求的极致，这是一种结合了财富和学养的文化生活方式。

焚香，成为文人雅士一种根深蒂固的生活习惯，须臾不可离。明代文震亨《长物志》描述焚香情形："于日坐几上，置倭台几方大者一，上置炉一，香盒大者一，置生熟香；小者二，置沉香、香饼之类；箸瓶一。斋中不可用二炉，不可置于挨画桌上，及瓶盒对列。夏日宜用瓷炉，冬日用铜炉。"可见焚香已经成为一种生活方式。这里也可看到文人对沉香用具的讲究以及沉香品类的多样化。

宋代许多词人骚客以沉香入诗，在更早的时候，也有不少诗人把沉香写入诗中。譬如唐代就有李白、白居易、罗隐等诗人与沉香结缘。

李白的《杨叛儿》吟道：

> 君歌杨叛儿，妾劝新丰酒。
> 何许最关人？乌啼白门柳。
> 乌啼隐杨花，君醉留妾家。
> 博山炉中沉香火，双烟一气凌紫霞。

《杨叛儿》本来是北齐时童谣，李白借用为诗名，抒发自己的情感。青年男女，唱歌、劝酒，诗中的白门，本是刘宋都城建康（今南京）城门，是男女欢会之地的代称。最牵动人心的是白门柳，醉而留宿，充满柔情蜜意的陶醉。"博山炉中沉香火，双烟一气凌紫霞"，博山炉是一种炉盖作重叠山形的熏炉。名贵的沉香，在博山炉中缓缓熏

烧，慢慢释放，在沉香的作用下，爱情的升华到达顶点，仿佛那香火化成烟。前人诗句"君作沉水香，侬作博山炉"，将沉香与香炉的关系直接比作了爱情的双方，带有双重的象征意味，沉香直接镶嵌在人们的生命和爱情中。

罗隐的绝句《香》，有"沉水良材食柏珍，博山炉暖玉楼春"的名句，也点明沉香和香炉的关系。可见在唐代，诗人们对沉香不吝赞誉，说它是良材，因在博山炉中熏烧，呈现出春意盎然的意境。

唐代名诗人白居易，在晚年曾举行一次集会，地点在其洛阳香山居室庭院，参与雅集的人物都是一时俊彦，有怀州司马胡杲、卫尉卿吉皎、前观武军长史郑据、慈州刺史刘真、御史卢贞、永州刺史张浑等人，一共是九位老者，称"香山九老"。九老到了晚年，感慨既多，而心境也相对平静，他们在这次聚会上咏诗、作画、焚香。此前，白居易在他的诗歌《宫词》中写道："泪尽罗巾梦不成，夜深前殿按歌声。红颜未老恩先断，斜倚熏笼坐到明。"独坐愁城的时分里，熏香的香笼一直陪伴着他。可见品香与其意志、思维相始终。

香山九老的雅集在以后成为艺术家常常表现的题材，宋、明、清几代都有画家、雕塑家来表现。近代的林纾先生就作有《香山九老图》，现仍存世。画作右上角有他的题诗："九老香山共咏诗，恰当牛李党争时。会昌尚算承平日，那似今朝乱事奇。庚申四月十五日，畏庐林纾并识。"可以说对九老的雅集心向往之。清朝乾隆年间，还出现了沉香木雕件"香山九老"，是用一块高度近 20 厘米的沉香木雕成，现藏"台北故宫博物院"。雕像自然较之画作更有立体感，雕件上，有坐者、站者、观者，以及烹茶的童子，人物形态各异，山水峰峦耸峙，艺术品格很高。唐代的典故，到了清朝时期，以沉香木来反

映这次香山的聚会，可以说比画作更有一种独在的趣味和寓意。

唐末诗人欧阳炯的《禅月大师应梦罗汉歌》由衷地写道："西岳高僧名贯休，高情峭拔凌清秋。天教水墨画罗汉，魁岸古容生笔头……闭目焚香坐禅室。或然梦里见真仪，脱下袈裟点神笔。高握节腕当空掷……诗名画手皆奇绝，觑你凡人事事精……"欧阳炯是晚唐文艺名家，益州（今四川成都）人，在后蜀任职为中书舍人。随孟昶降宋后，授散骑常侍，工诗文，特别长于词，又善长笛，是花间派重要作家。他赞扬贯休的画意之高，有一个细节，就是"闭目焚香坐禅室"，在动笔之前，只需闭目焚香坐禅室，构思冥想，一切便成竹在胸了。焚香的作用是前导，也是灵感的积聚。

士大夫酬酢宾客，置酒高会，少不了一番轻歌曼舞。苏东坡在杭州时节，曾参与西湖宴会，他在词中写道："石榴半吐红巾蹙。待浮花浪蕊都尽，伴君幽独。秾艳一枝细看取，芳心千重似束……"在这样的场合，沉香之熏腾，乃是友朋之间酬酢的重要仪注。

沉香是情景、心情的补充，也是词情婉丽的催化。换句话说，是他们的感受生成为作品过程中的桥梁和媒介。

沉香虽然常常烧熏于教坊优伶之间，但最终结果，尤其在宋代，却升华为士大夫的知识分子精神领域所专有了。也就是说，它是交际时不可或缺之物，促成其变化自然，浑然天成。

> 山抹微云，天粘衰草，画角声断谯门。暂停征棹，聊共引离尊。多少蓬莱旧事，空回首、烟霭纷纷。斜阳外，寒鸦万点，流水绕孤村。
>
> 消魂，当此际，香囊暗解，罗带轻分。谩赢得，青

楼薄幸名存。此去何时见也？襟袖上、空惹啼痕。伤情处，高城望断，灯火已黄昏。（秦观《满庭芳》）

如此绝妙好词，少不了以沉香为媒介。诗酒流连，美人香囊，一番婉媚，一番眩惑，真令人目迷五色！

《水浒传》中宋江曾给李师师写词述怀：

> 天南地北，问乾坤何处，可容狂客？借得山东烟水寨，来买凤城春色。翠袖围香，鲛绡笼玉，一笑千金值。神仙体态，薄幸如何销得。回想芦叶滩头，蓼花汀畔，皓月空凝碧。六六雁行连八九，只待金鸡消息。义胆包天，忠肝盖地，四海无人识。闲愁万种，醉乡一夜头白。

烟花深处有香软的怀抱，如此秦楼楚馆的别样风流中，缱绻旖旎的柳巷深处，英雄美人的情怀纠缠，俱在弥漫缭绕的香烟中找到文化的最终归宿。

北宋著名词人周邦彦的《少年游》，据传填于李师师居所，同样和沉香有关："并刀如水，吴盐胜雪，纤手破新橙。锦幄初温，兽香不断，相对坐调笙。低声问：向谁行宿？城上已三更，马滑霜浓，不如休去，直是少人行。"

将其环境居所的温软销魂，写得如梦如幻，缠绵悱恻。兽香何谓？即是兽烟。它是指兽形香炉中冒出的香烟。意思幽微，篇章奇妙，蕴藉袅娜。无限情景，少不了沉香熏染的效力。这和金元词人杨果的《赏花时》套曲"日长人困，风暖兽烟喷"相似，熏燃沉香，同

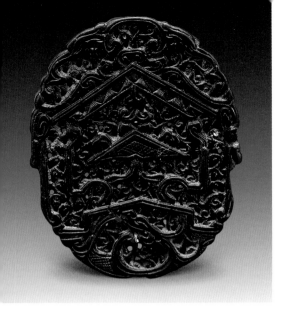

样是少不了的调剂，甚至堪称情景之美的灵魂。

周邦彦《苏幕遮·燎沉香》更是开篇就将沉香置于高迈的精神地位：

> 燎沉香，消溽暑。鸟雀呼晴，侵晓窥檐语。叶上初阳干宿雨。水面清圆，一一风荷举。
>
> 故乡遥，何日去？家住吴门，久作长安旅。五月渔郎相忆否？小楫轻舟，梦入芙蓉浦。

作品起首便写静境，焚香消暑，取心定自然凉之意，或暗示在热闹场中服一服清凉剂，表现游子浓郁的思乡之情。构思巧妙，由眼前的荷花想到故乡的荷花。沉香作用可谓大矣。

北宋大词人晏殊，曾任刑部尚书、观文殿大学士、兵部尚书……他历任要职，拔擢培养不少晚生俊彦，如范仲淹、韩琦、欧阳修等，皆出其门，他有著名的《珠玉词》传世。其中"无可奈何花落去，似曾相识燕归来"，乃是千古传诵的名句。

他的另一阕《浣溪沙》就写到沉香，沉香在其中是很重要的道具，和心情的怅惘融合成一片，闲居生涯中的慵懒，香炉火灭，原先绮丽的雅香已经冷却，现在春风要来又还没有来。沉香在此要算诗意的焦点，将早梅、寒雪的凉意烘托得又足又透：

> 宿酒才醒厌玉卮，水沉香冷懒熏衣，早梅先绽日边枝。
>
> 寒雪寂寥初散后，春风悠扬欲来时，小屏闲放画

帘垂。

一般讲到北宋时期的作家，多称晏殊为大晏，称晏几道为小晏。晏几道字叔原，号小山，晏殊之子。词风浓挚深婉，工于言情，与乃父齐名，世称"二晏"。他的《蝶恋花》也写到沉香：

> 欲减罗衣寒未去，不卷珠帘，人在深深处。残杏枝头花几许？啼红正恨清明雨。
>
> 尽日沉香烟一缕，宿酒醒迟，恼破春情绪。远信还因归燕误，小屏风上西江路。

"尽日沉香烟一缕"，终日对着一缕袅袅香烟出神，深院的阒寂幽冷可见一斑。尽日苦坐愁城，无法排遣，唯有借酒浇愁。总之，沉香的烟柱和香氛加深了他的思索。

秦观，字少游，北宋词人，婉约派魁首。其词大多描写男女情爱和抒发仕途失意的哀怨，文字工巧精细，音律谐美，情韵兼胜。历来词誉甚高，然而缘情婉转，语多凄黯。有的作品气格较弱。

有趣的是秦观的两首有名的词作都写到沉香，一是《沁园春》：

> 宿霭迷空，腻云笼日，昼景渐长。正兰皋泥润，谁家燕喜；蜜脾香少，触处蜂忙。尽日无人帘幕挂，更风递、游丝时过墙。微雨后，有桃愁杏怨，红泪淋浪。
>
> 风流寸心易感，但依依伫立，回尽柔肠。念花查瑶鉴，重匀绛蜡；玉笼金斗，时熨沉香。柳下相将游冶处，

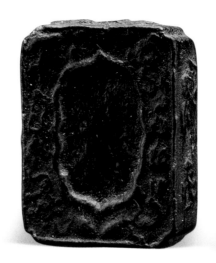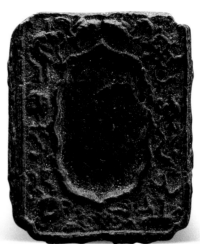

便回首、青楼成异乡。相忆事，纵蛮笺万叠，难写微茫。

另一首是《如梦令》：

> 门外鸦啼杨柳，春色著人如酒。睡起熨沉香，玉腕不胜金斗。消瘦，消瘦，还是褪花时候。

这是词人脍炙人口的情词，前一首写到蜜脾香，蜜脾是蜜蜂营造的酿蜜的房，其形如脾，故名。空景色暗喻时间流动。雾气笼罩、似醒非醒的黎明，女子站在高楼上眺望，春回大地，杏花春雨，引发了感情的动荡，而且很妙的是将蜜脾香和沉香放在一个环境来写，蜜脾香是实景，而沉香则寄托人的感情。后一首亦然，在此，沉香是分量超重的精神关怀。

北宋词人方千里《玲珑四犯》：

> 倾国名姝，似晕雪匀酥，无限娇艳。素质闲姿，天赋淡蛾丰脸。还是睡起慵妆，顾鬓影、翠云零乱。怅平生，把鉴惊换。依约琐窗逢见。
>
> 绣帏凝想鸳鸯荐。画屏烘，兽烟葱茜。依红傍粉怜香玉，聊慰风流眼。空叹倦客断肠，奈听彻，残更急点。伫梦魂一到，花月底，休飘散。

天才横溢，风流自赏，美人美景，灵秀余气，幽姿逸韵，俱在沉香的熏燃中，烘托出流传千古的精致笔墨。

陆游《夏日杂题》：

> 午梦初回理旧琴，竹炉重炷海南沉。
> 茅檐三日萧萧雨，又展芭蕉数尺阴。

因在宋代海南沉香已经盛行天下，成为精神享受的名品，所以陆游不是笼统地说沉香，而是直接点明海南沉香。

南宋著名词人吴文英，一生都未正式做官，奔走多处，游幕终老，于苏州、杭州、越州三地居留最久。《白雨斋词话》卷二云："若梦窗词，合观通篇，固多警策。即分摘数语，每自入妙，何尝不成片段耶？"乃是密丽一派的代表。他的作品，道及沉香，渊源也很深远。他的代表作《莺啼序·春晚感怀》咏道：

> 残寒正欺病酒，掩沉香绣户。燕来晚，飞入西城，似说春事迟暮。画船载，清明过却，晴烟冉冉吴宫树。念羁情，游荡随风，化为轻絮。
>
> 十载西湖，傍柳系马，趁娇尘软雾。湖红渐，招入仙溪，锦儿偷寄幽素。倚银屏，春宽梦窄。断红湿，歌纨金缕。暝堤空，轻把斜阳，总还鸥鹭……

时序是晚春，残留的寒气好像使诗人更加嗜酒，情景落寞。这时候，不自觉地点燃沉香，因防止香气外泄，很自然地，关闭了沉香木制作的窗户。燕子飞来，仿佛告诉春色已经消退，湖中划船游弋，却不料，繁华已然远去。也许是沉香木香气的牵引，看着烟岚缭绕吴宫

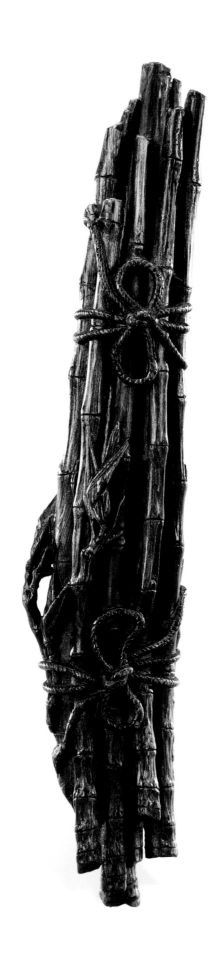

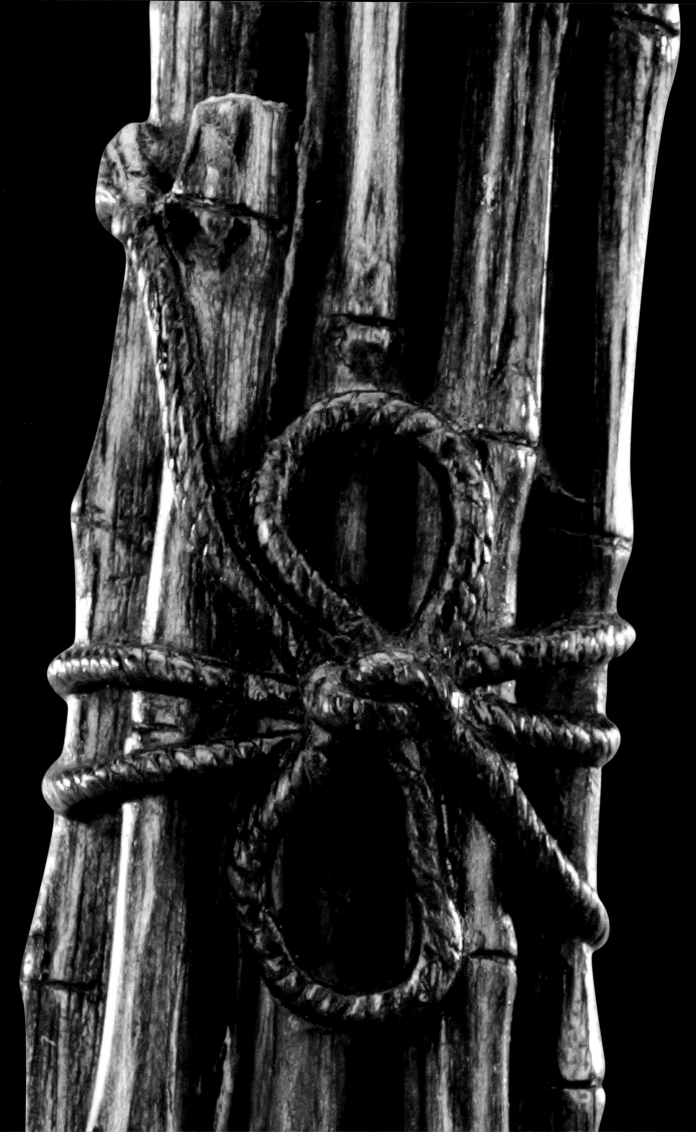

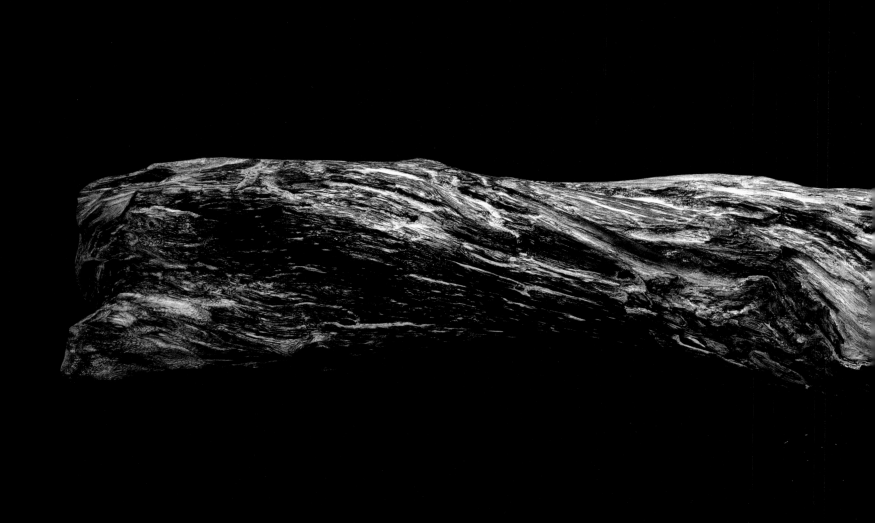

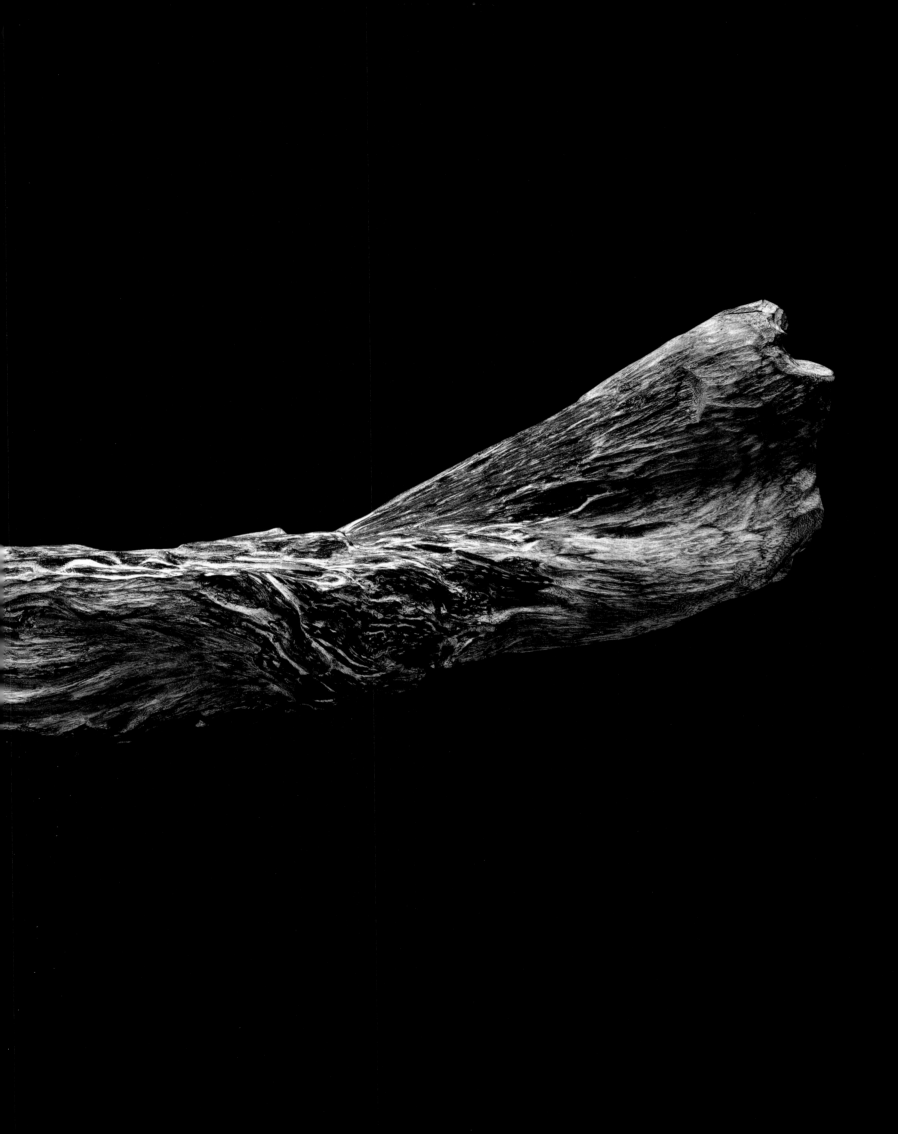

树木，心中涌起绵绵的羁思旅情，像在随风游荡，化作柳絮轻扬。

女诗人、词人写到沉香，多少与男性诗人的用意略有区别。金猊、金兽这类香具，在其闺闱绣阁或厅堂书房中地位很高。围炉熏香，剪灯夜话，充溢着无尽的温馨情致。

李清照《醉花阴》："薄雾浓云愁永昼，瑞脑销金兽。""瑞脑"，即是瑞香科的香料，也即沉香。"金兽"是金黄色的兽形香炉，其意为瑞香不断地熏烧于香炉中。描述的是闲愁的生活情景，可知焚香是文化人生活中习以为常的事情。

李清照《浣溪沙·淡荡春光》：

> 淡荡春光寒食天，玉炉沉水袅残烟，梦回山枕隐花钿。
> 海燕未来人斗草，江梅已过柳生绵，黄昏疏雨湿秋千。

"玉炉"，系香炉之美称。"沉水"，即是沉香，沉水之沉香，属于质量上乘之物。李清照是大家闺秀，在她的作品中以及她个人的气质上，表露出来的是文雅、高贵的气度。《浣溪沙》一词，跳转笔调，写早春时节，以及自己爱春之情。起首即描绘暮春风光以及闺房情景，整个景物，首先是暖风醉人时节。作者将笔触移向室内，氤氲氛围笼罩闺中，原来是袅袅香烟弥漫其中，从中似还透着静谧、温馨和淡淡的忧愁。玉炉中的沉香还有残烟，想来它的香味还弥漫其间，春光和沉香的香氛融合在一起。

李清照另有一首《菩萨蛮》，同样也是以相似的心情写到沉香：

> 风柔日薄春犹早，夹衫乍著心情好。睡起觉微寒，梅花鬓上残。　故乡何处是，忘了除非醉。沉水卧时烧，香消酒未消。

沉香落点在结处"沉水卧时烧，香消酒未消"，似在结束，实则在诗韵上还有漫漫的空间。似断又续，余韵袅袅。睡卧时所熏烧的沉香已经燃尽，香气已经消散，说明已过了很长一段时间，但作者的酒还未醒，可见醉得深沉；醉深说明愁重，愁重表明思乡之强烈。饮酒是为了消愁，想从心头暂时忘却思乡之情，然而乡情比酒味浓烈，比香气更持久，但也从另一方面说明，沉香香氛看似消沉，实际上和愁思一样长在。

朱淑真《断肠诗集》卷九《诉愁》：

> 苦没心情只爱眠，梦魂还又到愁边。
> 旧家庭院春长锁，今夜楼台月正圆。
> 风带空垂云锦帐，兽炉闲蒸水沉烟。
> 良辰美景俱成恨，莫问新年与旧年。

在女诗人苦恼没有好心情的时候，又是沉香及时出现，来安抚良辰美景中哀愁的她。兽形的香炉烧着沉香木制成的香，香柱和香氛把她带到了从前庭院的回忆，对当下的不满足、不满意，更深地沉浸在了回忆之中。在此，沉香的品鉴，相当于一种精神拯救。

明代最有名的香炉名为宣德炉，因产于宣德年间，故名。宣德炉价格甚昂，而使用者不少，可见对沉香品鉴的迷恋。其实早在宋代，香炉以及置放香炉的香几，就已经盛行一时了。焚香时青烟袅袅的柔曼姿态总是引发种种联想，也促进了诗思和意境。与文化生活的基本面相关，焚香与品香，成为一项极具审美特征的活动。

明代陆绍珩的《醉古堂剑扫》（又名《小窗幽记》，一说陈继儒撰）卷五《集素》，尝论及沉香的焚熏品闻："噫！快哉！近世焚香者，不博真味，徒事好名，兼以诸香合成，斗奇争巧，不知沉香出于天然，其优雅冲澹，自有一种不可形容之妙。"他赞美沉香，明确点明沉香出于天然，具有难以形容的美妙。

傅山与沉香也有不浅的因缘。傅山，又称傅青主，生于晚明山西的官宦书香之家，家学渊远，博艺多才，长于医道，因其"医术入神"，据说他的经验以秘方家传，里面较为注重运用沉香，他曾明确说："身处乱世，无事可做，只有一事可以做：吃了独参汤，烧沉香，读古书。"烧沉香和读古书并列为平起平坐的事情，由此可见沉香在其心目中的地位了。

明末清初的江南名士冒辟疆，是有明一代的文学殿军，出生在如皋城一个世代仕宦之家，所谓翩翩浊世之佳公子，顾盼自雄，主持清议，矫激抗俗，喜谈经世大务，满怀壮志。董小宛则和柳如是、李香君等同为"秦淮八艳"，是才艺俱佳的美女。他们两人的姻缘，乃因明末重臣也是贰臣的钱谦益的作合，由钱谦益出面给小宛赎身，冒氏见小宛秋波流转，神韵天然，心神为之迷醉。

经过一番周折，小宛入冒氏之门。他们的日常生活充斥书画鉴赏、品诗清谈、博物追源等等，将一种琐碎的日子过得饶有情致。其间，沉香也是他们生活的点睛之笔。静坐香阁，细品名香。其中最受宠爱的是莞香绝品女儿香。对于沉香的熏炙、焚烧，和一般人的直接点火燃烧有所不同，董小宛隔砂燃香，将品香方法上升到一个诗意的、在技术上也十分可行的境界。

冒辟疆后来写下文学史上有名的《影梅庵忆语》，是明末散文中的极品。其中描写他们的日常生活就与沉香结缘。涉及品香、焚香、鉴别沉香品种以及品质的高下等等有关沉香的有趣话题。原文如下：

> 姬每与余静坐香阁，细品名香。宫香诸品淫，沉水香俗。俗人以沉香著火上，烟扑油腻，顷刻而灭。无论香之性情未出，即著怀袖，皆带焦腥。沉香坚致而纹横者，谓之"横隔沉"，即四种沉香内隔沉横纹者是也，其香特妙。又有沉水结而未成，如小笠大菌、名"蓬莱香"，余多蓄之。每慢火隔砂，使不见烟，则阁中皆如风过奇楠、露沃蔷薇、热磨琥珀、酒倾犀斝之味，久蒸炙枕间，和以肌香，甜艳非常，梦魂俱适。外此则有真西洋方，得之内府，迥非肆料。丙戌客海陵，曾与姬手制百丸，诚闺中异品，然爇时亦以不见烟为佳，非姬细心秀致，不能领略到此。黄熟出诸番，而真腊为上，皮坚者为黄熟桶，气佳而通；黑者为隔笈黄熟。近南粤东莞茶园村土人种黄熟，如江南之艺茶，树矮枝繁，其香在根。自吴门解人剔根切白，而香之松朽尽削，油尖铁面尽出。

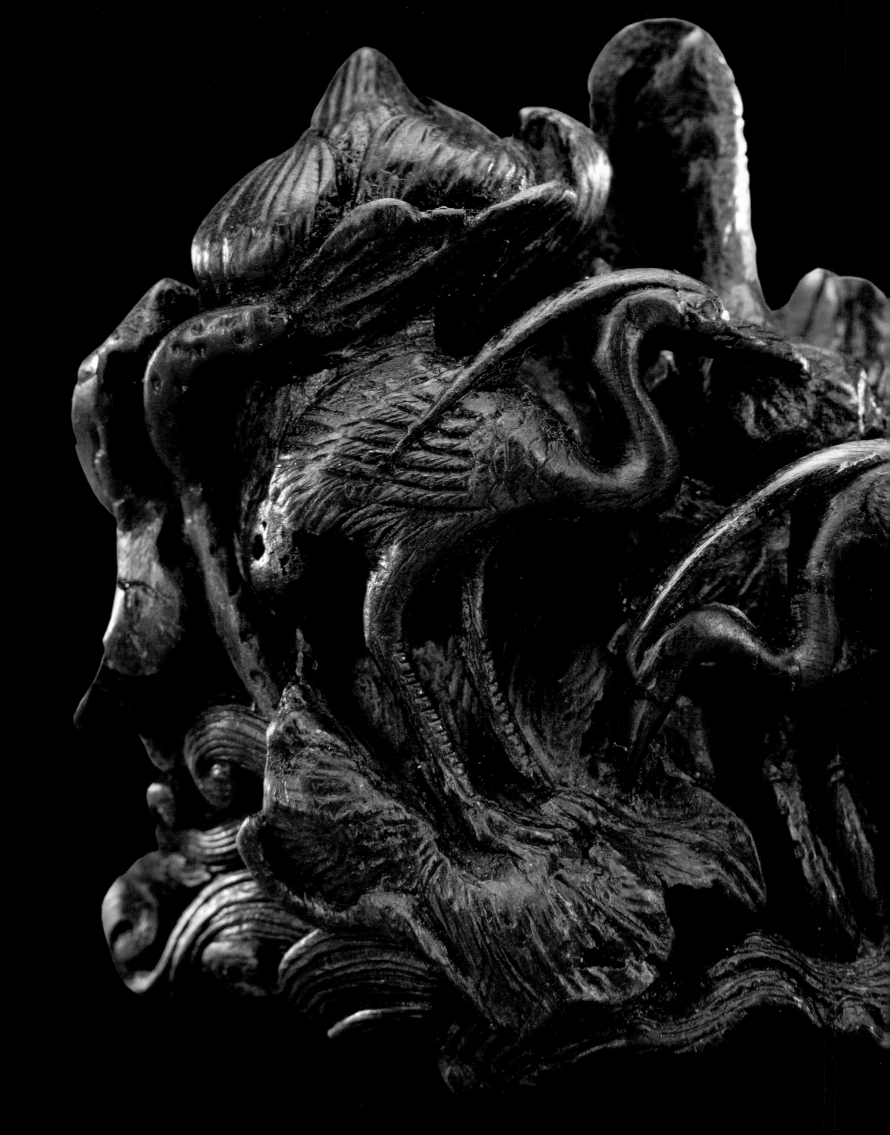

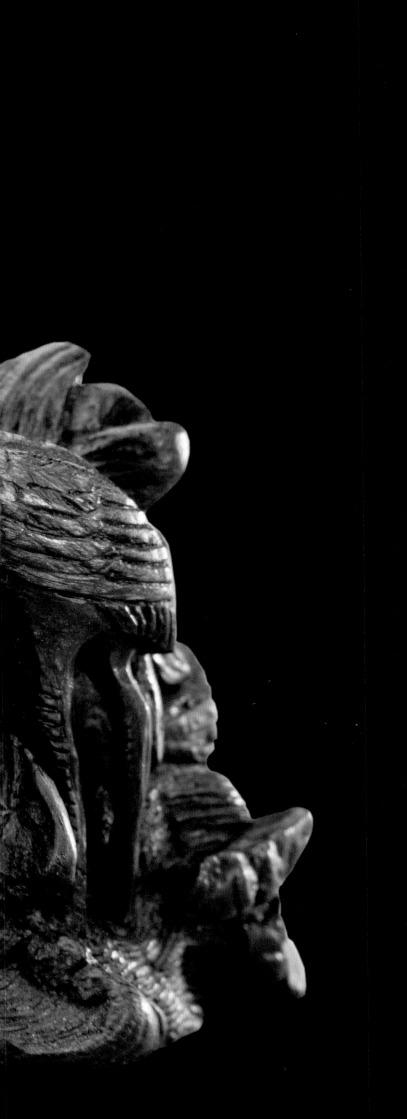

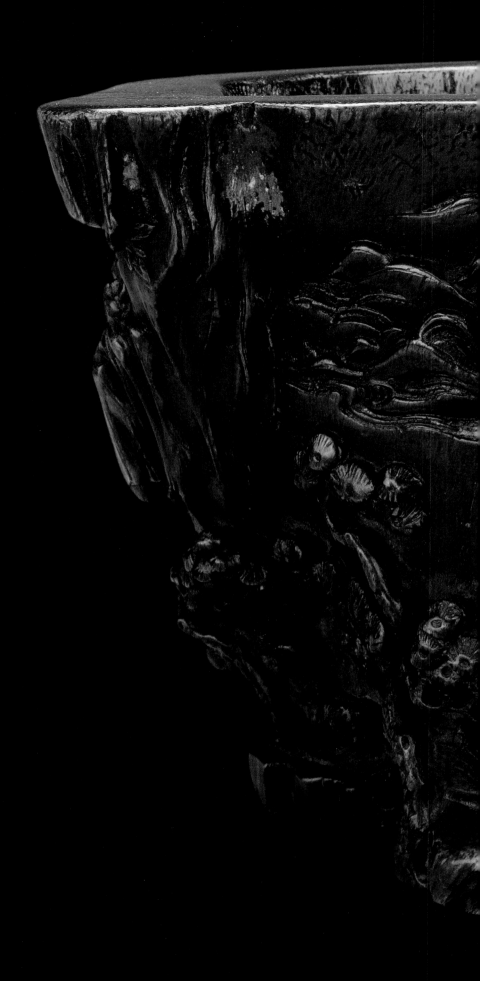

（清）沉香木雕刻云海听松图

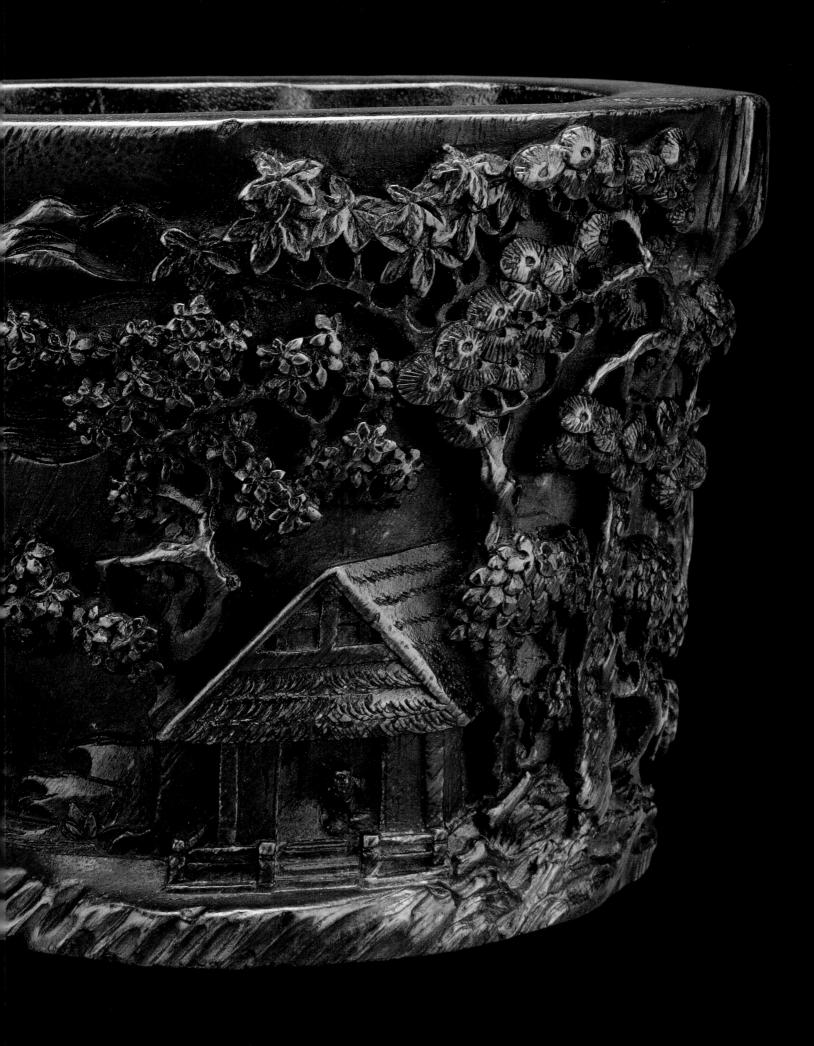

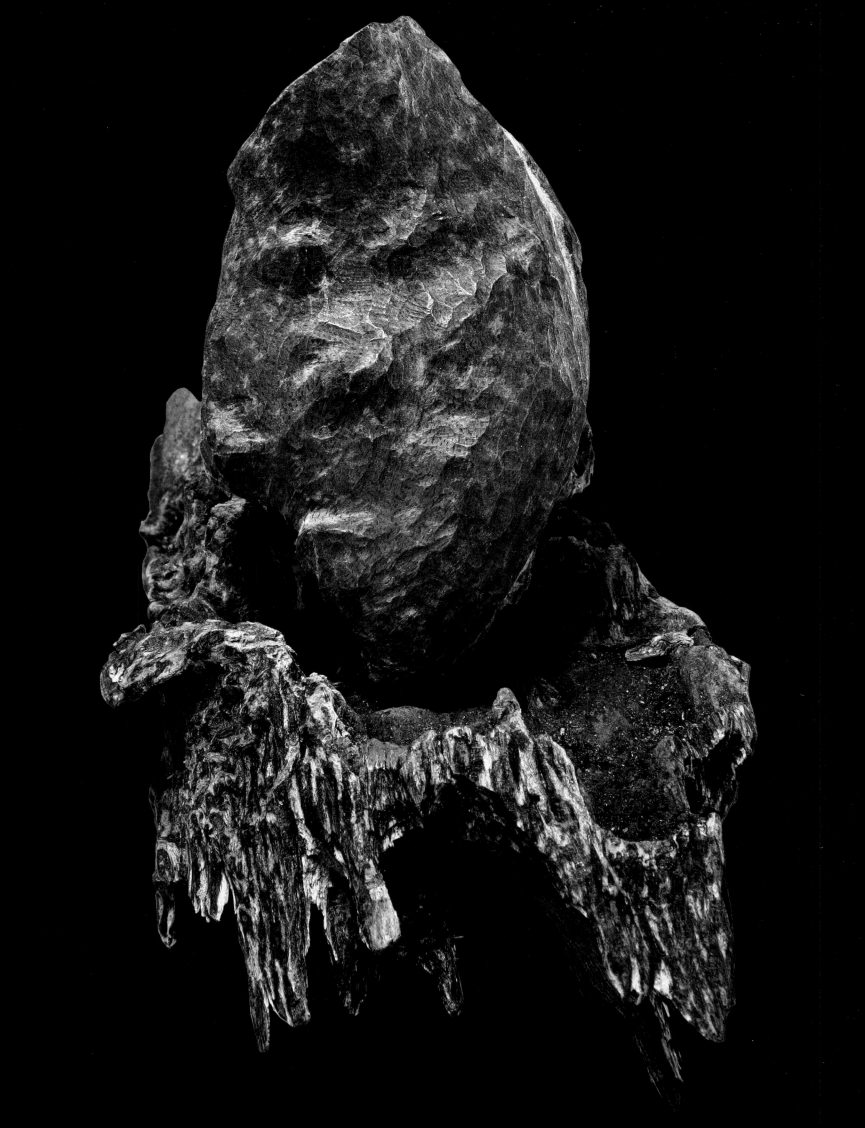

余与姬客半塘时，知金平叔最精于此。重价数购之，块者净润，长曲者如枝如虬，皆就其根之有结处随纹缕出，黄云紫绣，半杂鹧鸪斑，可拭可玩。寒夜小室，玉帏四垂，氍绒重叠，烧二尺许绛蜡二三枝，陈设参差，堂几错列，大小数宣炉，宿火常热，色如液金粟玉。细拨活灰一寸，灰上隔砂选香蒸之，历半夜，一香凝然，不焦不竭，郁勃氤氲，纯是糖结。热香间有梅英半舒、荷鹅梨蜜脾之气，静参鼻观。忆年来共恋此味此境，恒打晓钟尚未著枕，与姬细想闺怨，有斜倚薰篮，拨尽寒炉之苦，我两人如在蕊珠众香深处。今人与香气俱散矣，安得返魂一粒，起于幽房扃室中也！

一种生黄香，亦从枯肿朽痈中取其脂凝脉结、嫩而未成者。余尝过三吴白下，遍收筐箱中，盖面大块，与粤客自携者，甚有大根株尘封如土，皆留意觅得，携归，与姬为晨夕清课，督婵子手自剥落，或斤许仅得数钱，盈掌者仅削一片，嵌空镂剔，纤悉不遗，无论焚蒸，即嗅之，味如芳兰，盛之小盘，层撞中色珠香别，可弄可餐。曩曾以一二示粤友黎美周，讶为何物，何从得如此精妙？即蔚宗传中恐未见耳。又东莞以女儿香为绝品，盖土人拣香，皆用少女。女子先藏最佳大块，暗易油粉，好事者复从油粉担中易出。余曾得数块于汪友处，姬最珍之。

"淫"，是说香味不高贵；"俗"，是说不雅致。因此雅致的主人推崇横隔沉香，这是一种内质坚致而纹理呈横向的沉香，认为特别高妙，大概因为香木长期被真菌、虫液所浸透。作者笔下所描述的蓬莱香，如小笠大菌，非常形象，就在如今，也还能找到不少这样的沉香。

文中说到熏香要注意的事项：慢火隔着砂片，但不能出现烟子，假如火候掌握得好，那么，房阁之中，就会因熏蒸沉香，而出现极为奇妙的香气，这香气奇妙到有如风过奇楠、露沃蔷薇、热磨琥珀、酒倾犀斝之味。更妙的是，这种香气和美人的肌肤之香纠合在一起，融合无间，渗透到人的魂梦之中。

关于海外的沉香，冒辟疆和董小宛对柬埔寨的沉香较为推崇。他们还尝试用西洋的方法，亲手制作沉香丸上百个，可见他的身体力行，兴趣和手法都很有自己的香氛和独创性。

文中明确写到当时广东东莞土人种香，可见，当时就有人工培植，这种香树较为矮小，它的沉香结在根部。沉香打理的方法是：苏州一带有经验的制香人，首先剔除根部的杂质，然后切除白木，附着在沉香旁边的松朽土渣木质都去掉了，剩下油尖铁面的沉香精华。

看来，美人眼如横波，气如湘烟，体如白玉，此皆得沉香品鉴之助益不少。

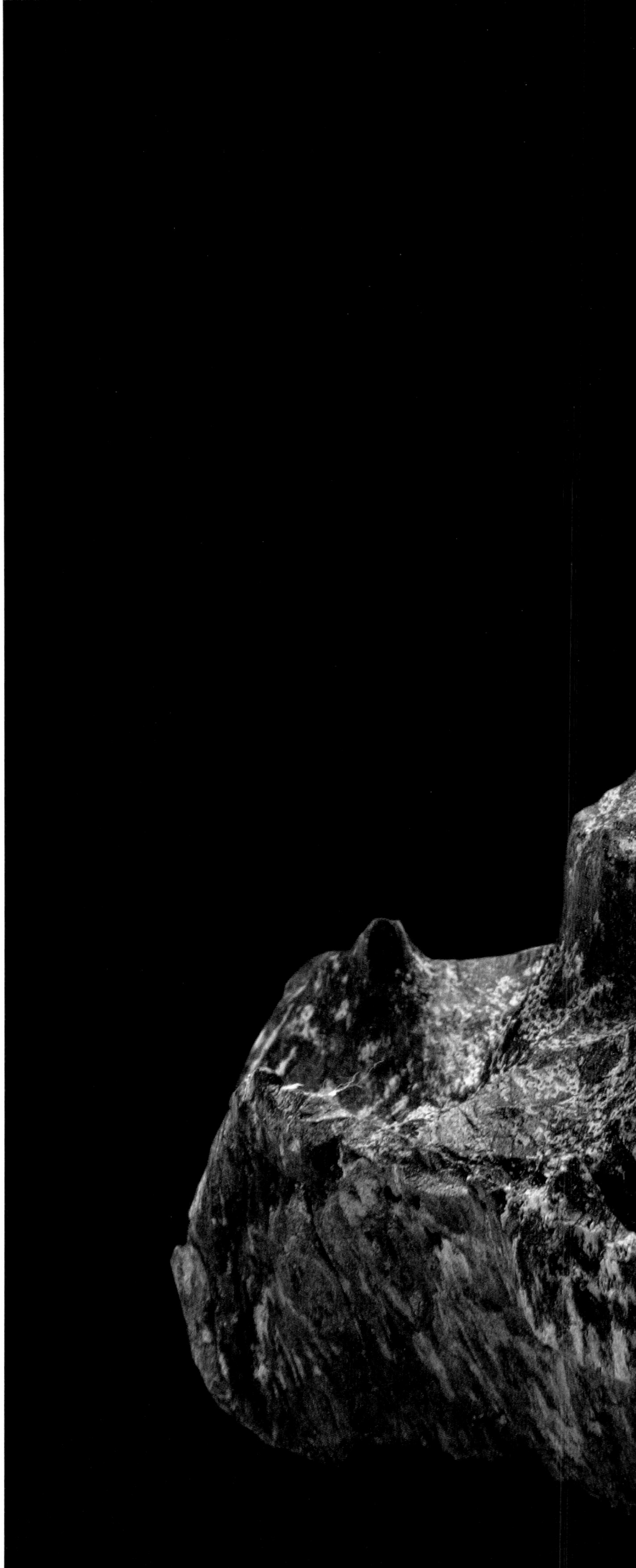

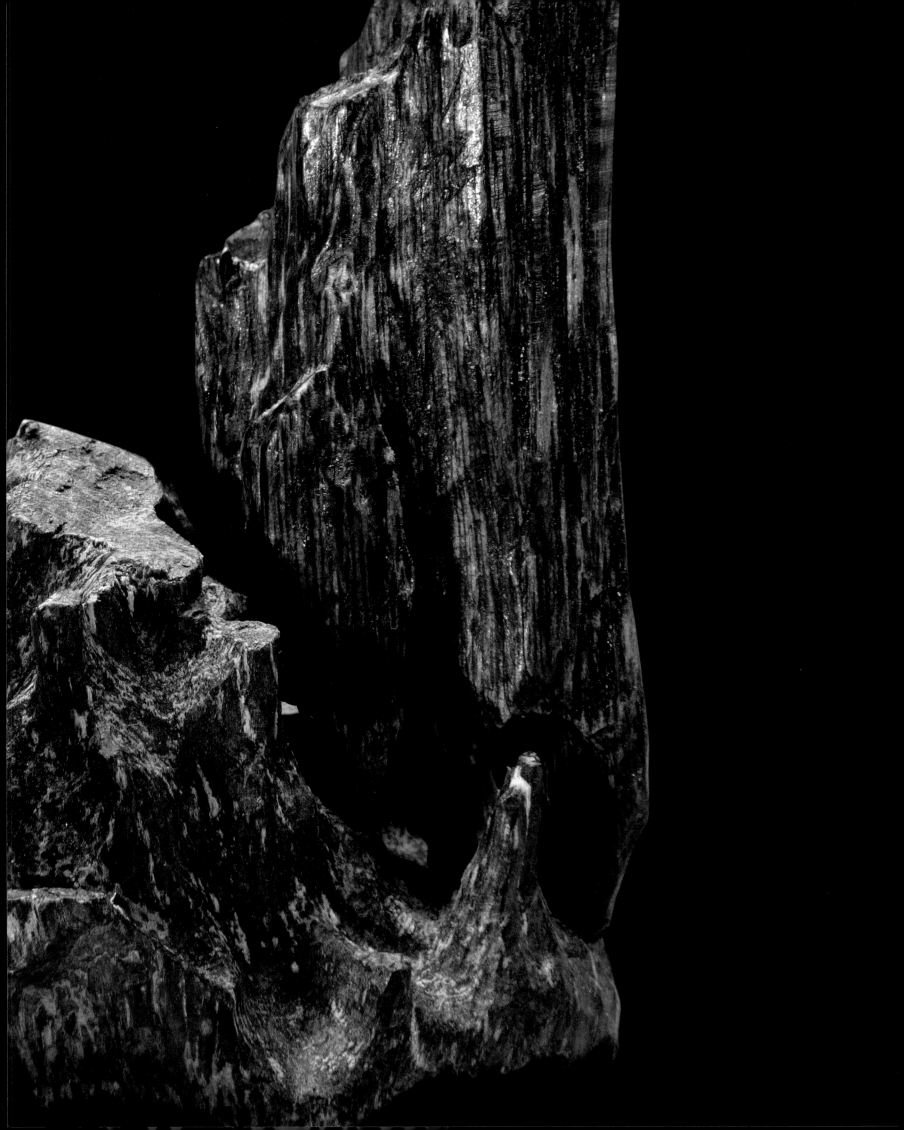

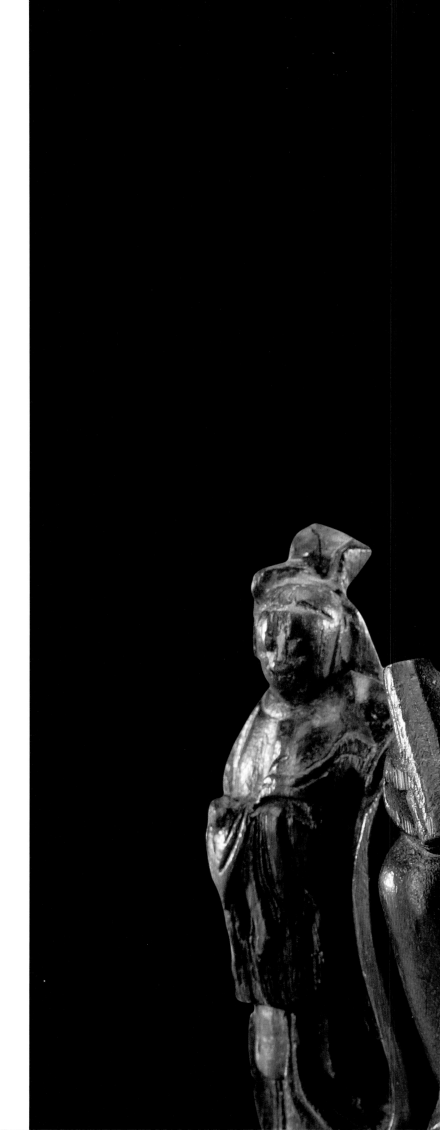

# 第七章

# 沉香爇法界熏

百昌之首，备物之先，于以相裡，于以告虔，孰歆至德，孰享芳烟，上圣之圣，高天之天。

——丁谓《天香传》

沉香是人间最单纯悠长的香，所以我们喜欢，菩萨也喜欢……有时候我们不知道菩萨喜欢什么，就把自己最喜欢的东西拿来供养菩萨。

——林清玄《香严童子》

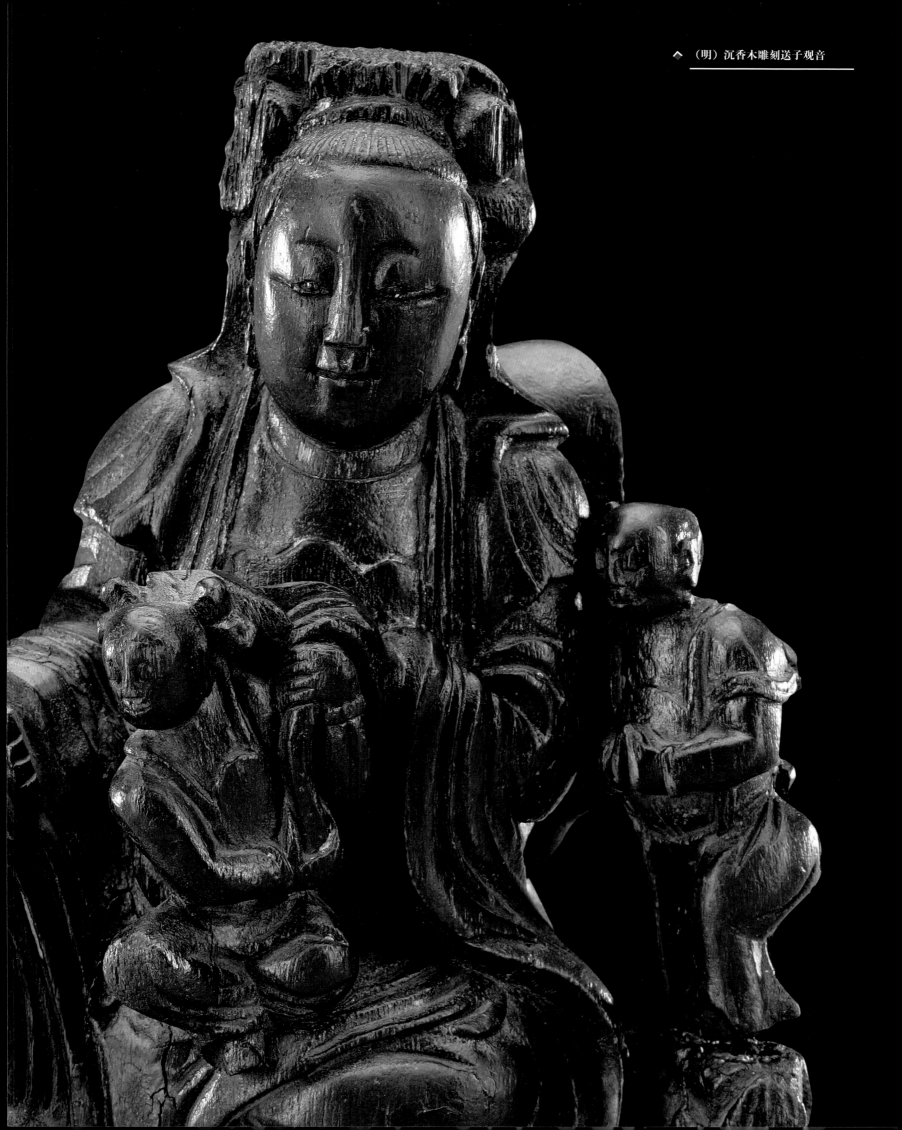

在几千年人文历史中，沉香被佛教、道教、基督教、天主教等各大宗教一致推重为稀世珍宝，视为驱邪化吉、避灾保身的圣品。

《圣经》中记载，沉香是上帝栽种的植物，是基督降世以前三位先知带来世间的三件宝物（沉香、没药、乳香）之一。《圣经》箴言第7章第16、17节就说：

> 我的床榻上已铺设了绒毯，放上了埃及的线绣卧单；又用没药、沉香和肉桂熏了我的睡床。

伊斯兰教的教义和香氛具有不解之缘，而阿拉伯香料在人类文化中享有盛誉，其香料家族种类繁多而庞大，以丁香、肉桂、桂皮、豆蔻、没药、麝香为主，当然其中也有大量的沉香。在一些阿拉伯国家，重要的典礼和聚会上，沉香是不可缺少的拜神用品。

沉香与佛教的关系，更是如影随形，如应斯响。各种经论对沉香的记载随处可见。佛教源自印度，那里的佛教徒还把沉香树子，也即俗称的沉香舍利子，随身佩戴，以获趋吉避凶之效。日本等国也把沉香用于香道与禅学。

道教兴自中国本土，其教义与传统文化紧密相连，植根于中华沃土之中，具有鲜明的中国特色。道教的法器喜欢采用药沉香、沉香木、土沉香等来制作，常见的道教法器八卦太极沉香吊坠子，就是专用海南沉香木雕制的挂件。道教认为沉香是气通三界之灵气树，常常在降魔驱邪的仪式中燃烧沉香。

香是最普遍的供养仪物，除了供养诸佛菩萨表诚敬之意外，沉香经百年吸收大地精华，而自有其灵气及强烈磁场，自古便被人们视为驱虫辟邪的圣物。

佛教中眼、耳、鼻、舌、身、意六根，是人的六种感觉器官，所应对的六尘即色、声、香、味、触、法中，鼻根所应对的是香尘。沉香与佛教修行的因缘，首先在于沉香气味净心醒神，去除秽气，有助于修身养性。以此选为供养佛菩萨、本尊的圣品。《贤愚经》卷三里提到，为了迎请佛陀，所以要在供养仪礼中烧香；《法华经》卷四亦谓，香、抹香、涂香、烧香等，为十种供养之数种供养。尤其是，燃尽后香灰仍然直立不倒，颇能象征修行的程度与品格。可以说，沉香是象征修行者持戒精进清静之香，也可以说是解脱者心灵的芳香。

再进一步说，沉香汇集天地阴阳五行之气，故其堪称唯一能通三界之香品。熏香、焚香也具有净化心灵的作用，这一过程中，缭绕的香烟既上达天庭，促使人心和神灵对话，同时也有辟除邪恶、成就供养功德的效果。所以在明代禅门功课中开始流行的《炉香赞》即明确颂赞道："炉香乍爇，法界蒙熏，诸佛海会悉遥闻，随处结祥云。"它是佛事中重要的圣品。

沉香香气高雅灵动而又朴实无华，玄妙深邃却又与人亲和，沉香供佛，更能助益心灵提升。首先观享此香，遍满十方法界，将此香供养一切佛、菩萨等三宝，由于供养一切诸佛，佛心生欢喜便能加持我等。在清爽芬芳的氛围中，尘世的纷扰、纠葛逐渐退去，取而代之的是身心的轻逸、持稳；凝神静观袅袅香烟，借此，凡界与圣者的距离被拉近了，诸佛菩萨如现眼前，怀慰着众生的疾苦。香，可谓是凡界与圣者间的信使。香也被用来比喻高尚的德行、修证的境界与佛因的

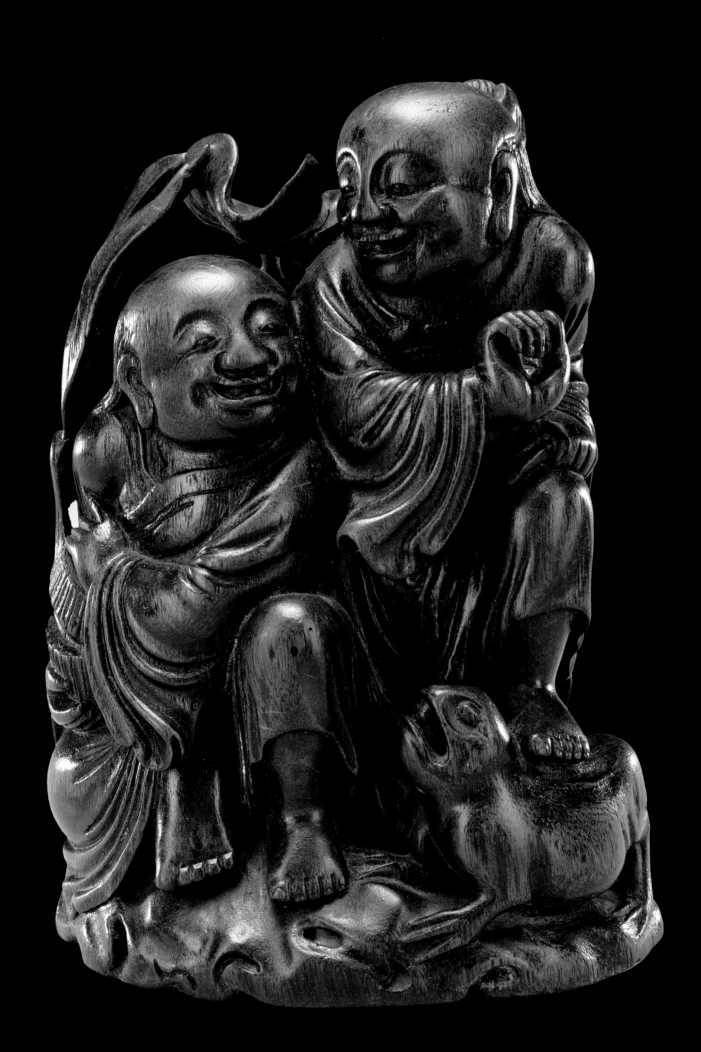

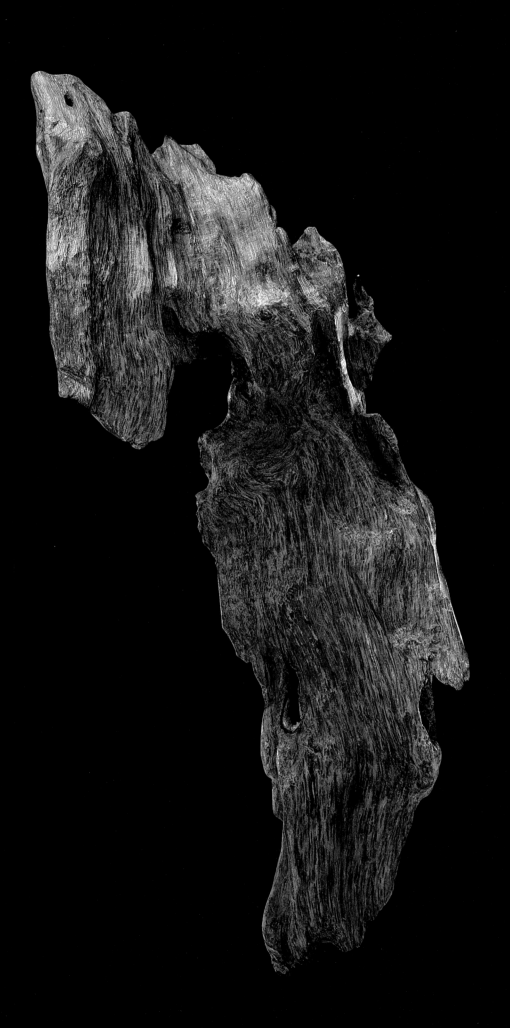

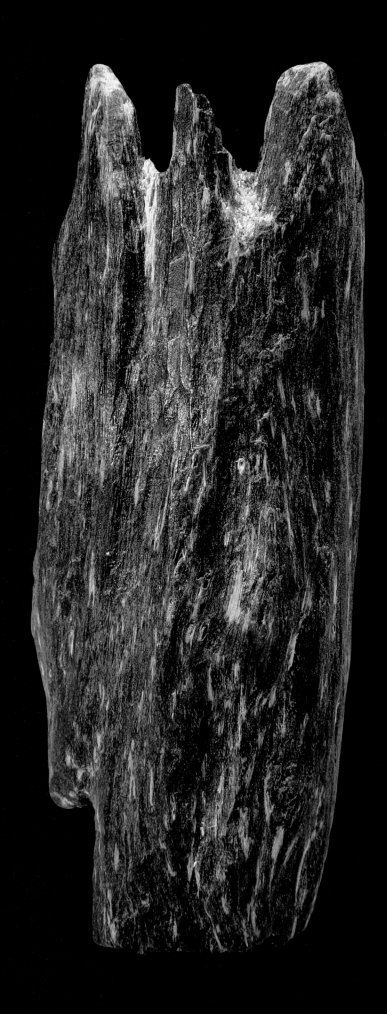

庄严。熏烧沉香只有在重大法会中方才使用，也即佛事用沉香象征规格、功德和待遇。至于参禅打坐，沉香更是上等香品。

以此圣品供养、礼佛、修持，是一种诚敬的礼仪及福德的庄严，但更重要的是要能因物证心，体悟自性，从有形之"沉"入无相自性空，一是庄严的表征，一是心的常寂光明，以此供养十方诸佛，返照自身的法身，才是沉香的极致妙用。

在密宗的种种修法中，也经常看到供香的记载，而沉香则用于供养佛部，所以，沉香是"浴佛"的主要香料，并用来雕刻念珠、佛像，以及用作日常参禅打坐的上等香品。

在佛教中，沉香木雕刻的念珠、佛像等是珍贵的佛具。因沉香物理特性非常特殊，即凝结油脂部位很硬，腐朽部位很脆，故在雕佛像时，用刀非常考究，稍有差池整块香木即告报废，所以说能够制成念珠、佛像的沉香，均是非常珍贵难得的，且感应愈是殊胜。沉香或沉香木制成的念珠十分珍贵，是念珠中的精品，尤以其镇心神之甘醇味，可在诵掐佛珠时，自然嗅得，犹如时刻燃香起敬，乃是助益修行的利器。一心持捻称诵佛号，香气回荡，随用功深入而越益弥香，提神醒脑，开寂生慧，增加定力，有助修持。沉香佛珠，佛珠戴在手腕上，一缕清香缓缓袭来，翕鼻，闭目，手腕贴在脸上，心里有一种奇异的感觉，冥冥之间，仿佛一种庇佑降临，身心沉浸在前所未有的舒坦和感动中，其香气，确能定神安灵。

说到沉香与佛教因缘，佛教经籍中多有记载。《大方广佛华严经》卷十三，讲到了具有广大不可思议的香供养：

百万亿黑沉水香，普熏十方，百万亿不可思议众杂妙香，普熏十方一切佛刹……

这个境界和愿力是何等宏大超越！这是香供养，来自沉水香！"百万亿黑沉水香，普熏十方"，这是何等的概念！

沉香的效果，对于唤起记忆，涉通彼岸，超出三界之外，不在五行之中，具有正面导引的奇效。在这超越的香氛品鉴中，无上美好的气味使人忆念佛陀的慈悲、智慧等种种巍巍功德，而生欢喜，心向往之，祈愿成就与佛陀同等圆满的生命境界。在《佛说首楞严三昧经》中，郑重推出"香光庄严"四字（"如染香人，身有香气，此则名曰，香光庄严"），用以比喻向佛的境界，熏染如来的功德。香光，香而有光，此是巍巍庄严境界的起源和本真。

《妙法莲华经》卷六《法师功德品》记述，沉香能祛除种种不净，因获极大肯定赞美。如是我闻：

复次，常精进！若善男子、善女人受持是经，若读、若诵、若解脱、若书写，成就八百鼻功德。以是清净鼻根，闻于三千大千世界，上下内外种种诸香：须曼那华香、阇提华香、末利华香……华树香、果树香、沉水香、多伽罗香及千万种和香，持是经者于此间在，悉能分别。

沉水香在该经典中，是不折不扣的"天上诸天之香"，地位很高，不是凡间所轻易享用的。持诵经典者，修行有道，则可受到这种上天之香的熏陶，进而得到启迪，使得心灵、德行、感悟，俱上升到一个全新的境界。

沉香在证道、悟道中的作用以及所获得的福报，《楞严经》通过香严童子成道做了极致的描述，他就是以闻水沉香、观香气出入无常，而证得罗汉果位。《楞严经》中谈到诸根圆通的法门中，其中关于香的修法，即香严童子以香尘来修持："香严童子，即从座起，顶礼佛足，而白佛言，我闻如来教我谛观诸有为相，我时辞佛，宴晦清斋，见诸比丘烧沉水香，香气寂然来入鼻中。我观此气，非本非空，非烟非火，去无所着，来无所从，由是意销，发明无漏。如来印我得香严号。尘气倏灭，妙香密圆。我从香严，得阿罗汉。佛问圆通，如我所证，香严为上。"香严童子自身得悟的因缘，竟以闻沉香入手，沉香香气，并非本来有的，也不是本来空的，不是存在烟中，也非存在火中，去时无所执着，来时无所从来……境地多么奇妙啊。

《悲华经》等佛经认为，香是净土中常见的殊胜庄严，是人类生命的向往，是使人身心舒畅的世界。《维摩诘经》中就有香积国土，以香构成食、衣、住、行的一切；《华严经》更讲述这样一个故事，净土之下为风轮，风轮之上有香水海，重重香水海中生出大莲华，莲华中包藏华藏世界，此世界总共有二十层，我们所住的娑婆世界，就在华藏世界的第十三层的中间。被无数香水海所围绕——香，代表了佛祖积极的美好祈愿。

佛教传入中国以来，逐渐形成诸多宗派，其中以禅宗这一派对中国文人的影响最大，这种影响，不仅归结于纯粹的宗教实践，更多的是将其作为一种艺术哲学的品鉴，讲究"无用功处，只是平常无事"，

达摩祖师是中国禅宗的始祖，历史流传着不少关于达摩的故事，达摩是智慧的化身，其《悟性论》就有关于沉香的譬喻：

> 佛在心中，如香在树中。烦恼若尽，佛从心出；腐朽若尽，香从树出。

如人饮水，冷暖自知，达摩祖师对沉香如此看重，说明了沉香在佛教中的地位，更因沉香相属纯阳，味能通三界，所以祭天敬圣等礼仪，沉香便从众香中脱颖而出。达摩以为沉香如佛性，虽长久沉埋，一旦腐朽尽脱，其香便可普熏十方世界。

佛教与焚香功德，唐代戴孚撰写的《广异记·龙兴寺主》有形象的述说：高僧和小僧发生矛盾，欲惩之，衣袖为殿柱所压。于是，高僧问他，平生作何行业，他不假思索地回答："二十年唯持《金刚经》。"众皆赞叹，谓是金刚护持之力。便于柱所焚香顶礼，咒云："若是金刚神力，当还此衣。"于是衣袖随手而出也。这里，"便于柱所焚香顶礼"，可知焚香乃是对神力的膜拜，而焚香是一种尊崇的象征。

从古至今，沉香供佛留下许多胜迹，缔结了无数殊胜因缘。

法门寺位于陕西扶风县，它与佛教渊源深厚，为佛教特有之建筑，现常被誉为世界第九大人文建筑奇迹。法门寺早在唐代就是香火兴旺的佛教道场，其地宫在874年被封埋。不幸的是，1981年，因雷劈、水淹，法门寺塔塔身部分倾塌。到了1987年4月，法门寺又惊现千年地宫。从瘗埋到重现，时光穿越了一千多年。

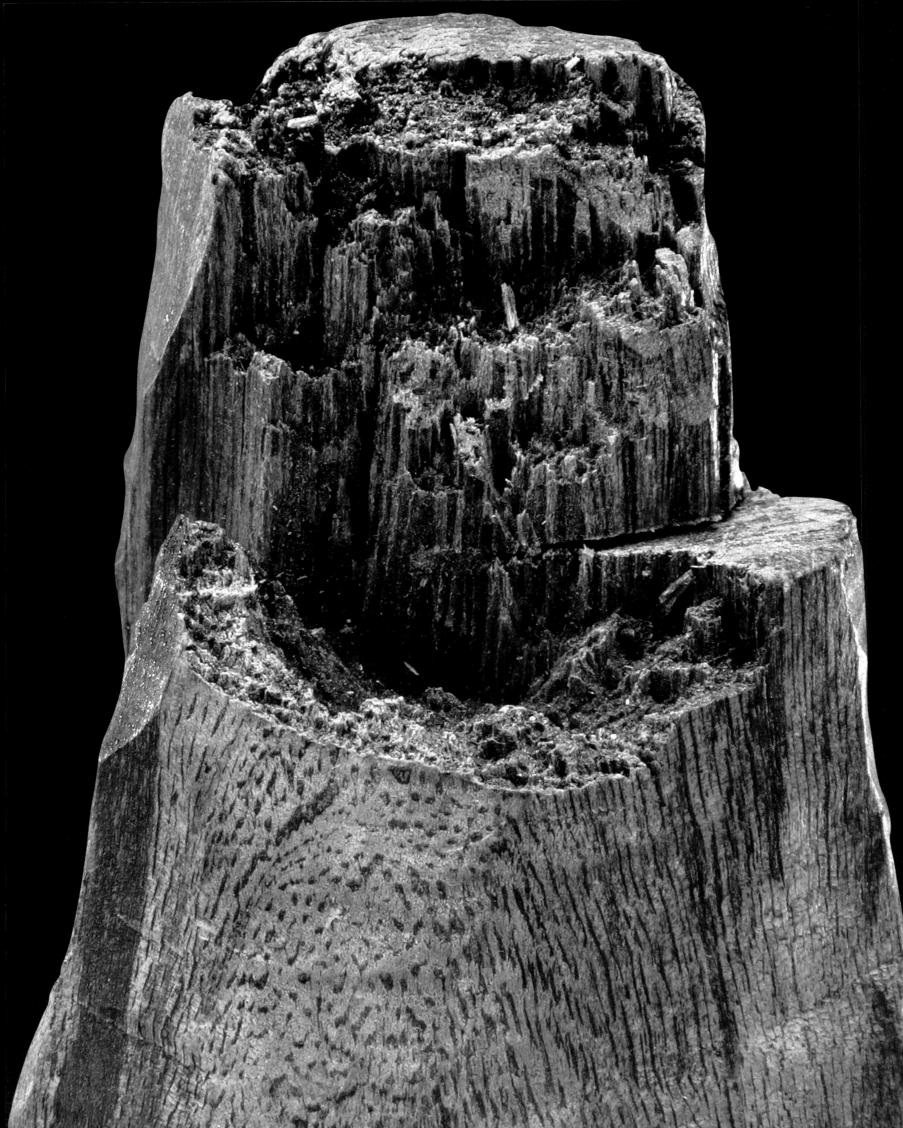

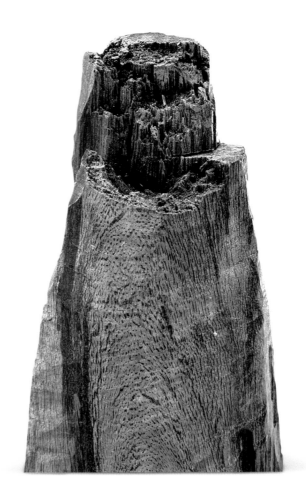

海南金丝结黑奇楠香

地宫，是中国佛塔构造特有的一部分，用以瘗藏佛舍利、佛的遗物、经卷等法物的密室。法门寺地宫，供奉着无价佛宝佛指舍利，此外，其中还供奉着唐代皇宫使用的沉香、丁香、乳香、檀香。尤其是沉香，被视为圣洁、通灵的象征。地宫的碑刻，作如是之记载："乳香山二枚（重三斤），檀香山二枚（重五斤二两），丁香山二枚（重一斤二两），沉香山二枚（重五斤二两）。"此外，尚有大量的金银制品的熏笼，雕金镂银，精雕细镂，非常精致，都是皇家用品，其中，鎏金卧龟莲花纹五足朵带银熏香炉，以及其他质地的各种香炉，做工极为精巧高古，熏香器物精益求精，熏香规格之高可想而知。而且这些熏香炉来自唐代皇宫的文思院，是专门给皇帝、皇后及皇帝身边的人制造金银工艺品的地方，由宦官掌理。有些熏香炉还是直接根据皇帝的命令制作。至于唐代熏烧的沉香，据专家考证，唐代的香料用具都和珠海有关，沉香乃是从珠海运往北方。即广东包括海南、广西等处的沉香汇聚到珠海，再行北运。

在地宫器物室，又出土有沉香山子，即沉香雕刻工艺品，纹面鎏金，侧面、背面也有贴金。形态浑然天成，气度雍容，是唐代皇室作为供奉佛指舍利的供纳品，可见中国对沉香的应用、雕刻有很长的历史，同时这也是中国古人很早掌握沉香雕刻艺术之明证。

上海市著名的佛教圣殿沉香阁，又名慈云禅院，坐落在沉香阁路29号，是第一批全国142座重点开放寺院之一。何以名为沉香阁？甚至寺前道路也以其命名？沉香阁以供奉"沉香观音"闻名，原有的观音像已毁于十年浩劫。但现在这座沉香阁中供奉着沉香木的如意轮观音像，制作精良，气度不凡，是后来香港信众购置海南沉香木捐赠的。这就是沉香阁与沉香的殊胜因缘。

2009年春，被誉为中华第一塔的常州天宁宝塔里，迎来稀世珍宝"沉香千手千眼观音"，以作供奉之用，供各界人士礼拜瞻仰。该雕像系用重达800公斤的沉香木精雕而成，其殊胜宝重不言而喻。

从闻香用香爱香那天开始，香就忠实地伴随着人类社会文明的发展，从中孕育着人文精神，甚至促进了哲学思想的形成。沉香的灵性，濡养着世代善良之心，衍生智慧之仁。对佛经的修持研读，最紧要的是理解，所以烧香并不是额外的行动，而是要融为一体化，使人心灵潜通法界。沉香以其香味变幻莫测，自然天成，至香至纯，清净灵气，在冥冥之中，令心灵仿佛自动、清晰地接收信号一样，成就功德。它是心灵和谐的动力，也是感悟提升的媒介，甚至就是古佛庄严的有形象征。

沉香，它是至尊、至祥的宝物，它所代表的是一种智慧与勇者的结晶，是感悟人性佛慧的最高境界。

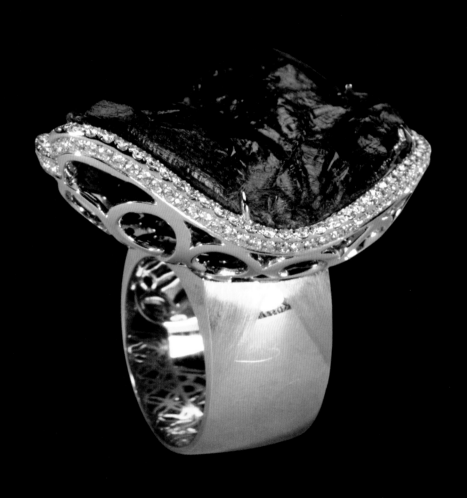

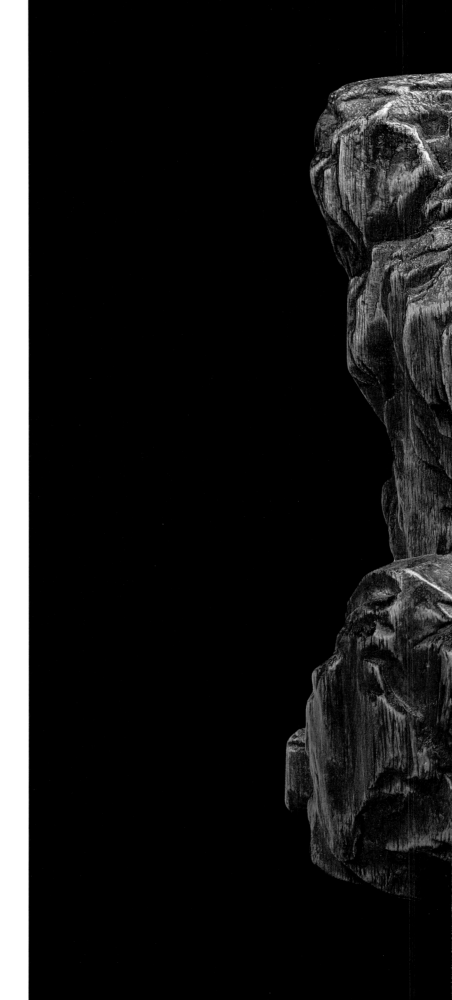

第八章

# 品香怡神养身心

感格鬼神，清净心身，能除污秽，
能觉睡眠，静中成友，尘里偷闲，
多而不厌，寡而为足，久藏不朽，
常用无障。

——黄庭坚《香之十德》

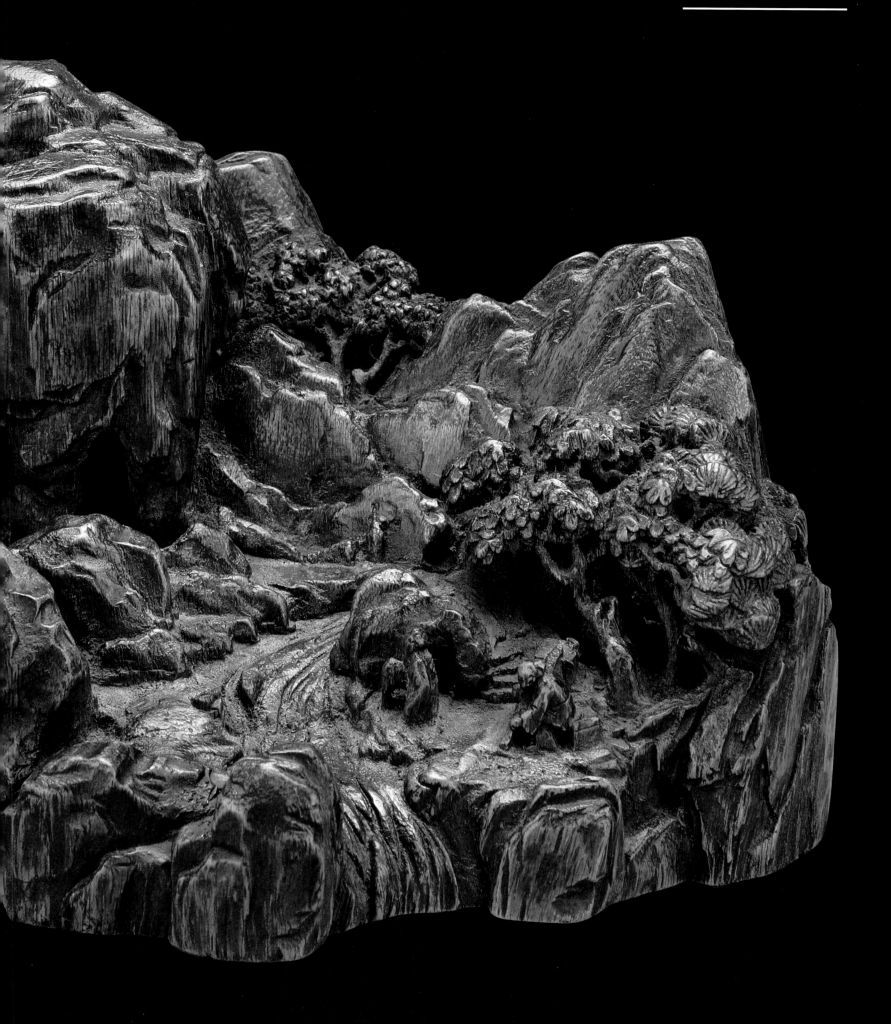

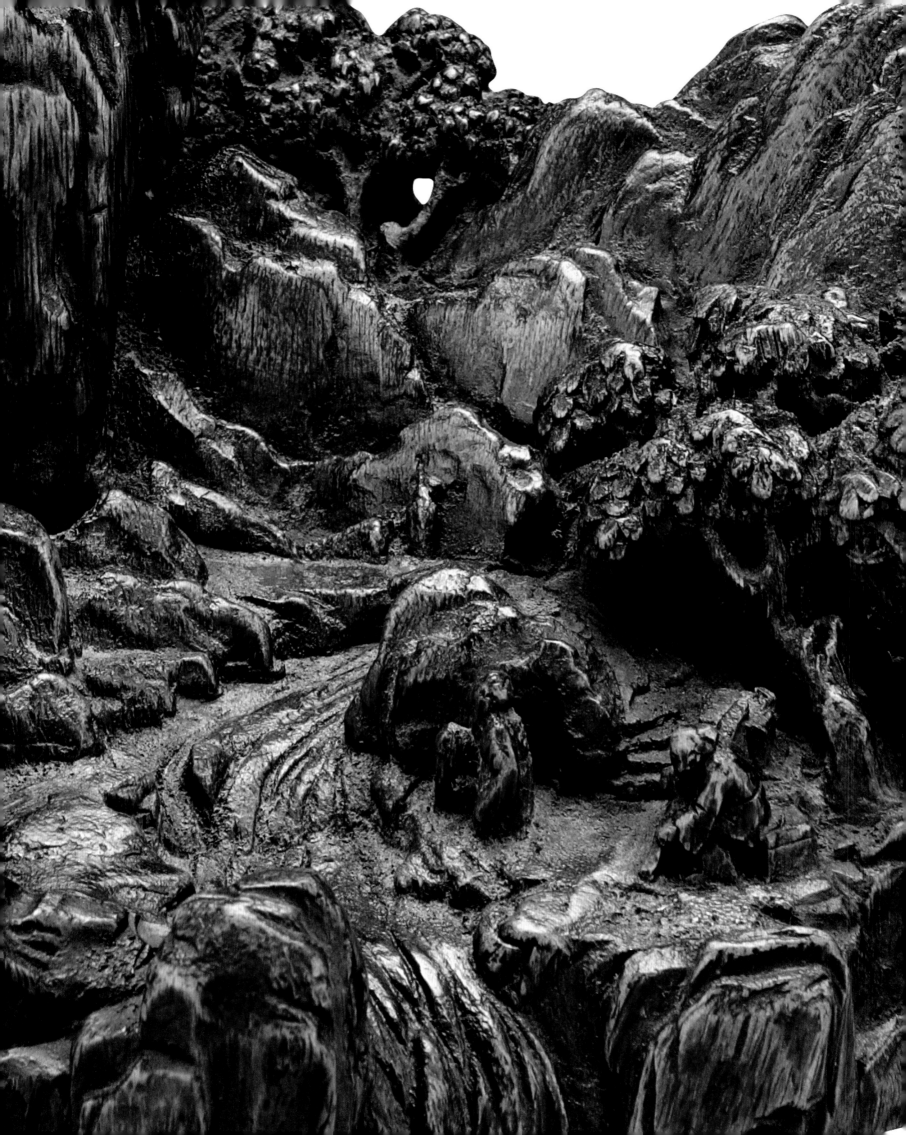

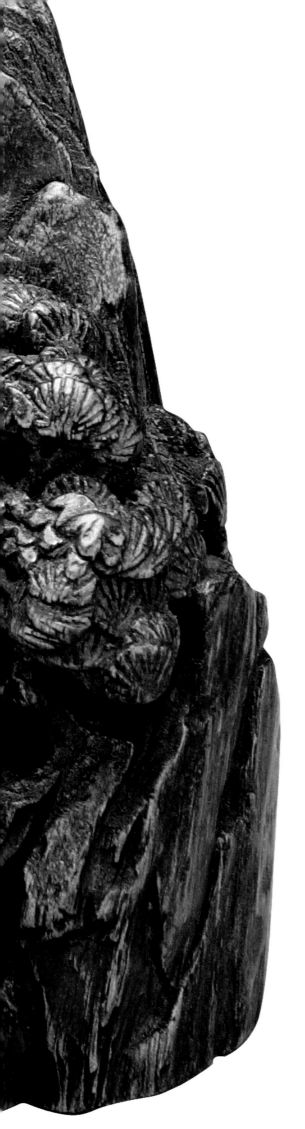

科学研究证明，带有宗教色彩的传统修行打坐，确实可以导致大脑结构的变化。禅修打坐是一种平静和放松身体的运动。闻香、品香与此类似，品香者不只是心理感觉更好，而且大脑结构都有了实质性的变化。从科学角度说，这是大脑的可塑性；从心灵结构而言，品香的过程，就是通过心的冥想，再转而促进头脑的认知，从而改变人的身心状态和精神面貌。

中国诗人骚客对香情有独钟，不仅因为香料物质气味芬芳，让人闻之精神愉悦，食之口有余香，品之妙趣顿生，更因为它高洁脱俗，可以暗喻高人骚客、雅士君子。早在战国时期，屈原就创造了美人香草的境界，对各种香草情有独钟。屈原在《离骚》一诗中就有 50 多句涉及芳香与芳香养生。"扈江离与辟芷兮，纫秋兰以为佩"。佩香用香已成为一种生活习惯和高雅趣味。在沉香进入人们的视野之后，文人雅士更是将香文化的传统发扬光大，并写入诗文，歌之咏之。品香乃属生活的常态，品香渗透了他们的精神生活。即令在日常生活中，香也不仅仅是芳香之物，而已成为培养心性、启迪性灵的妙物。

太史公司马迁《史记·礼书》有谓："稻粱五味所以养口也，椒兰、芬芷所以养鼻也。"

品香重在发心、愿力的固化和升华，修行深妙，则可与香气的缥缈同时完成，据说完成修行者，往往为甜蜜芬芳香气所护持围绕。

品香，还涉及香的供养，依照香料的渊源可分为纯粹自然的香与合成的香。天然之香如檀香、沉香、柏树叶子、樟木、甘香松等等皆是；合成香如把檀香、麝香、木棉花等等合起来做成卧香。

沉香的熏烧，其香味对人体产生嗅觉的主要部位，都有很强的亲和性。其嗅觉特征强烈，只要熏烧沉香，即使有其他香料在旁边，沉香的香味也能脱颖而出，很难嗅出其他香料的味道，人们常说沉香能够一香盖百香，可谓诸香之王。

苏轼的《和鲁直韵》：

> 四句烧香偈子，随香遍满东南。
> 不是闻思所及，且令鼻观先参。
> 万卷明窗小字，眼花只有斓斑。
> 一炷香消火冷，半生身老心闲。

宋代龚明之《中吴纪闻·姚氏三瑞堂》中记录了一则以香为礼的逸闻趣事，一次送礼就用香料80罐，数量之多令人咋舌：

> 阊门之西，有姚氏园亭，颇足雅致。姚名淳，家世业儒，东坡先生往来必憩焉。姚氏素以孝称，所居有三瑞堂，东坡尝为赋诗云："君不见董召南，隐居行义孝且慈……惟有此诗非昔人，君更往求无价手。"东坡未作此诗，姚以千文遗之。东坡答简云："惠及千文，荷雅意之厚。法书固人所共好，而某方欲省缘，除长物旧有者，犹欲去之，又况复收邪？"固却而不受。此诗既作之后，姚复致香为惠。东坡于《虎丘通老简》尾云："姚君笃善好事，其意极可嘉，然不须以物见遗。惠香八十罐，却托还之，已领其厚意，与收留无异。实为它相识所惠皆不留故也。切为多致，此恳。"予家藏三瑞堂石刻，每读至此，则叹美东坡之清德，诚不可及也。

姚淳先生为了答谢苏东坡的美意，恭送上好的香料给他，以表敬意。但这礼物实在太奢华太贵重了，达80罐之多！看来，姚先生是深懂香学之人，而苏东坡也具有清雅高迈的美德，对如此雅礼表示心领，《中吴纪闻》才对他二人都赞佩不绝。实在来说，这些都是深深为香效所迷醉的士大夫，他们于香学，早已铭刻在心灵的最深处，可谓沉香之"知己"、香学之知音。

明代陆绍珩《醉古堂剑扫》卷四尝谓：

> 雪后寻梅，霜前访菊，雨际护兰，风外听竹；固野客之闲情，实文人之深趣。结一草堂，南洞庭月，北蛾眉雪，东泰岱松，西潇湘竹；中具晋高僧支法，八尺沉香床。浴罢温泉，投床鼾睡，以此避暑，讵不乐也？

在一种涵养心性、培育诗情画意的过程中，他提到了沉香床，这是一种物质的基础，也可从侧面看出沉香在文化人生活中的地位。

日本讲究香道，属于交际的高级形式，程序复杂；而中国人品香不太讲形式，更注重文化底蕴的契合，品香方式，独品或置办香席同仁同品，皆可。品香，须得亲力亲为，不能假手他人。明末戏剧家李渔谈到品香，就曾断言：此非僮仆之事，皆必主人自为之。

品香，如处于不同的环境、心情，包括不同的身体状况，则品香的效果也就不一样。从静心开始预备，然后是燃炭、埋灰、理灰、切沉香，再投香、品香，物我两忘，灵虚与香氛融为一体。

品香时，应当收敛视线，聚气凝神，摈弃杂念，使得香氛成分进入精神世界，使缕缕馨香唤醒品香主体的自愈力和再生力。品香约略和品茶相似，讲究香、质、形、色的观察与经验。这四者之中，香的质地本身，自然又是首要的。每一枚沉香都是木中舍利，天工奇材，历经千百年腐朽再生，是天地灵物，具有宁静肃穆的力量和强大的气场能量。沉香香气高雅灵动而又朴实无华，玄妙深邃却又与人亲和，境界庄严，助修德行。

宋代诗人黄庭坚曾说，香有十德。他的《香之十德》，坦陈香的十种品质：

> 其一感格鬼神，其二清净心身，其三能除污秽，其四能觉睡眠，其五静中成友，其六尘里偷闲，其七多而不厌，其八寡而为足，其九久藏不朽，其十常用无障。

《香之十德》言简意赅，把香的特性功用概括得全面周到。十种品质，也代表十种境界，涉及沉香的美学效应，沉香的实用价值，沉香的思维助益、品格特征，沉香的时间特性等。《香之十德》为后人所喜爱，往往写成书法，悬诸座右，作为品味与想象的象征。

礼香是一种尊重，将香放在身体之上摩挲，人与香，遂有了肌肤之亲。尊重也有回报，它启迪英才大德的灵感，濡养仁人志士的身心，架通人天智慧的金桥。

沉香，香味不断从内部散发出来，只要香在，它的香味就永远也不会消失。浮华喧嚣的城市，世风沾染，被世情驱使，在良知与堕落中辗转。社会的黯淡面，常常令人心受到污染，人格不由自主地遭到扭曲，矫正的方法，除了读书、修炼、向善……还有就是品香。至少，品香是对人格品位增进的极大辅助。

香品与人品，互为关联，是一种刚健昂扬、智慧果敢、有原则、有坚持、不苟且、不猥琐（仁、义、礼、智、勇）的精神。沉香是定石，在水中一样沉静，一样香。内心保持着深沉的、永远不变的芳香。在与世俗的抗争中，坚守着自己的人生坐标，内心磨炼得犹如那块沉香木一样，弥志越坚，弥久越香。

虚怀若谷，隐没江湖的，却往往技艺超群。品香要领，观照的却是苍生人心，触类旁通，其实品香的境界也和禅机佛理相通。心胸已开，不再依仗外部世界。人的性格都会变得沉稳谦和，思维方式也会远离偏执。从人品上来看，正派，知礼，挚诚，敞亮，厚道，处事趋于低调，收敛光芒，而不是逞强好胜。不仅为修养德行，也对香文化长进有所增益。反之，则难以进入香席的境界。

品香，念香，沉心于香，以心证心，以心传心，葆有一番磨砖成镜的功夫。端居澄默，以求静一；久之，胸中洒脱无所挂碍。大彻大悟，达至炉火纯青的境界。

明代作家陈继儒把品香和熏香的境界，上升到诗意地栖居的高度，自然、高雅、潇洒出尘，令人心向往之。他在《岩幽栖事》中写道：

> 掩户焚香，清福已具。如无福者，定生他想。更有福者，辅以读书。
>
> 余每欲藏万卷异书，袭以异锦，熏以异香，茅屋芦帘，纸窗土壁，而终身布衣，啸咏其中。客笑曰：此亦天壤一异人。
>
> 客过草堂，叩余岩栖之事，余倦于酬答，但拈古人

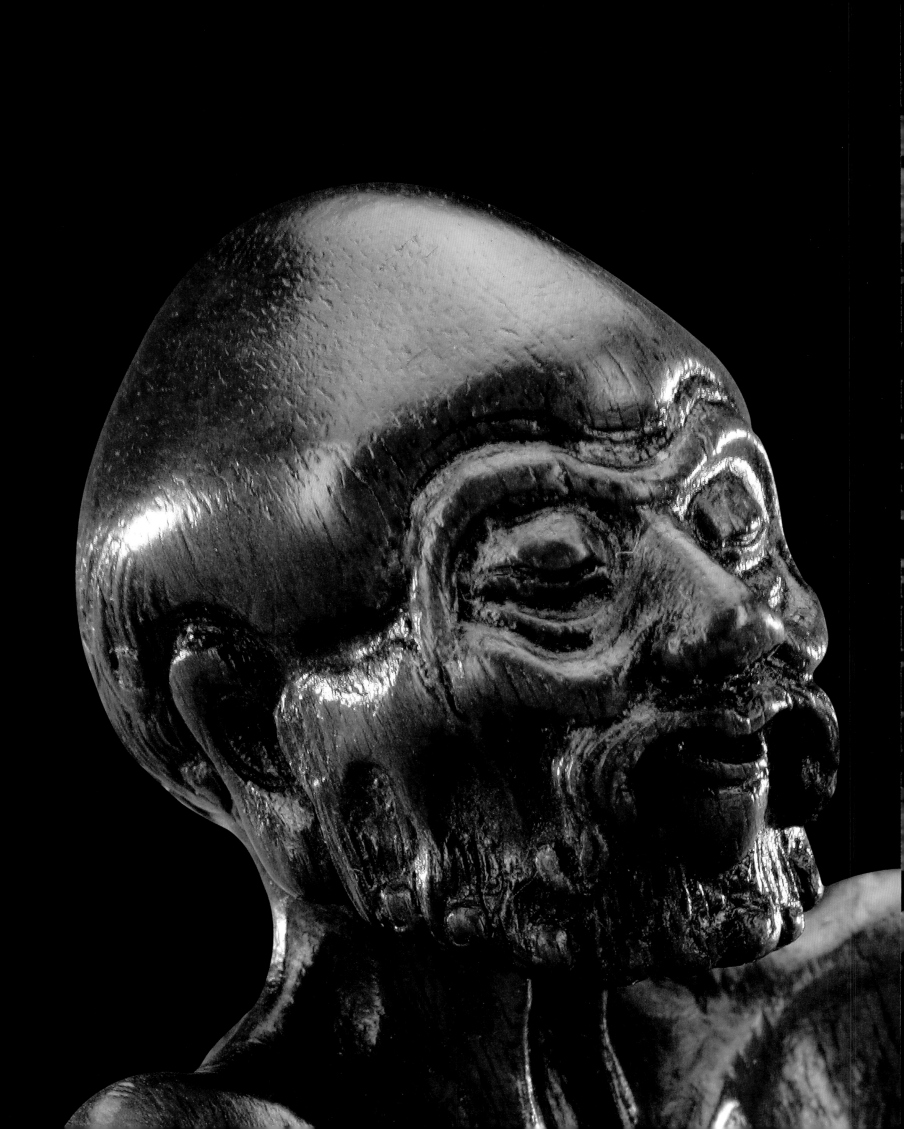

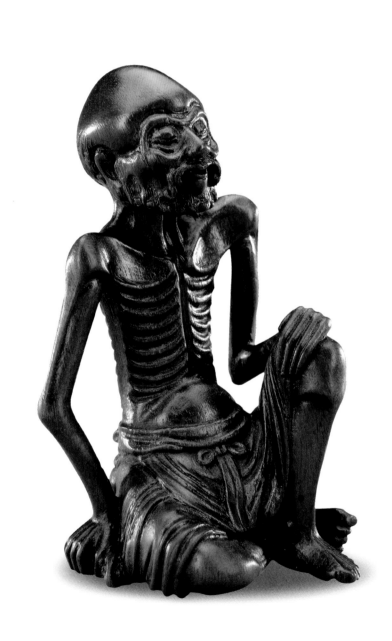

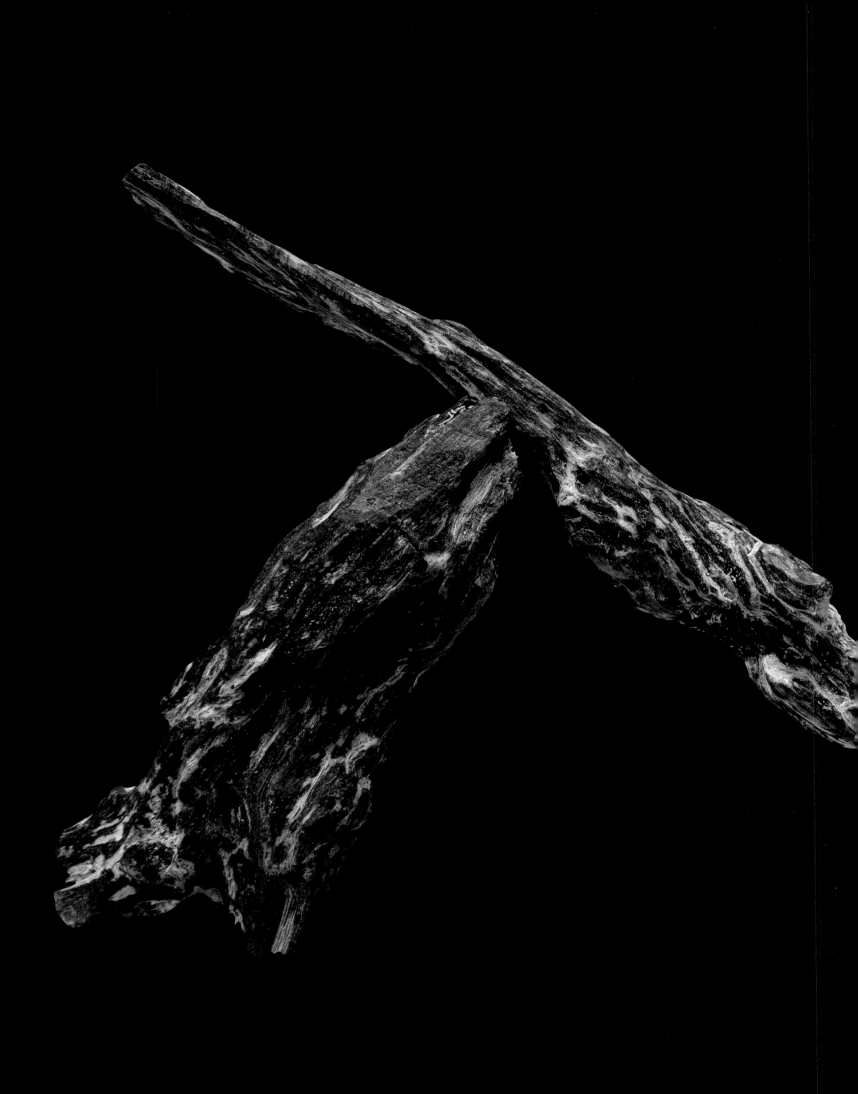

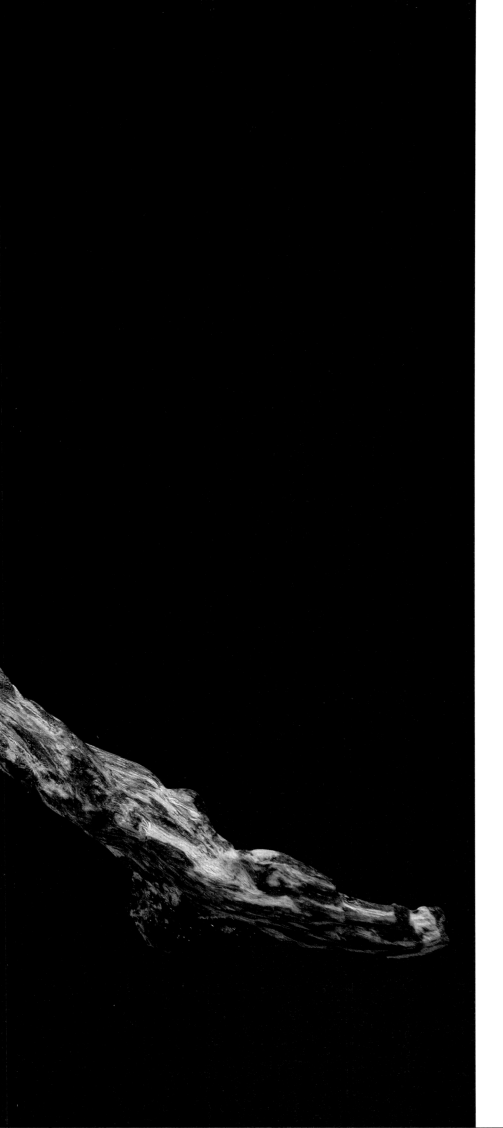

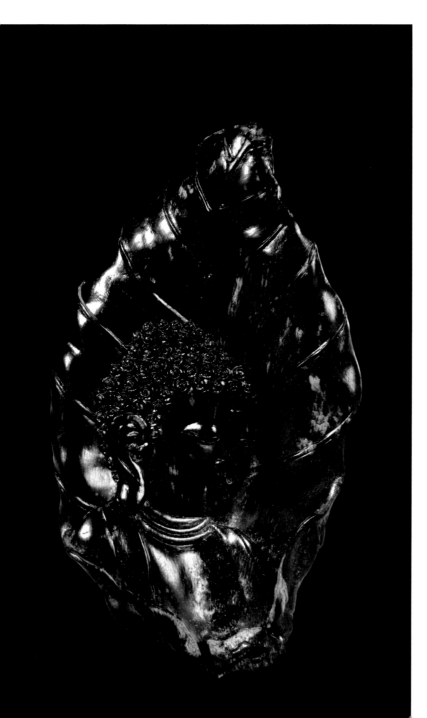

诗句以应之。问：是何感慨而甘栖遁？曰：得闲多事外，知足少年中。问：是何功课而能遣日？曰：种花春扫雪，看篆夜焚香。问：是何往还而破寂寥？曰：有客来相访，通名是伏羲。

香令人幽，酒令人远，石令人隽，琴令人寂，茶令人爽，竹令人冷，月令人孤，棋令人闲……金石令人古。

首先清净家居，独自焚香，在陈继儒看来，是一种无上的清福。如果延伸其美学境界，则是家藏万卷佳书，然后熏烧异香，这更是难以描述的清凉之境。那么每天最主要的人生功课是什么呢？他说是在夜晚焚香的同时，伴读天赐的符命之书，那就无异于羲皇上人的日子了。

如果说品茶令人清爽，品琴令人清寂，那么品香则令人清幽，香令人幽，幽清、幽寂、悠远，总之，品香的美学境界所指向的道路，可以提升精神走向更为灵性的处所。

沉香运用提升到了美学境界，明代作家屠隆对此概括得甚为圆满：

香之为用，其利最溥。物外高隐，坐语道德，焚之可以清心悦神。四更残月，兴味萧骚，焚之可以畅怀舒啸。晴窗塌帖，挥尘闲吟，篝灯夜读，焚以远辟睡魔。谓古伴月可也。红袖在侧，密语谈私，执手拥护，焚以熏心热意。谓古助情可也。坐雨闲窗，午睡初足，就案学书，啜茗味淡，一炉初热，香霭馥馥撩人。更宜醉延醒客。皓月清宵，冰弦曳指，长啸空楼，苍山极目，未

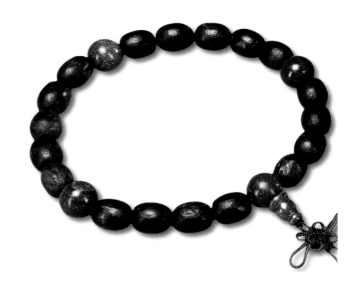

残炉燕，香雾隐隐绕帘。又可祛邪辟秽，随其所适，无施不可。

陈继儒所说的悠远的境界，司马迁所说的养鼻美学，乃是一种基于身体的精神和心灵慰藉，由品香来完成。品香的过程，随着香烟的袅袅升起，渐次唤醒头脑与心灵的自愈力和再生力。沉香的品鉴诉诸嗅觉，但它所养成的文化可以说是一种超越国界、豁然贯通的语言。

一位初入香界的朋友，在品鉴不同奇楠后，就经历了如梦如幻、身心怡悦的境界：

### 品紫奇境界

先品紫奇。待温香慢慢烘托，意识渐渐飘忽。似乎回到我小时候去过的糖厂，远远就能闻到弥漫的浓香。似乎还隐隐约约有压榨蔗糖的声音。恍惚间，又来到阳光下的甘蔗地，微风徐来，把蔗叶扫出哗啦啦的声响，仍有阳光催出的蔗香一直跟随。

### 品绿奇楠境界

品过紫奇后半个小时，到阳台冥想，然后再回到小房间品绿软丝。由于一直在关灯状态，香氛集中，此香令我回到儿童时代的记忆。仿佛经过那条上学的小路，早晨的晨光中，有野蜂在嗡嗡鸣响，它们振翅的声音，和着一种奇怪的杂花香味，而蜂鸣，却在晨光中居然带

有暖意。后来我追想，可能是香炉最后烧到较高温度的缘故。

### 品沉香虫漏的感觉

今晚静处小屋，专品虫漏（用量不大，仅有少许），老师所赠此虫漏品质高迈，接近奇楠。灯暗心远，如在山林缓缓行，有温暖阳光透过枝叶照在身上，虽是冬季丝毫不觉寒冷。

生理反应：仅闻香似能口中生津，居然！这很奇怪，总觉得这款虫漏很神奇，完全接近奇楠，仅香味稍粗一点点，但香氛很持久。尾香仍浓厚。

### 品绿奇楠软丝

感觉它的气息柔韧中有坚强推力。竟于溟溟漠漠中，形成一股虎虎有生气的推力，也就是一股气柱，直贯百会。仿佛乘小舠，悠然漂行于莲花池之上。感觉整个身心是被香氛托举（气柱），被香氛所沐浴。而气柱从未断绝。

资深香友会心阁主人李慧琳女士的品香境界则如诗如画、如痴如醉，令人心驰神往，在品香中大可镜鉴：

2010 年 3 月 17 日晨（晴）于京品海南白奇：外表看来结油不足，手感亦轻，常温下几乎不发香，但油腺清晰，削之则卷，嚼之略有辛辣，微麻，立能生津。炉

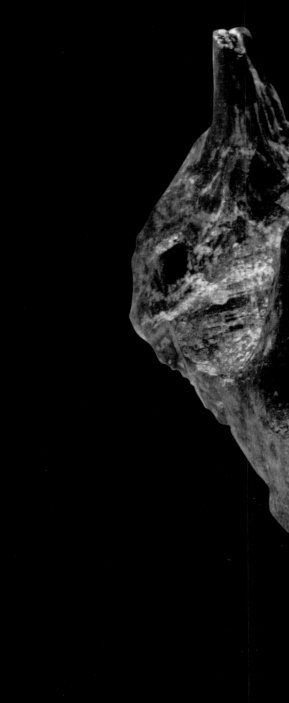

温渐起，千年古木之灵气灌入鼻息，瞬达百惠，口内津似泉涌，牙床酸麻，耳根鼓胀，颈椎温热……这时淡淡香气才漫散而出，且若隐若现的似雨后秋蘑，如落地草果，那香气是需要你去追寻的，寻着寻着有股清凉的气流袭来，一波波的气流涤荡着颅腔的各个角落，让人顿觉神清气爽，妙不可言。可惜头香略显短暂。本香团团郁而不散，如太极球环抱炉上，远则不为所闻，近则萦绕其中，让人不能割舍。尾香则袅袅地抚平你的思绪，再落落大方地引你回来。

2010年5月6日午后（晴）于京品海南紫奇：这款紫奇静静的，头香如圣洁的百合，独自悄然地绽放着，丝丝缕缕却又延绵不绝，若隐若现却又无处不在；又若初春绽放的樱花，淡淡的香气从天空飘落；再如山中蔓出的兰花，傲然独立，丝丝清香从地面飞升；本香如荷塘中的莲花仙子，明眸静视，偶动长袖，灵气漫漫……更似一汪清潭，水平如镜，偶有露珠滴落潭中，涟漪伴随着那一声叮咚荡漾开来……她的高贵与旁人无关，只关乎内在的丰富和自信从容，这种摄人的力量，令人欲亲生敬，欲近生慕……

2011年7月20日晚（阴）于京品海南尖峰岭白奇：每品一款香就如同一次生命的绽放，这款尖峰岭白奇树芯材，满油，醇化程度极高，在常温下就会有非常突出

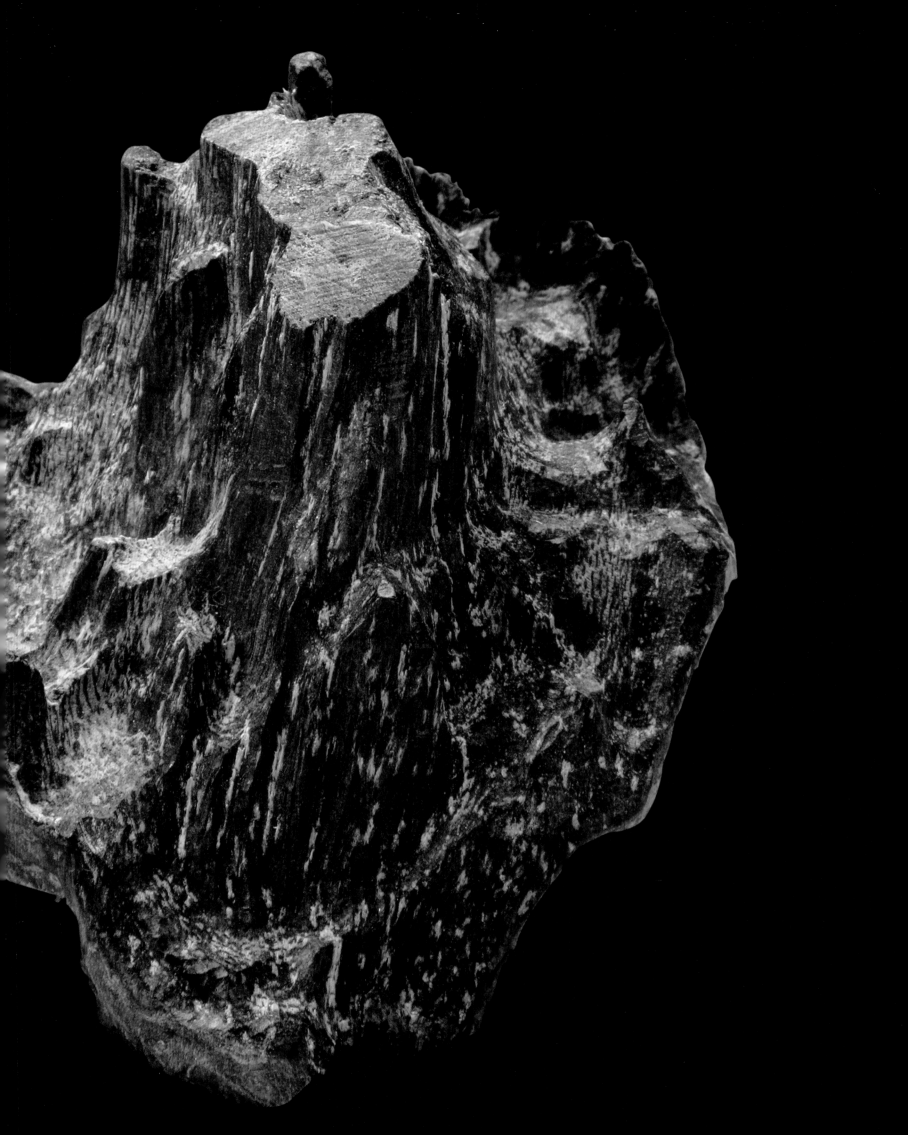

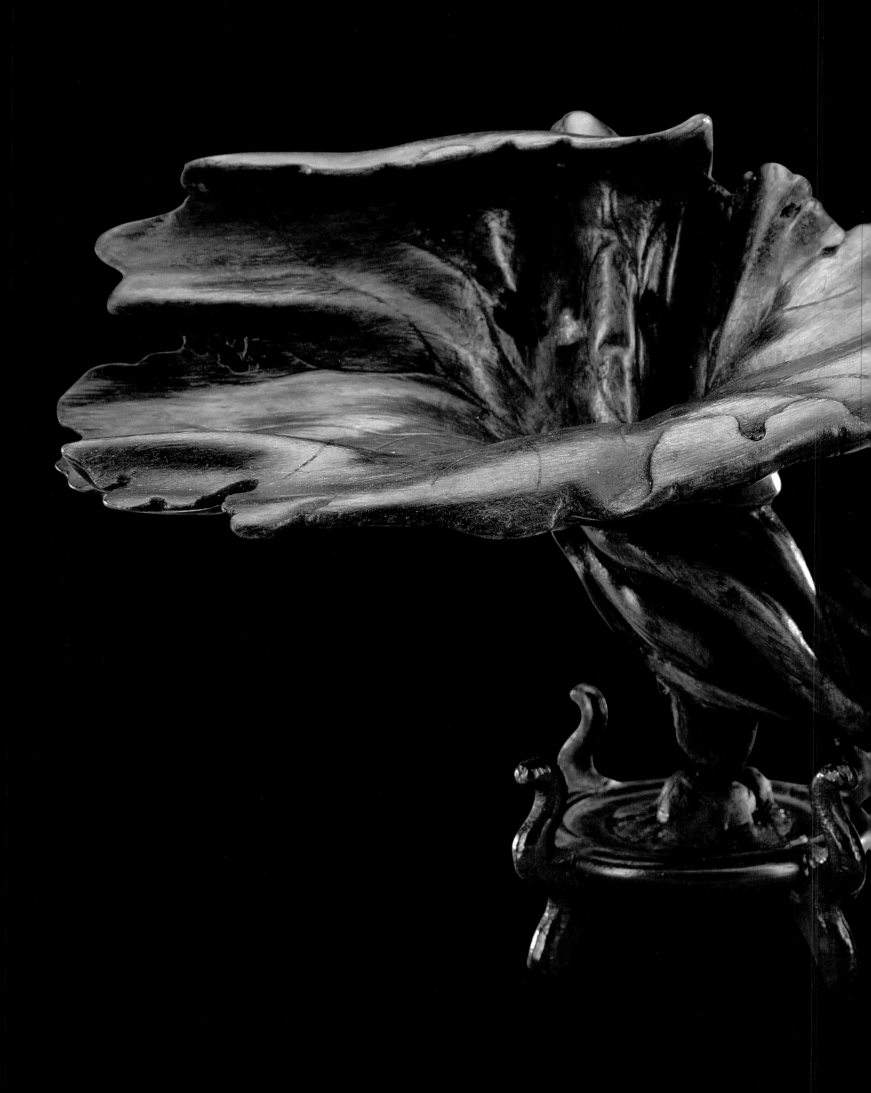

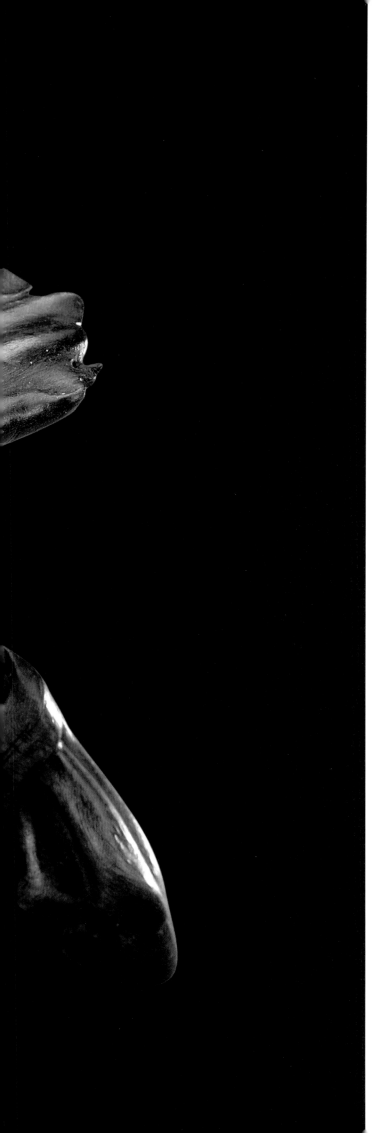

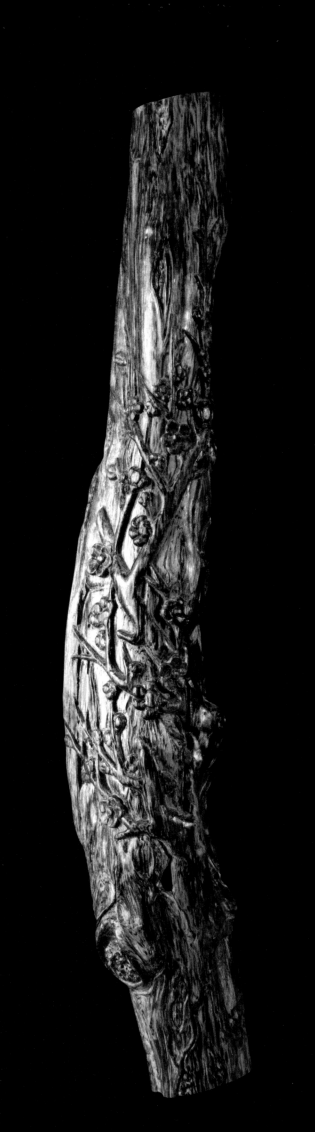

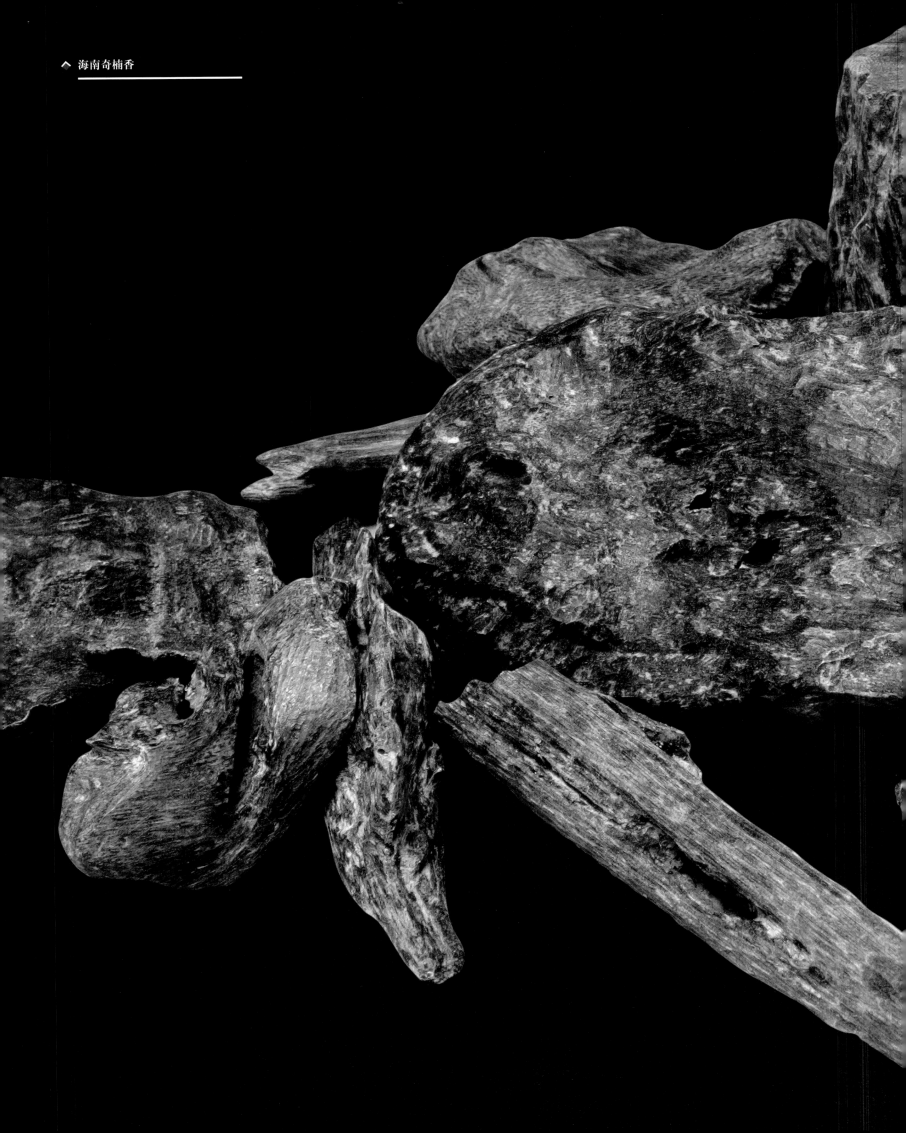

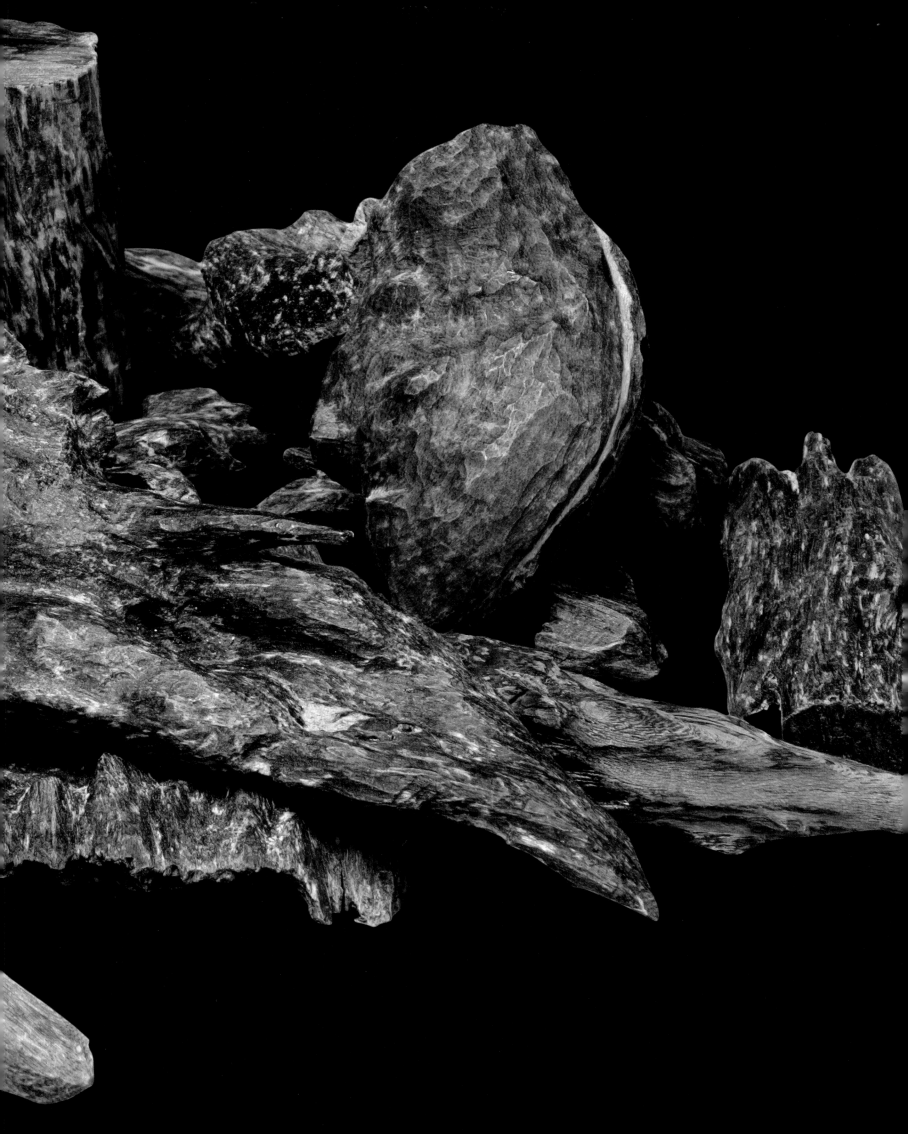

的表现，如甘草、玫瑰、柠檬伴着薄荷的清凉和一丝辛辣，香久清逸……

入炉后磁场强劲，气流如柱，能瞬间打通人体周身气脉。同品香友中有身体较虚弱的人瘫软在沙发上，头冒虚汗说有些晕的；有平时压力较大的人手捧香炉泪流满面的；有较强壮的人面红耳赤，大汗淋漓的；有修行人放下香炉打坐入定的，百试不怠。发香是浓得化不开的盎然春意，裹挟着晨露的清凉，奔向山谷间的落英缤纷，追寻阳光的味道……从来不曾品读这奇头、本、尾香的全过程，试过独品两小时仍是头香；试过用电炉八小时后依旧是本香；尾香暖暖的，会把人逐渐融化在那层叠的温柔当中……

2011 年 12 月 20 日（雨）于厦门品海南黄奇：在北京干旱的环境中，常温下会有浓郁的老香味；而在温暖潮湿的厦门则变得顽皮活跃了许多，一股股的甜浓香气竟从手指缝间奔流而出。入炉后先是率直高亢之甜浓香气扑面而来，而后气流冲过鼻腔团在百惠，让人顿生一份自豪，一份愉悦，一份感动。本香如放了姜丝的桂圆大枣茶般醇厚浓甜，伴着蒸腾的热气发散开来，仿佛身在花园的藤椅上，一边啜茶一边读书，茶入腹中，周身都温暖起来……

在香友的描述中，不难体悟出，沉香的品鉴，既能在虚灵的想象中绝虑凝神，又可在实处祛病疗疾。那一脉沉香穿越了时空，使人放下得失，宠辱皆忘。

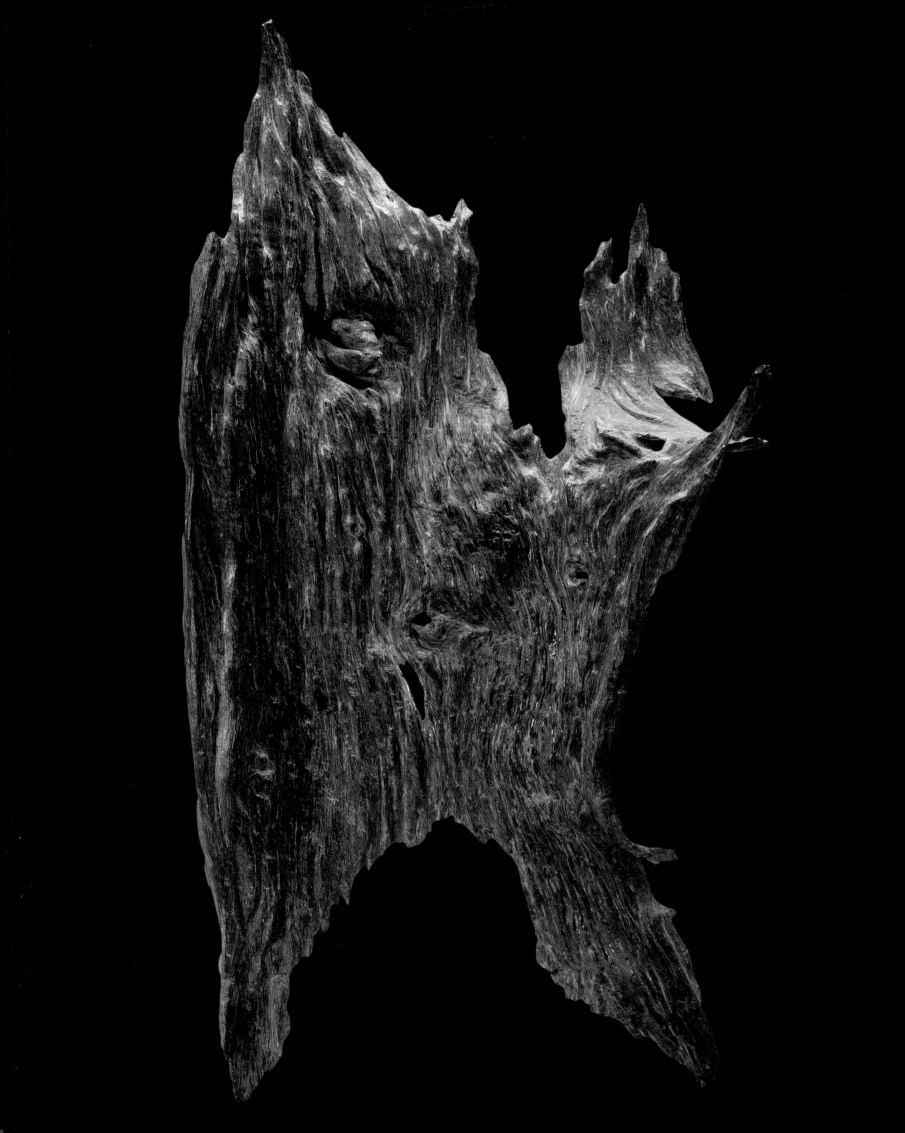

## 第九章
# 榛莽寻香历苦辛

能采香者谓之香仔……犯雾露，触恶兽，辄经旬累月于其中，而偶一得之，不幸者虽历久无获也。

——张庆长《黎岐纪闻》

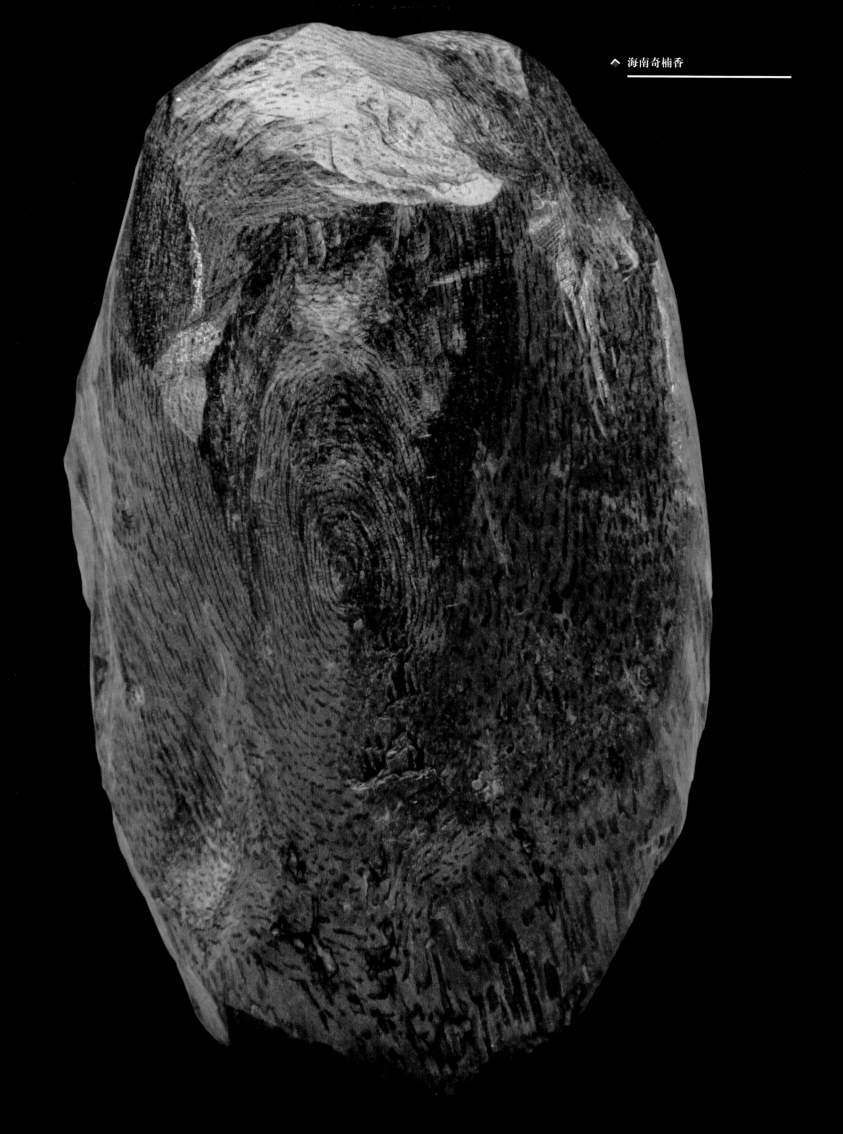

大自然充溢着神秘的气息，委实堪称无与伦比的神奇造物主。沉香，秉造化之奇妙，跨越海洋和陆地的樊篱，融合了植物、动物、微生物之精华，在沧海桑田的岁月长河中，这些努力异变为金坚玉润的凝聚物，状若朽木，却散发出缕缕异香。

大概是生活在森林边缘的土著最早闻到异香，并在日常生活中偶然发现了它的功用，沉香——植物的伤结孕育的精华遂进入人类生活，并渐次跃居沉檀龙麝这些极品之香的首座。

中国古人倡导"万物有灵"的学说，用最简单的语言，把宇宙中最深奥的理论传给后人。20世纪70年代，美国科学家曾对植物进行实验，证明植物具有意识、思维及喜、怒、哀、乐等各种情感，还具备着人所不及的超感官功能。而沉香作为植物种群里面的超级灵气树，更是间接证明了精神的物质实在性。有意思的是，清代的《采香图》跋文甚至就直接说沉香是"灵异之物"。沉香的存在与神奇，使人们在惊叹大自然之奇妙的同时，也不能不感叹中国古人智慧的高超。

沉香的形成需经过漫长的岁月，数量非常有限。采香的过程，异常艰辛。唐代刘禹锡在《浪淘沙》中描绘了淘金的辛苦："日照澄洲江雾开，淘金女伴满江隈。美人首饰侯王印，尽是沙中浪底来。"其实采香过程之艰辛比淘金有过之而无不及。采香，不仅要深入林莽，还要调动灵性。采香，就是和灵气对接，就是和灵性的融会，就是和灵魂的碰撞。沉香往往在人迹罕至、危险遍布的深山老林中，多方寻觅，才能偶然一见其芳踪，唯有福德缘分具足者方有缘遇之，沉香本身就是稀有、珍稀的代名词。

古人生活在物质相对贫乏、科技很不发达的时代。在没有便利的交通工具、没有可靠的通讯设施，装备和衣食都难以有效保障的情况下，古人采香情形如何？他们积累了哪些经验，流传下来哪些遗香子孙的智慧呢？

光绪《崖州志》援引前人的著述说：

> 凡采香必于深山丛翳之中，群数十人以往，或一二日即得，或半月徒手而归，盖有神焉。当夫高秋晴爽，视山木大小皆凋瘁，中必有香。乘月探寻，有香气透林而起，以草记之，其地亦即有蚁封，高二三尺。随挖之，必得油速、伽楠之类，而沉香为多。其木节久蛰土中，滋液下流既结，则香面悉在下，其背带木性者乃出土，故往往得之。

古时，采香者瞄准倒伏于泥泽、老朽枯蚀几十数百年的沉香树体，就可获得上好沉香，便是此理。古人云，古山独木有奇楠。这是什么意思呢？缘于沉香奇楠的气场强大，真菌多，则吸引养分之力相对强大，其余植物只好退避三舍，所以说，上好的沉香树，往往傲然独立。

明代士人顾岕，曾在海南儋州任职，他著有一部趣味盎然的地理小书《海槎余录》，谈到了沉香的采集和识香的路径及经验：

> 花梨木、鸡翅木、土苏木皆产于黎山中，取之必由黎人，外人不识路径，不能寻取，黎众亦不相容耳。又

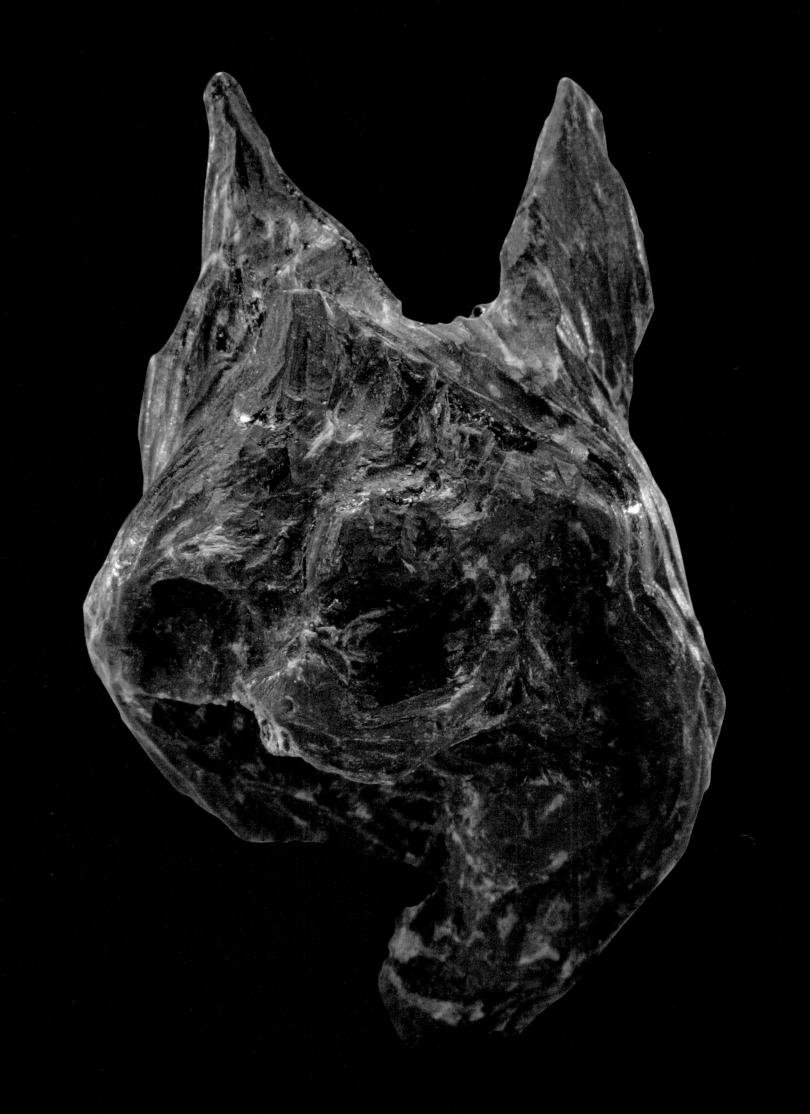

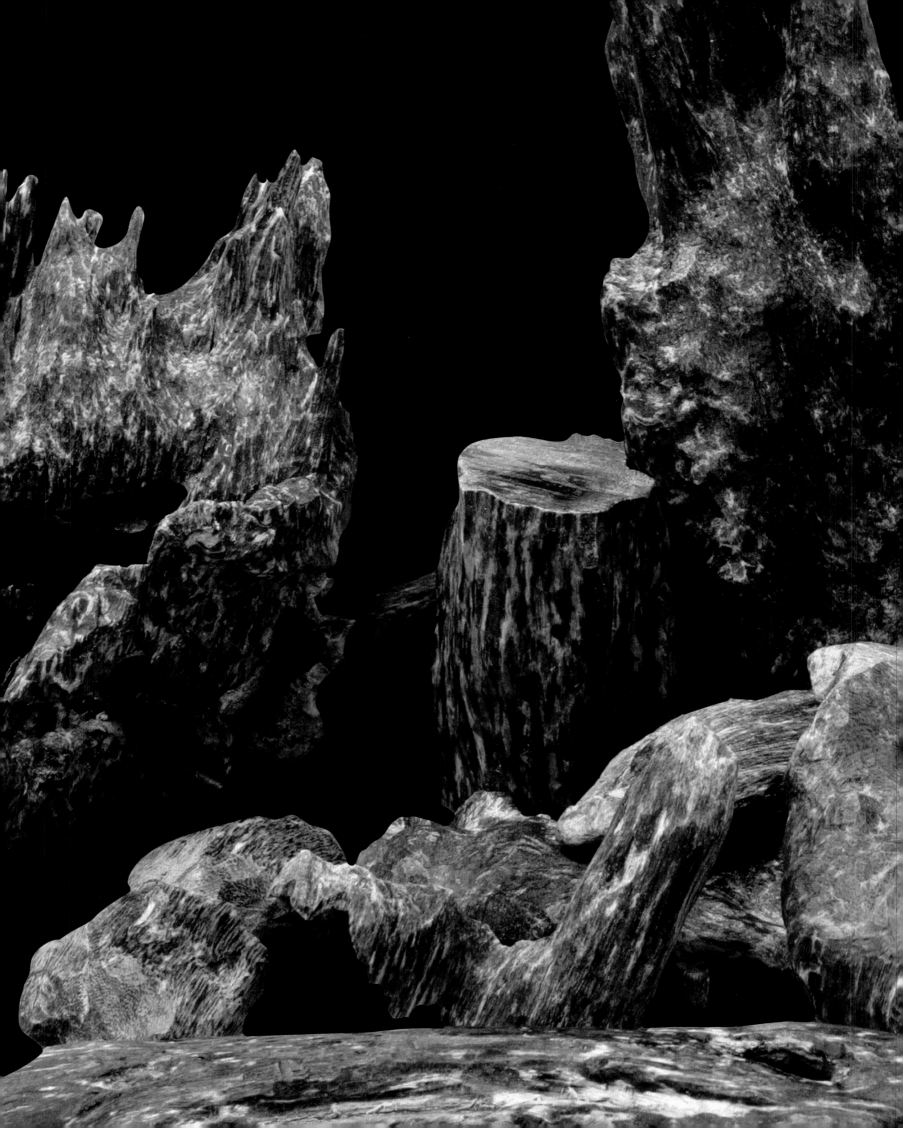

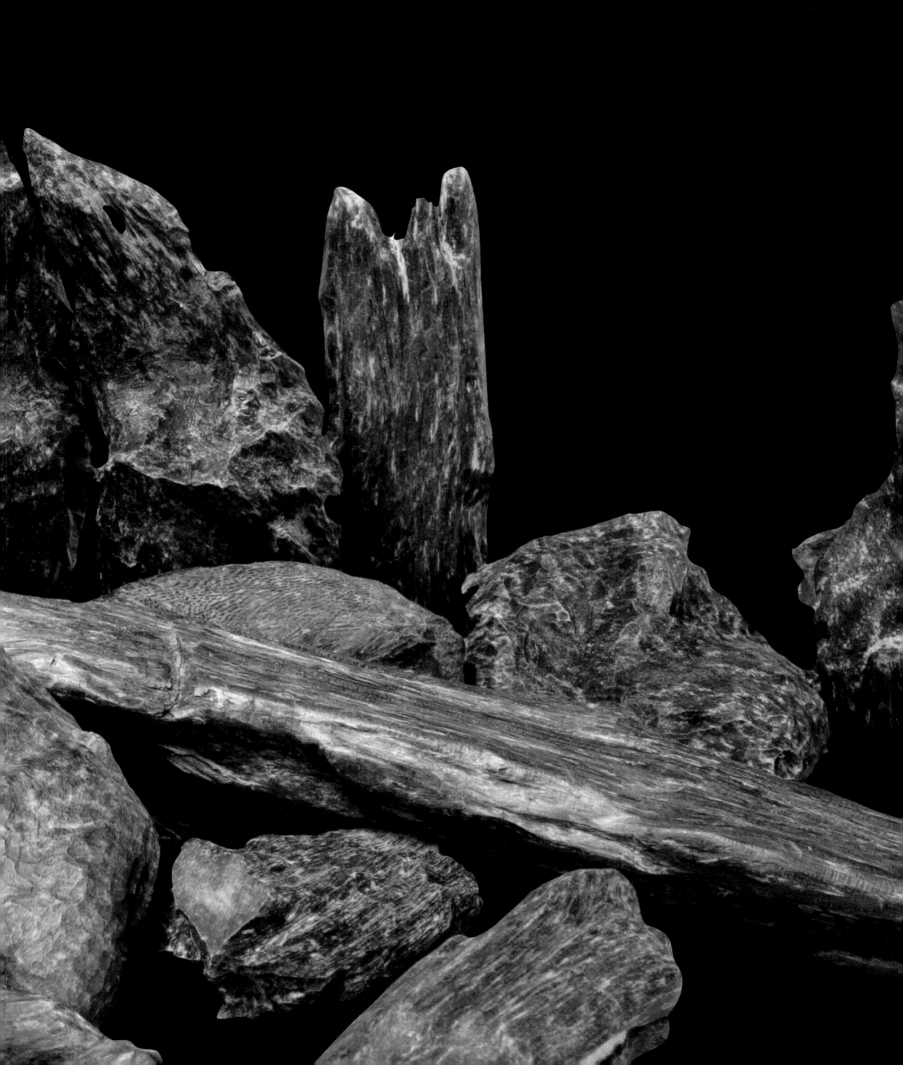

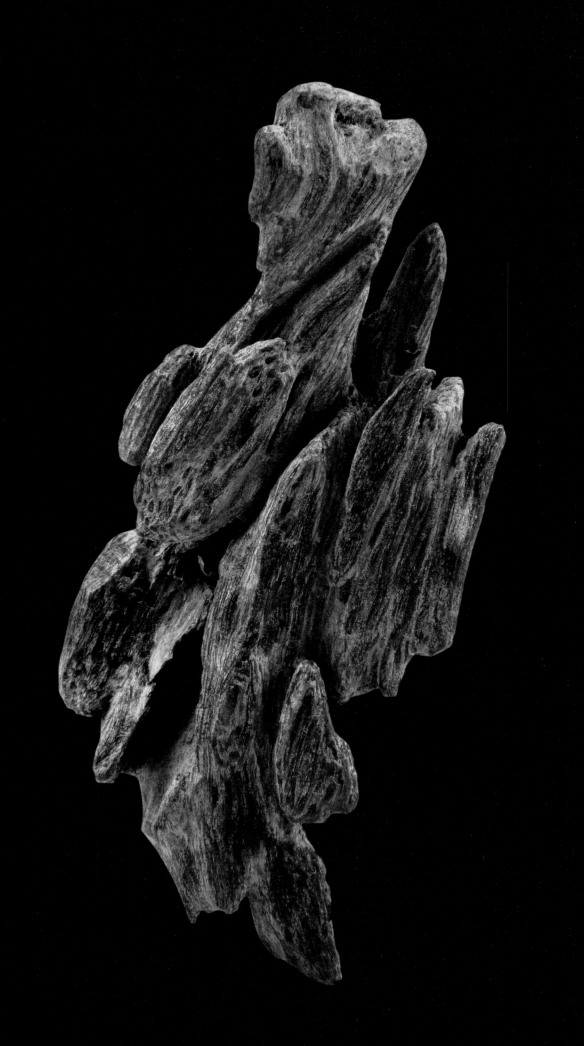

产各种香，黎人不解取，必外人机警而在内行商久惯者解取之。尝询其法于此辈，曰：当七八月晴霁，遍山寻视，见大小木千百皆凋悴，其中必有香凝结。乘更月扬辉探视之，则香透林而起，用草系记取之。大率林木凋悴，以香气触之故耳。其香美恶种数甚多，一由原木质理粗细，非香自为之种别也。

这里叙述的古人采香经验很值得珍视，其实现代的采香者也汲取了古人的经验。采香者谈到，白木香经过损伤，才能结香。判断一株树是否结香，首先要看树干有无伤口、腐朽、残枝、断干或雷劈；其次要看树的外观或长相，在正常情况下，出现枝叶生长枯黄、不旺、局部枯死等现象，大多可以断定已经有香。故有"有伤疤就有香，有虫蚁就有香"的说法。

屈大均说："凡采香者必于深山丛翳之中，群数十人以往，或一二日即得，或半月徒手而归。"这和今天的采香者的描述相吻合。

清代的张庆长则在《黎岐纪闻》中记道：

> 能采香者谓之香仔，外客以银米安其家，雇入山中，犯雾露，触恶兽，辄经旬累月于其中，而偶一得之，不幸者虽历久无获也。

短短几句话可见更为丰富的采香细节：一是称呼，采香者有经验的，叫作香仔；一是危险性，他们冒险上山，穿行在雾气和露水浓重的山林中，和猛兽遭遇周旋；一是采香时间之长，十几天，甚至一个

月；一是收获不定，并非每次采香都能丰收，往往只是偶然得之，那些不幸者，上一次山也可能毫无所得。

古人采香，颇有许多经验不谋而合。清代赵学敏《本草纲目拾遗》卷六《木部》尝谈道：

> 海南人采香，夜宿香林下，望某树有光，即以斧斫之，记其处，晓乃伐取，必得美香。又见光从某树飞交某树，乃雌雄相感，亦斧痕记取之，得飞沉香，功用更大。此香能和阴阳二气，可升可降。外达皮毛，内入骨髓，益血明目，活络舒筋。方舆志：生黎居五指山，山在琼州山中，所产有沉香……欲取者先断其积年老根，经岁皮干朽烂，而木心与枝节不坏者，即香也。

首先是晚上睡在沉香树之下，看到有神秘的光芒在闪烁，先做记号，第二天早上再来采获。这和《崖州志》等书所记，在细节上略有不同，也丰富了采香的具体情节。广东一些世代采香者也多次提到这种神秘的树光。沉香树叶确实会发出一种明显的光亮，而且越老的香树其光亮越明显。香树有光，这是采香的一个关键之点。

再次是这种神秘的光，会互相影响，发生雌雄相感发的情事，从一棵香树飞传到另一棵。这非常神奇，可知沉香树的生命有多么顽强充满灵性的地方。这种飞沉香充满灵异，因而它的功用更大。因为雌雄相感发，所以能够调节人的阴阳二气，药理作用可从外部渗透到人的骨髓中，这是上上等的好药，缘于它的生成非常奇特。在这样的有光之树上，所得沉香，必是"美香"，也即最上等的沉香。

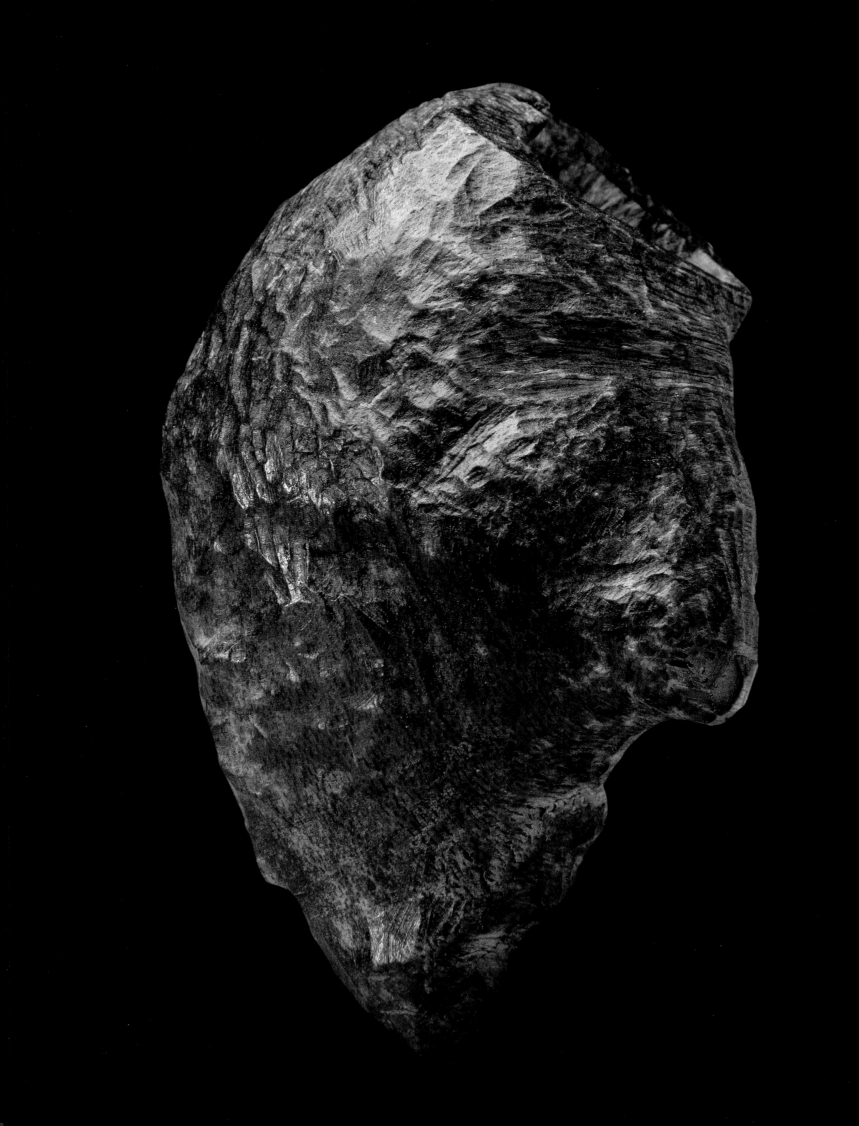

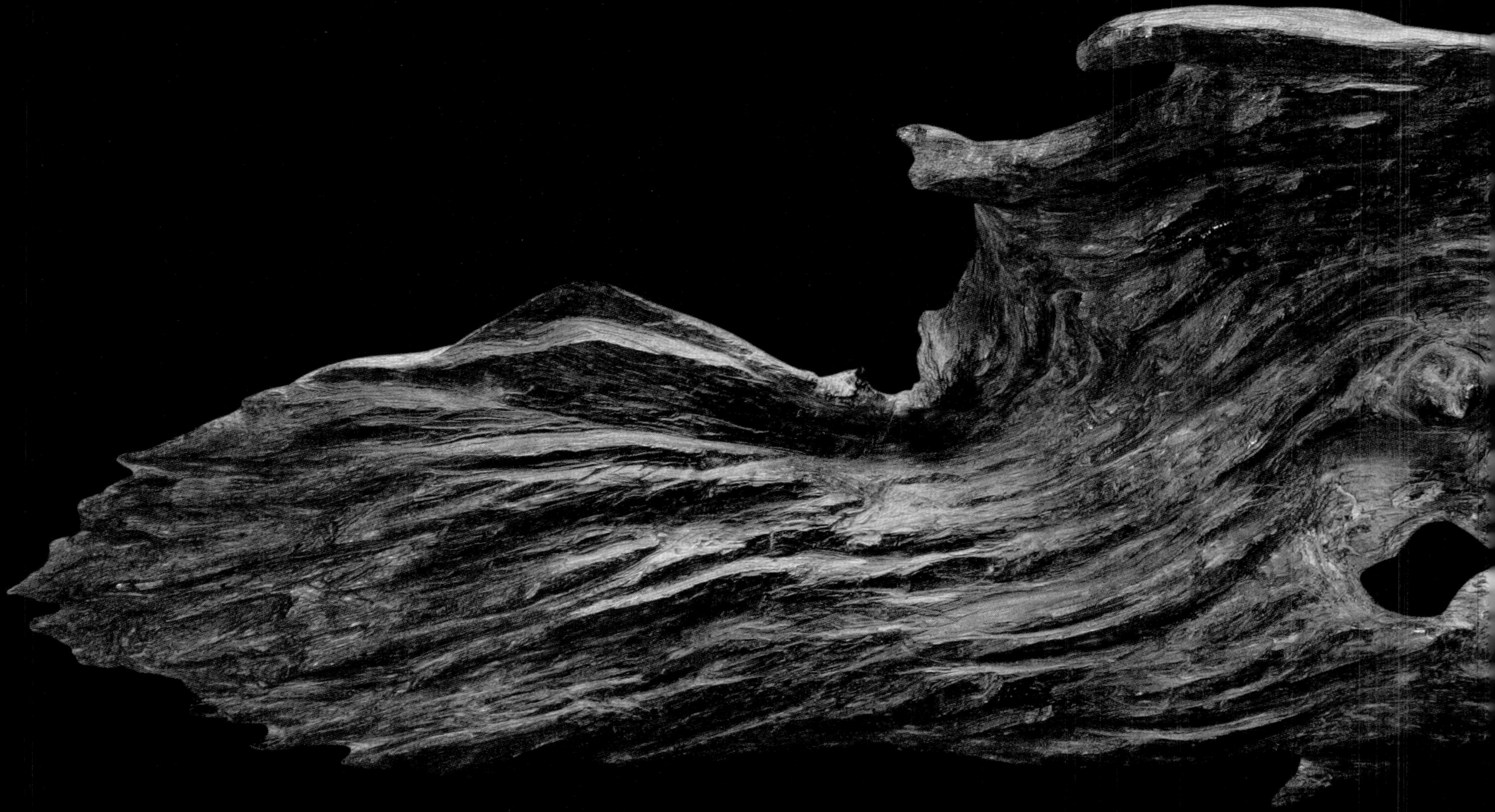

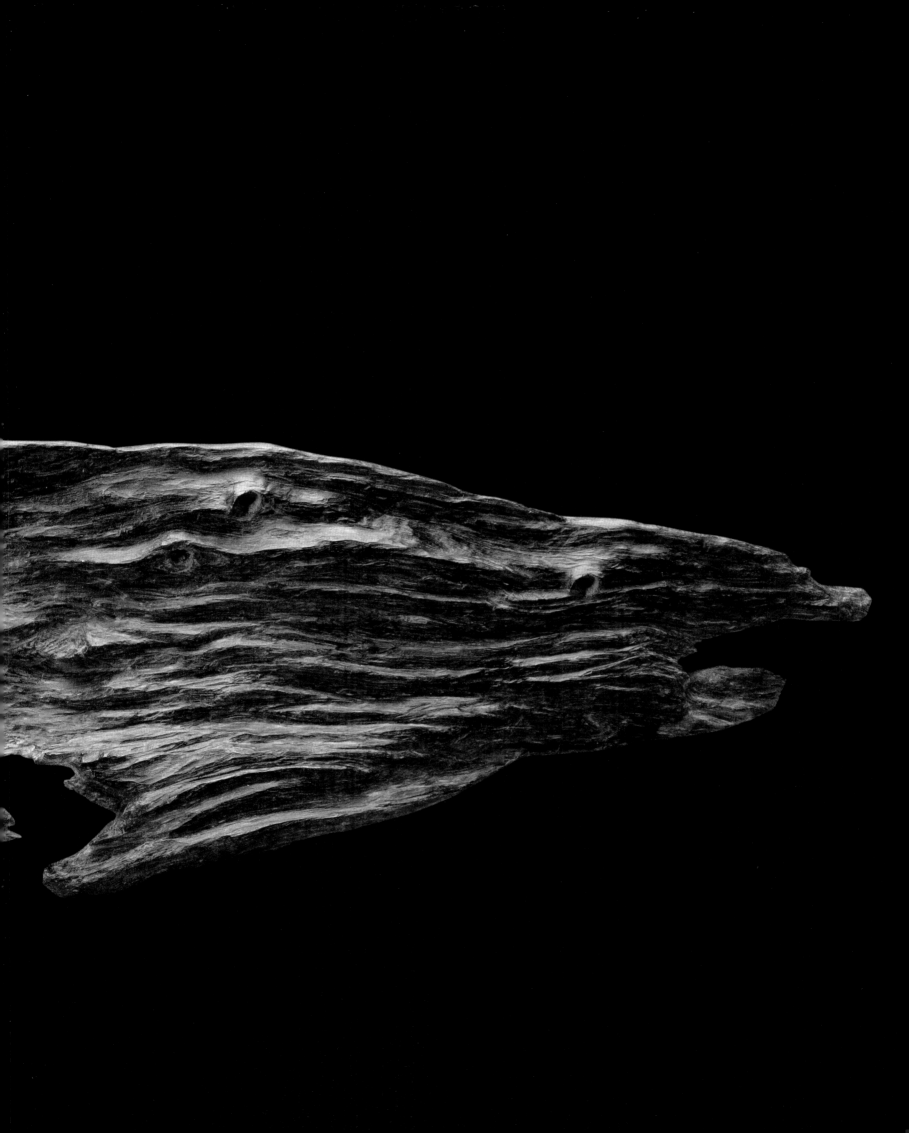

沉香虽然是四季都可以采集，但由于沉香树枝叶经冬不凋，也不怎么脱落，以冬天采集为最佳。

明代杰出旅行家徐霞客的《粤西游记》，是他游览右江一带的记叙。粤西，也即广西。广东、广西旧时合称两粤。所以徐霞客的《粤西游记》实为广西游记，他逗留广西的时间自仲春到秋末。

徐霞客先在广西东部，然后游览考察中南部，最后则往广西西部游历，其间他记述了一段采香奇遇：

> 初五日雨彻夜达旦，晨餐乃行。十里，江南岸石崖飞突，北岸有水自北来注，曰右江口，或曰幼江。又五里，上磨盘滩、白滩埠，两岸山始峻而削……其西坳亦有瀑如练，而对岸江滨有圆石如盒，为果盒塘……又西五里，为沉香崖。崖端高迥处叠纹忽裂，中吐两枝，一曲一直，望之木形黝色，名曰沉香，不知是木是石也。其上有大树一株，正当崖顶。更有上崖一重内峙，有庵嵌其间，望之层岚耸翠，下瞰遥江，真异境也。土人言："有县令欲取沉香，以巨索悬崖端大树垂人下取，忽雷雨大作，迷不可见。令惧而止。"亦漫语也。过崖，舟转而南，泊于罗埠头之东岸。是日止行二十五里，滩高水涨，淋雨不止也。

很妙的是，地名就叫作沉香崖！此处实实在在生长沉香。显然，他看到了沉香树，而且，记述它的特征，正是"木形黝色，名曰沉香，不知是木是石"，这和采香人的描述完全吻合。可能这就是极不易得的千年老沉香！盖以黑油漫下浸湿，与石、土相混生，故令其感到不知是木是石。而且，其上的大树一株，正当崖顶，长势独立，旁若无人，这也和沉香生长特性相符合。此地可能就是沉香极多的好香福地！所以，他情不自禁地发出了灵异之境的感叹。

关于采香，他也记述当地土人的描述，颇觉惊险。县令差人采集沉香，以粗大牢实的绳索紧紧系在悬崖的大树上，另一端系在山民的腰间，缓缓放下，眼看就要到达沉香树边，然而不幸得很，忽然间，雷声大作，暴雨倾盆，把那层岚耸翠的山崖击打得迷蒙一片！视线、行动都备受阻碍。大家都很害怕，这次行动只好作罢！很遗憾，似乎触手可及的沉香也没有采到！

我国黎苗人民世居海南，他们依山托命深谙山性。本地近水楼台，山民对于采香又如何看待呢？山上的山民，譬如黎苗人家，靠山吃山，当然也采香，历代文献多有记载。

宋代大文豪苏东坡谪居海南时写道："海南多荒田，俗以贸香为业……民无用物，珍怪是殖。播厥薰木，腐余是稆。"说的是当时海南居民以沉香交易换取生活所需，以及当地居民砍木采香的情景：将香木砍倒，数年腐朽后，所剩不烂的芯材就是沉香了。

清初曾官至监察御史的吴震方在《岭南杂记》中提到：

> （黎峒）其俗皆女子采香……腰配利刀，什佰为群，遇窃香者，即擒杀矣。

可见，黎峒山民，有女子采香的风俗，她们一点也不娇弱，而是腰间佩带利刀，人数也多，十多人甚至近百人结伙成群，如有外人盗

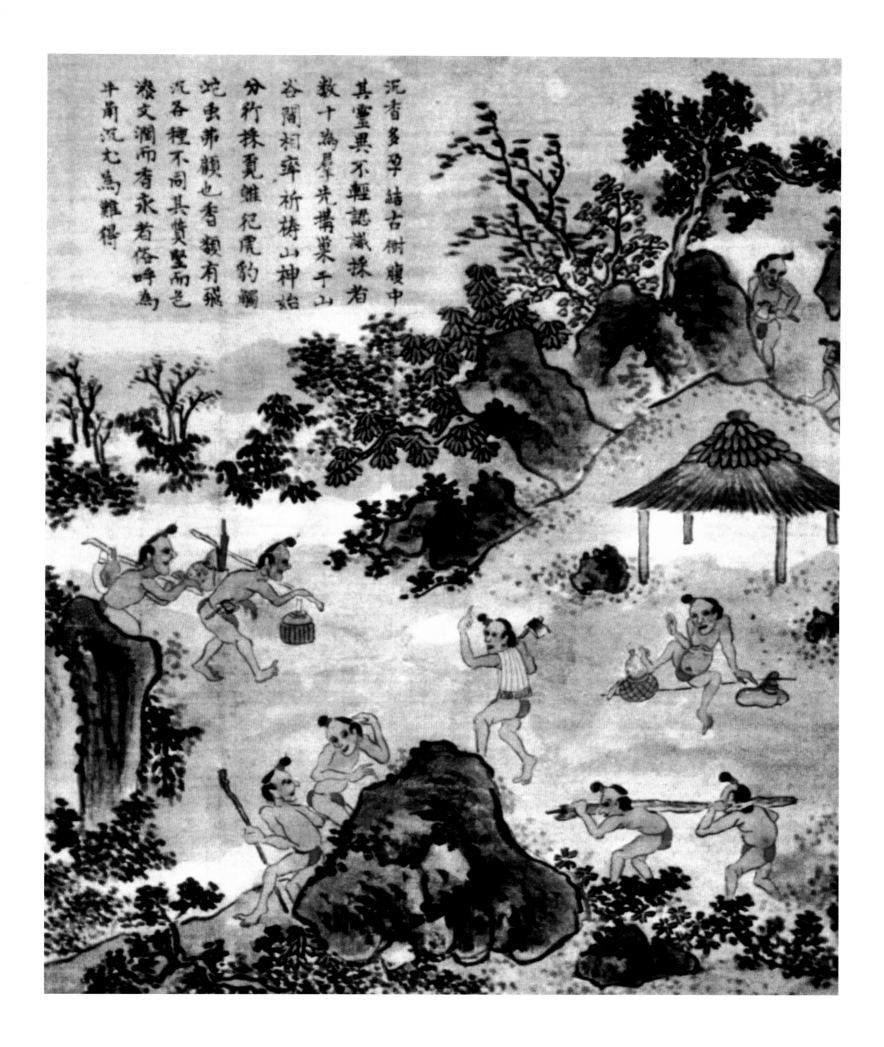

沉者多孚結古樹腹中
其靈異不輕認識採者
數十為羣共構巢千山
谷間相率祈禱山神始
分行採覓雖紀虎豹蛇
虺弗顧也香頭有涎
沉各裡不同其貴重而已
滲文潤而者永者俗呼為
牛首沉尤為難得

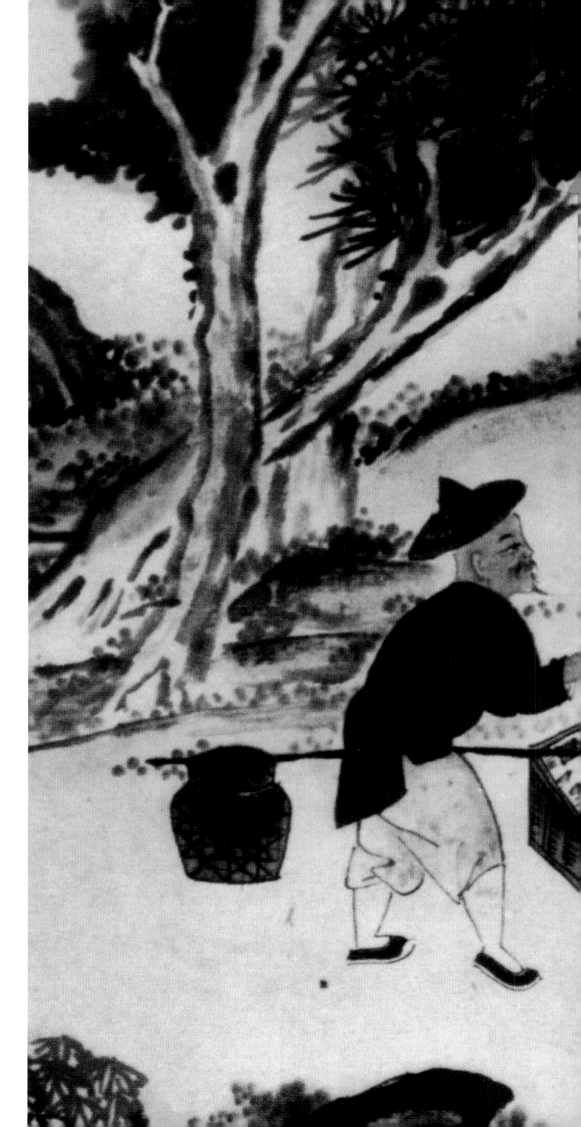

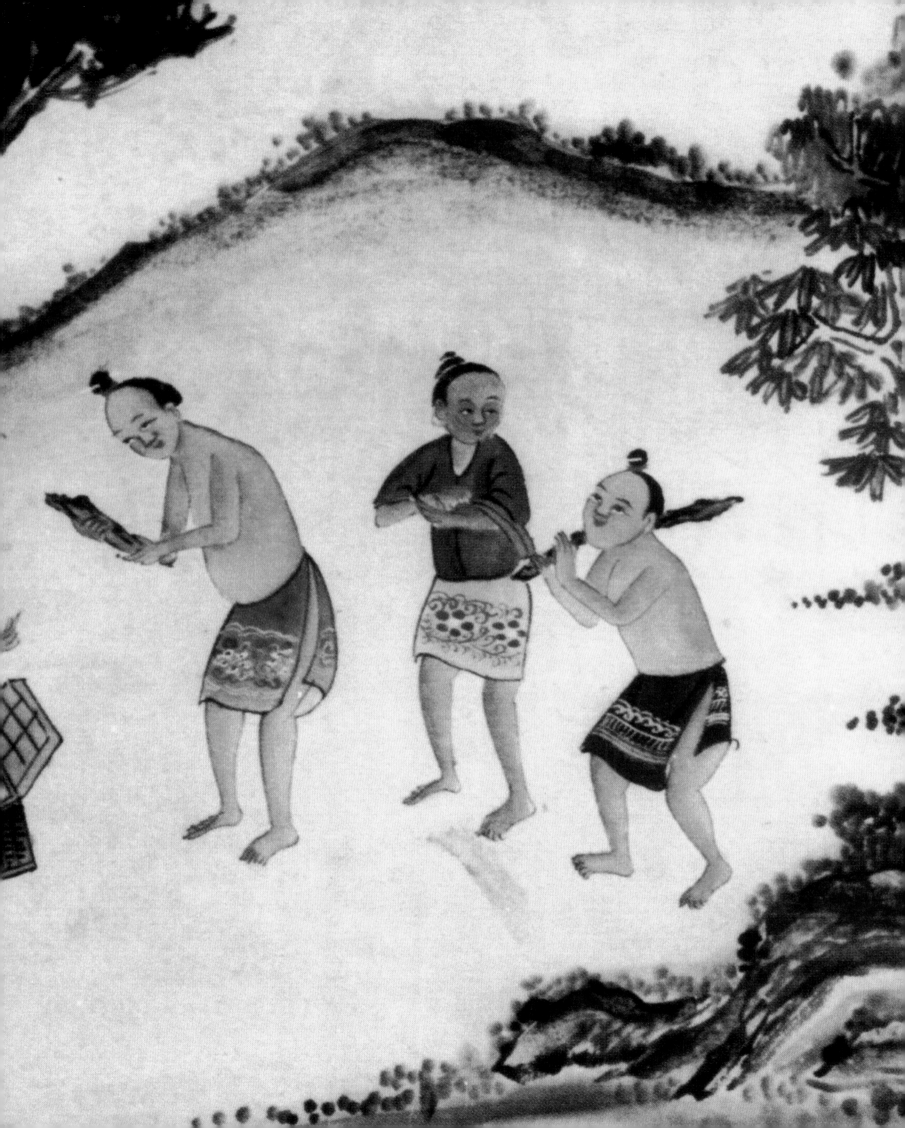

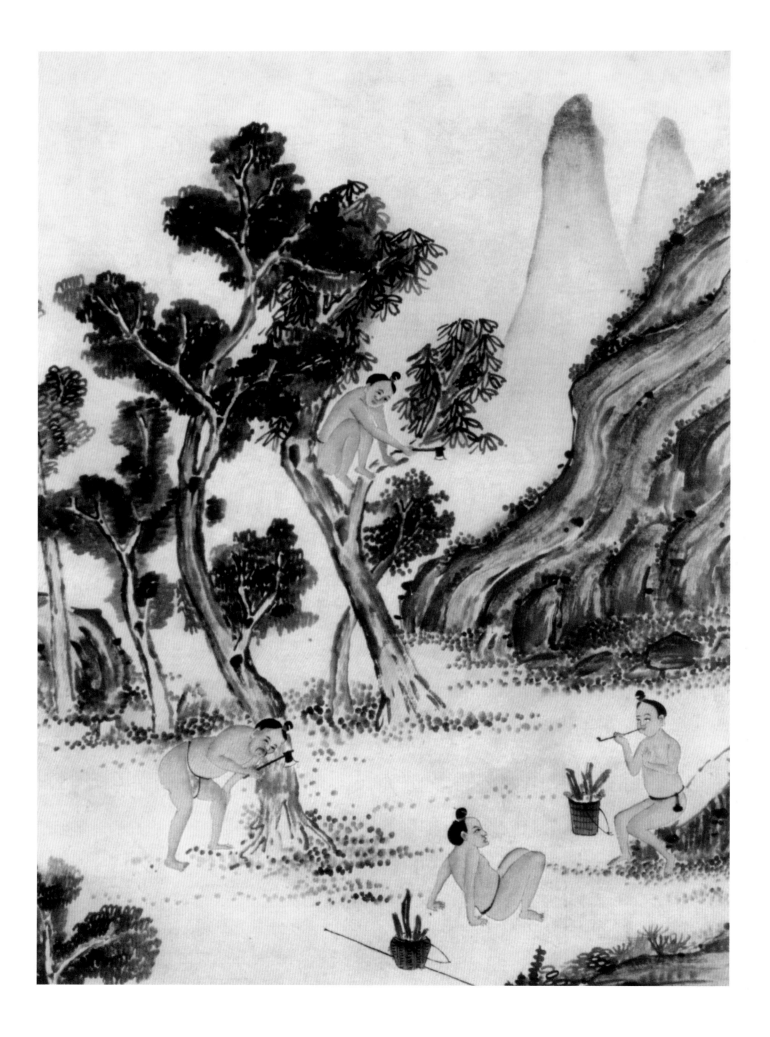

取沉香，则毫不客气地予以反击。

从上述采香者的描述和分析可知，古人采香驻扎在深山老林，劳作时间也长，瘴毒疠疾，虫蛇猛兽，也置之度外，还要和盗匪搏斗，这些都必须忍受，缘于山民仰赖采香业糊口。正如屈大均《广东新语》所言："计畬田所收火粳灰豆，不足以饱妇子，有香，而朝夕所需多赖之。天之所以养黎人也。"显然，沉香是天赐神物，是除了田亩粮稻收成以外的最佳经济来源。畬田是一种山区耕作方式，耕其田者也主要居住在山区，在半山腰上，且分布极为分散，畬田的耕作方式较为粗疏，因而收成不丰。那么沉香的重要性就更加凸显出来。

屈大均在同一书中还描述了采香与买卖的过程："买香者先祭山神，次赂黎长。乃开山，又藤圈其地，与黎人约或一旬或一二月，以香仔抓香之日为始。香仔者，熟黎能辨香者也。指其树有香，或树之左右有香，则伐取之。香与平分以为值。"而"香产于山，即黎人亦不知之。外人求售者，初成交，偿以牛酒诸物如其欲，然后代客开山。所得香多，黎人也无悔。如罄山无有，客亦不能索其值也。黎人生长香中，饮食是资"。

古黎风俗与采香生涯，在新发现的《琼黎风俗图》中，有着相当深刻的解读，而且这种解读是文字配合图像的方式，这就更难得了。该图原由河南省新乡市博物馆珍藏，2008 年调拨至海南省博物馆收藏。风俗图有明清两种即两个系列，但所表现的都是渔猎、耕作、采香等内容。

作于明代的《琼黎风俗图》涉及采香部分的题跋文字如下：

沉水香，孕结古树腹中，生深山之内，或隐或现，其灵异不可测，似不欲为人知者。识香者名为香仔，数十为群，构巢于山谷间，相率祈祷山神，分行采购，犯虎豹，触蛇虺，殆所不免。及获香树，其在根在干在枝，外不能见，香仔以斧敲其根而听之，即知其结于何处，破树而取焉。其诀不可得而传，又若天生此种，不使香之终于埋没也。然树必百年而始结，又百年而始成，虽天地不爱其宝，而取之无尽，亦生之易穷。香之难得有由然也。诗曰："百岁深岩老树根，敲根谛听水沉存。"

清代画家绘制的《琼州海黎图》，其题跋文字写道：

沉香多孕结古树腹中，其灵异不轻认识，采者数十为群，先构巢于山谷间，相率祈祷山神，始分行采觅，虽犯虎豹，触蛇虫，弗顾也。香类有飞沉各种不同，其质坚而色漆，文润而香永者，俗呼为牛角沉，尤为难得。

这段文字前部分与《琼黎风俗图》题跋文字相同，但其后面提出海南最好的沉香牛角沉，据其对质地、色泽的描述，可能是奇楠，而非一般沉香。

清代还有一个画家画有《琼黎一览图》，里面也有一大段采香的文字：

沉水香，孕结古树腹中，生深山之内……且黎之智

者，每畏其累而不前，其愚者又误取以供爨，及至香气
芬馥，已成焦木矣。香之难有由然也。

这段文字最后几句很关键，提供了采香的珍贵历史信息。这是
说，当地山民中那些聪明人，觉得此事太费事费神，太劳碌，懒得去
采；那些愚昧的山民呢，却把沉香误取来，当成柴火生火煮饭，及至
闻到浓烈的香氛扑鼻而来，沉香木已被烧成火炭了！各种原因造成了
沉香的稀有和昂贵。

沉香的贵重与沉香稀有、采香的艰辛有关。当代社会虽然物质条
件、交通通讯设备远较古人发达，但要采到品格高贵的天然野生沉
香，也仍然不得不深入高山穷谷，穿行茫茫林海，冒雾霭，犯毒虫，
艰辛备至，实难为未亲历其境者体会到。

广东历来就有采香的传统，流风所及，造就了不少采香世家。旧
时广东南部乡下，山高林密，交通条件险恶，虎狼出没，医药有限，
人若得病，无法及时治疗。在这样的情况之下，沉香用于疗疾救民，
其优越性就凸显出来，渐次形成采集沉香的传统。即使到了今天，当
地人仍有用沉香防病治病的习惯。前些年 SARS 流行期间，当地人借
助熏烧沉香，起到良好的杀菌作用。近二三十年中，据说采香业者共
有两三千人，他们主要来自广东中山沙朗、茂名电白之观珠等乡镇，
以及广西北流等区域。

有来自东莞的采香者，其家世代以采香为业，描述了采香者的经
历及其采香生涯，从中我们可以看到现代采香的大致状况及采香者的
辛苦之一斑，也可以看到采香传统的承传及影子。

说到采香者，多不是临时加入，而是富于经验者，有的家族世

代为采香之人。采香者不能单独行动，至少五六个人组成一个采香
群体。人太少无法支援，人太多则不利于分配。上山的时间一般十来
天，时间太长则精力难以支持，太短又难以搜寻好香。采香工具尤其
不可或缺，最基本的工具有用于挖掘的鹤嘴锄，以及刀子、锯子、钩
子等。山上生活的必需品也须备齐，并携带青菜、大米、肉及干菜等
等。如果遇到下雨天，采香人就只有躲避在石洞里面，有时甚至连吃
饭都成了问题。

采香人前往海南采香，通常辗转于尖峰岭、霸王岭以及三亚南
岛农场附近的山区。根据经验，尖峰岭的沉香为最佳，霸王岭次之，
五指山再次之。尖峰岭好在日照时间长，早晚温差较大。正午光照
强烈，而夜半又很阴凉，甚至接近寒冷。对于好香的结成，这是刺
激和冷却的过程，翻来覆去，好香自然受惠不少，别的地区山林则
无此佳处。

采香，首先在辨识。在晴好的天气里，沉香叶子好像变得柔软而
有光，有经验的采香人在一定距离之外就能看出这种特质。如是树皮
光滑的香树，那就还没有结香。如果有瘿瘤、坑洞等等，那就要十分
注意，往往有香。

埋在地下的香，它的表皮、泥土会有点黝黑的颜色，这样的土堆
上面，一般都不生长花草。黑土下就有好香，有的因为年深日久，香
结已经长入地下的石头缝中，这样的香，需要小心翼翼地用钩子把它
从石缝中钩出来，以保持完好性状。在从家中出发前，采香者要举行
祭拜仪式，到大庙里面拜祖先，祭山神，祈平安，得好香。返回家乡
时，如果采到好香，就要杀猪宰羊，到大庙中回拜。

晨光熹微中，大家早早地把工具拭擦干净，就离开住处出发了。

到了山上分散开来，分头寻香，相互之间的联系，以模仿动物的鸣叫声音来作为信号。在山中一般不喊名字，这也不完全是出于忌讳，而是模仿动物的鸣叫，声音来得悠长，便于声波的传递。

通常直到太阳落山的薄暮时分才返回住地。如果大家都采到香，皆大欢喜。如果只有一两人采到，那也不能独得，而是属于众人的功劳，要大家共享。

采香行走山野林间，虽然看似浪漫，实则隐藏巨大的危险。山上往往有毒虫、水蛭、山蚂蟥，这是采香人莫大的困扰。而且，尤其是好香附近，往往多有毒虫、蛇豸、狡兽、蜈蚣等等。然而，古人说得好："夫夷以近，则游者众；险以远，则至者少。而世之奇伟瑰怪非常之观，常在于险远，而人之所罕至焉，故非有志者不能至也。"（王安石《游褒禅山记》）世上极为美妙瑰丽的风景，常常在于险恶而遥远的地方，同样，采香生涯亦然。好香，也同样"常在于险远"。这还不算，采香者面临的最大危险就是迷路。有的采香者，因为在山林中无法找到出山的路，最后不幸葬身于林莽。近几十年来，据说仅广东茂名一个乡镇，就有十几个采香人迷失于深山老林之中。

从现代采香者的描述中，我们不难看到古老采香传统的留存；而体味采香人采香之艰辛，爱香君子更应珍惜天赐人工，对沉香宝贵之、珍惜之，用感恩的心沐浴在沉香的氤氲芳芬中，用怡悦的心情和温馨的道德普惠世人。

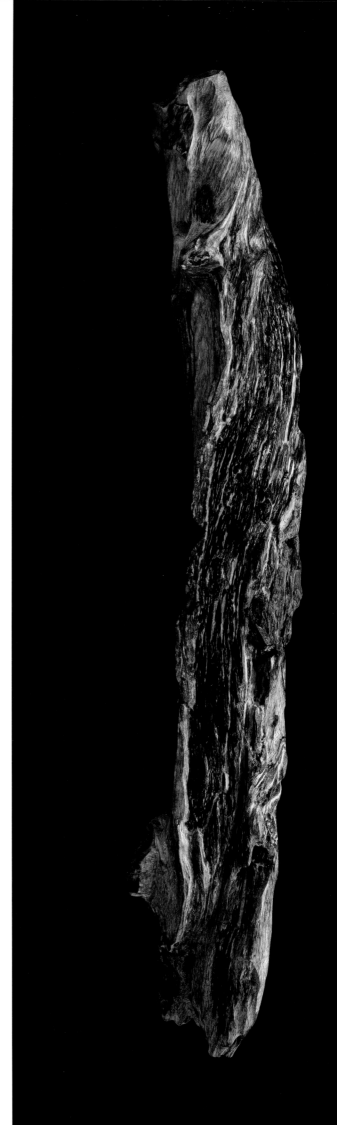

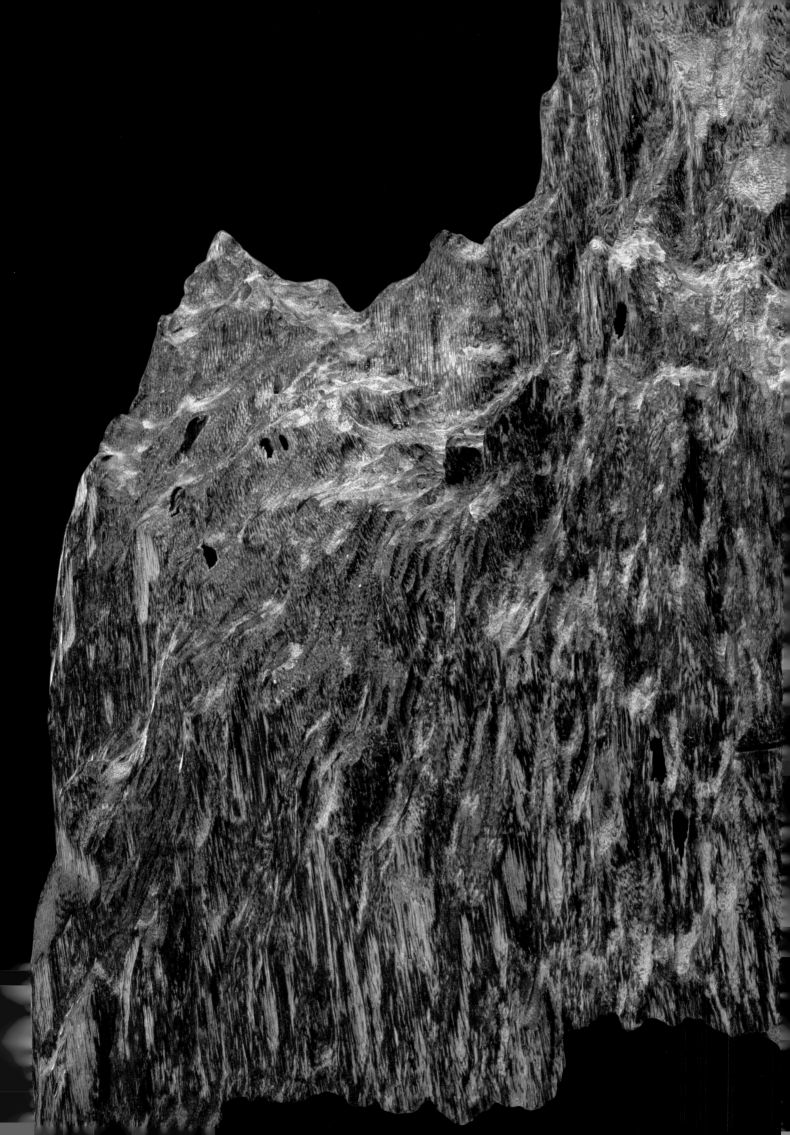

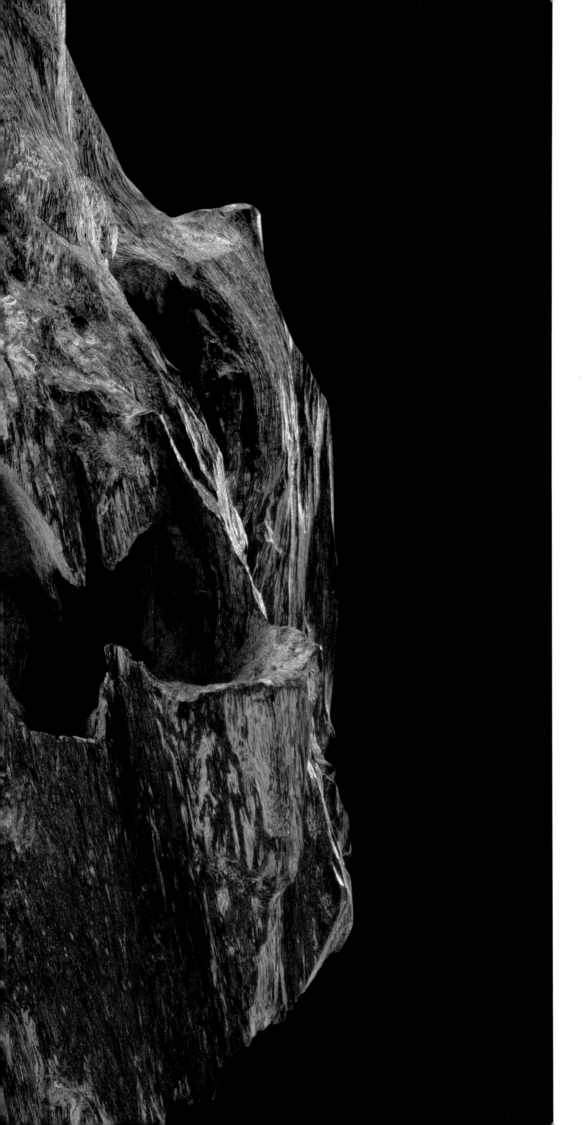

跋

跋

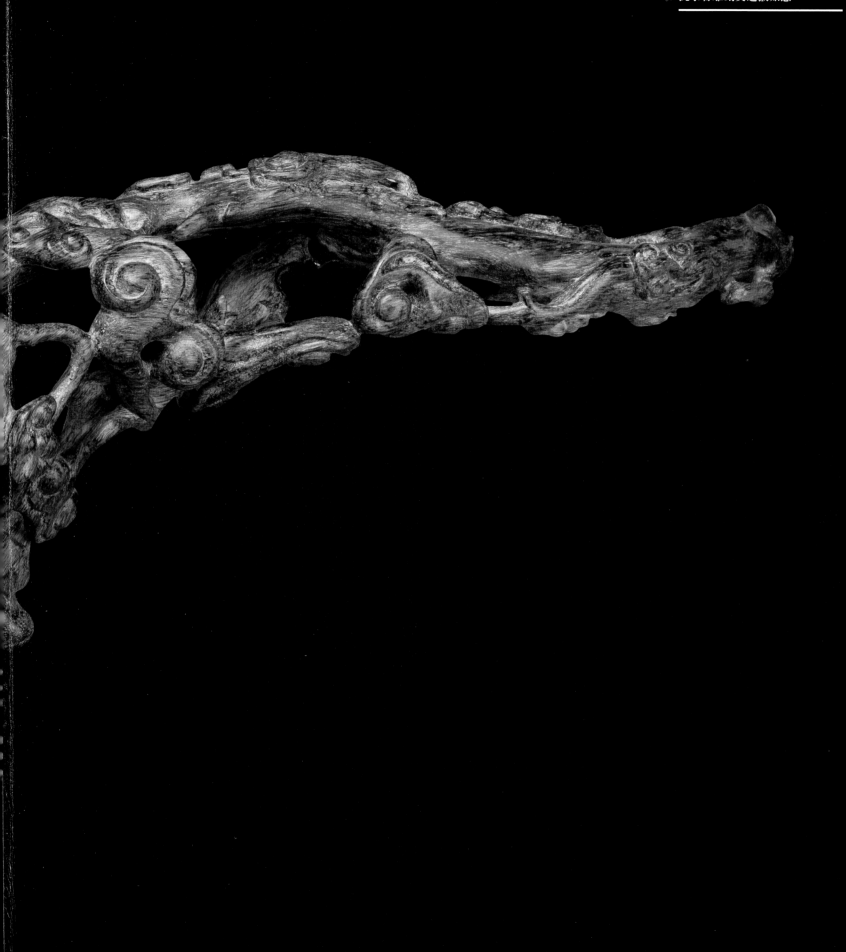

有幸于20世纪80年代末就深入海南这片神奇的土地，得以较早地与沉香结缘，并与采香者深度接触。听采香者平淡的叙述，感受的却是震撼。采香艰辛跋涉于瘴气弥漫的深山密林，一片薄如蝉翼的沉香，需用命去搏。大自然的赐予，并非慷慨而无尽。自古及今，不乏倚风闻香之辈，燃博山之炉，烧金兽之熏，享逸赏雅的背后，永远存在一个令人泪泫的故事。这就是珍贵的本质。

葳蕤丛林，阳光丝丝缕缕地穿过枝叶投射在青苔与枯叶之上，驻足只闻鸟鸣，不闻尘喧的寂静中，采香更多的是感受一种生命的永恒与不朽。大自然使沉香孕育绵长不泯的勃然香气，采香者的发现则使沉香成为缥缈轻烟。唯有深谙香道的收藏者，使之跨越人类生命，留香百世。这就是珍视的根本。

寻香，需要付出，寻上乘之香，是运气，一种心血熬尽之后的运气。香界有人溢赞我的收藏，我非但没有一丝自喜的侥幸，反而惕然忧患。香文化、香学两汉已蔚然风流，直延晚清不衰。今人的一番改天换地，遂使野生沉香剧减，臭香树种渐成濒危之势。闻香一道，重兴于海外，蜂起于内地，渐渐衍为时尚，而香道精髓已是讹讹相传，距离原旨甚远。寻香与藏香，我从未希图卓成藏家之名，紧迫于沉香濒绝，而香文化淹于歧论杂说，故促成此书出版，以舒微憾。

品香，来自经年积累的经验、见闻、遍阅典籍以及体会香氛等

等，空口论道或生掉书袋，所得之道难免南辕北辙。如果出于显奢而焚香，心怀攫财而收藏，与暴殄天物殊途实同。

丹阳对沉香之道，浸沉颇多，兴趣尤浓，见闻渐长，所思愈深。受香界前辈和友人的鼓励，将累年经验，辅以文献学问，撰成崖香九章。书中涉及沉香的形成、历史、采香、辨香以及香品与人品等等，其表述丰富深入，理趣相彰，且饶有新论。尤为可喜的是，书中引述了北京中医药大学教授张贵君先生，中国热带农业科学院热带生物技术研究所所长、博士生导师戴好富先生的最新研究结果，这一出自现代科学的全新的理论，为此书所独有。

此书的出版，于香学理论做出一些填补性的努力和尝试，付梓之前得以先阅，津津乐读，不亚于置身点燃奇楠的香氛之中，清神增智，希望爱香之士亦能分享。

张晓武

2012年2月于北京